edition **+ plus**

Ruth Hansen & Peter Mortensen

FAMILIEN-THERAPIE
im Hier und Jetzt

Starkes Ich – starkes Wir

Ruth Hansen & Peter Mortensen

FAMILIENTHERAPIE IM HIER UND JETZT
Starkes Ich – starkes Wir

Herausgeber: Mathias Voelchert
Übersetzung aus dem Dänischen: Tine Madsen, www.family-counseling.de
Lektorat (und Übersetzung von englischsprachigen Zitaten): Nuka Matthies
Umschlaggestaltung: Sead Mujić und Mathias Voelchert GmbH
Typografische Bearbeitung und Satz: Sead Mujić
Herstellung BoD – Books on Demand, Norderstedt
Printed in Germany
ISBN 978-3-947101-27-6

Wie auch als eBook mit der ISBN 978-3-947101-28-3

1. Auflage 2019

Kontakt: mvg@mathias-voelchert.de
www.familylab.de
www.bimw.de
www.dfti.dk

Anmerkungen des Herausgebers und der Lektorin:
Wir haben uns entschieden, in diesem Text durchgängig die weibliche Form zu verwenden, wenn allgemein von Personengruppen die Rede ist. Natürlich sind in diesen Fällen immer alle Geschlechter gemeint.
Ausnahmen:
a) Wenn solche Personengruppen in direkten oder indirekten Zitaten anderer Autorinnen vorkommen, haben wir uns – um diese nicht unwissentlich zu verfälschen – für die alte Schreibweise entschieden, bei der mit der männlichen Form alle Geschlechter gemeint sind.
b) Der Begriff »Partner« ist für uns trotz seines grammatikalischen Geschlechts (und trotz des auch existierenden Wortes »Partnerin«) gefühlt neutral und wird bei allgemeinen Personengruppen stellvertretend für alle Geschlechter verwendet.

Auch wenn in diesem Buch vorwiegend von Partnerschaften zwischen Männern und Frauen gesprochen wird, ist es uns wichtig, zu betonen, dass die therapeutischen Ansätze sowie die menschlichen und psychologischen Phänomene, die beschrieben werden, unserer Ansicht nach für alle Formen von Liebesbeziehungen und für Menschen aller Geschlechter gleichermaßen Bedeutung haben können.

INHALTSVERZEICHNIS

VORWORT

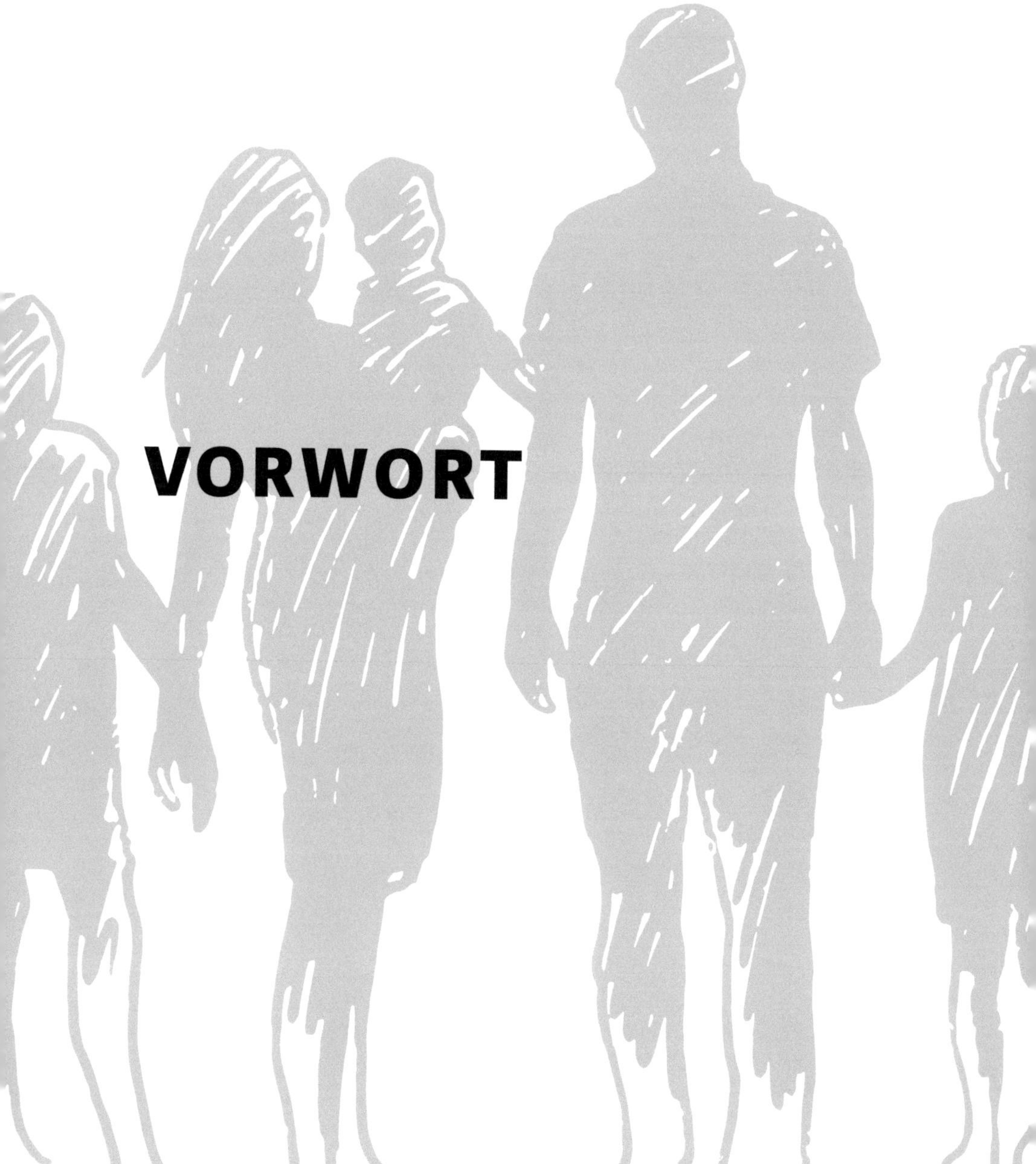

Es ist mir eine enorme Freude, ein Buch zu lesen, das uns drei Jahrzehnte lang gefehlt hat und das ich selbst nie hätte schreiben können. So viele Jahre sollten vergehen, bis Walter Kemplers bahnbrechende Arbeit und sein sehr amerikanischer Stil in einer ganz andersartigen dänischen und europäischen Tradition verwurzelt und weiterentwickelt wurden. Die beiden Autorinnen dieses Buches waren von Anfang an dabei und verdienen große Anerkennung. Sie waren für die Kontinuität in der Entwicklung von Theorie und Methodik verantwortlich und debütieren jetzt als Autoren dieses gut geschriebenen und gut lesbaren Buches, das die roten Fäden beschreibt, die wir in einer großen interdisziplinären Gruppe von Kolleginnen und Tausenden von Familien in ganz Europa gemeinsam entwickelt haben.

Für mich war es ein Geschenk, meinen Wunsch, Familien zu helfen und Therapeutinnen aus einem interdisziplinären Umfeld auszubilden, weiterentwickeln zu können – ohne die Bedingung, sich einer im Vorfeld definierten Methodik und Methode anzupassen. Das Kempler Institut war damals – und das Dänische Institut für Familientherapie ist heute – ein Forum für wechselseitiges, gleichwürdiges Lernen und damit ein Rollenmodell für die Familien, die wir mit unserer Arbeit unterstützen, sowie für die Fachleute aus Dänemark und anderen Ländern, die sich weiterbilden möchten.

Die meisten Kämpfe zwischen den Anhängerinnen verschiedener psychotherapeutischer Methoden haben inzwischen ein Ende gefunden. Die meisten haben erkannt, dass Vielfalt für alle Beteiligten den größten Nutzen hat und dass auf diese Weise sowohl die Familien als auch die Fachleute Orte finden können, an denen sie sich am meisten zu Hause fühlen und an denen sie sich als Menschen entwickeln können.

Einer meiner frühen Helden ist der deutsche Philosoph Martin Buber, der in dem Buch »Ich und Du« schrieb: »Am Anfang ist die Beziehung.«

Als wir 1975 in dänischen Publikationen damit begannen, das Konzept von Beziehungen anzuwenden und darauf bestanden, dass die Qualität der Beziehungen nicht nur eine Rolle spielte, wenn es Kindern und Eltern nicht gut ging, sondern dass sie auch der Schlüssel für ein besseres Wohlbefinden war, haben viele den Kopf geschüttelt. Dasselbe passierte, als wir die gleichen Prinzipien in der Beziehung zwischen Klientinnen und Therapeutinnen anwandten. Als wir dann auch noch den Vorschlag machten, dass es für öffentliche Institutionen in Bereichen wie Kinder- und Jugendpsychiatrie, Soziale Dienste, Notaufnahmen, Neugeborenen-Abteilungen der Krankenhäuser, Hausärzte, Kindertagesstätten, Schulen und sogar Pflegeheimen ein Vorteil wäre, wenn sie die Familienperspektive in ihre bestehenden Methodiken und Abläufe implementieren könnten, wurden wir fast schon als Träumer angesehen.

Dank vieler engagierter Fachleute ist das heute fast schon eine Selbstverständlichkeit. Familie – in ihren vielen Konstellationen und kulturellen Traditionen – wird weitgehend als das primäre Gesundheitssystem der Gesellschaft anerkannt – nicht nur allgemein als Ort der Prävention, sondern auch als wertvoller Partner für Angehörige der öffentlichen Gesundheitsversorgung und anderer Institutionen.

Zu der Zeit, in der dieser Text geschrieben wird, hat die internationale Forschung über die Qualität von zwischenmenschlichen Beziehungen gerade erst begonnen, und sie geht heute eine Ebene tiefer als die sozialen Beziehungen, Kommunikationsformen und Interaktionen. So gesehen ist die erlebnisorientierte Familientherapie noch immer ein Teil der Zukunft.

Jesper Juul, Familientherapeut und Autor

EINLEITUNG

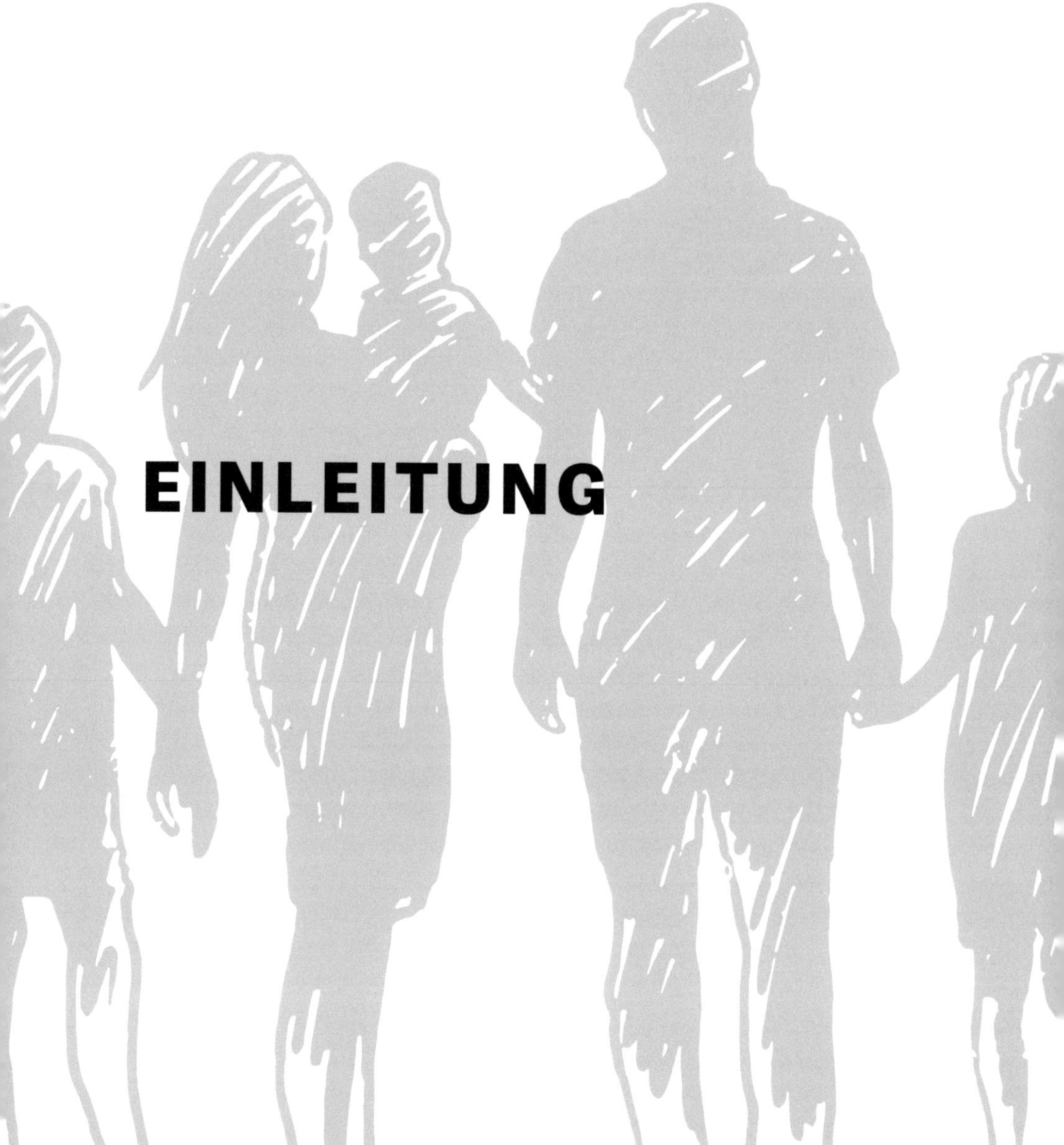

Ist es heute sinnvoll, sich mit Familien und Familientherapie zu beschäftigen? Die klassische Kernfamilie versteht sich als Eltern, die mit zwei Kindern zusammen leben, bis die Kinder von zu Hause ausziehen, und die dann bis zum Ende ihres Lebens zu zweit bleiben – heute ist das nur eine von vielen Möglichkeiten, in einer Familie zu leben. Die Statistik zeigt, dass vierzig Prozent aller Ehen aufgelöst werden und dass jedes dritte dänische Kind zwischen null und achtzehn Jahren erlebt, dass die Eltern sich trennen. Parallel zu dieser Entwicklung oder dieser Auflösung der Kernfamilie wachsen zahlreiche neue Formen von Zusammenleben in einer Familie heran. Die Erwachsenen ziehen mit neuen Partnern zusammen, die vielleicht auch Kinder aus früheren Ehen haben; die Kinder leben abwechselnd in mehreren Familien und manchmal sowohl mit Geschwistern als auch mit Halbgeschwistern zusammen; eines der Elternteile hat sich vielleicht dafür entschieden, nicht mit dem neuen Partner zusammenzuleben. All diese Vielfalt und all diese Veränderungen ändern jedoch nichts daran, dass die wichtigste Grundlage für unser Wohlergehen und unsere Entwicklung ist, wie es uns mit den Menschen geht, mit denen wir zusammenleben und die Teil unserer Familie sind. Statt die Familie für tot und damit die Familientherapie als irrelevant zu erklären, müssen wir diese Konzepte erst recht weiterentwickeln und erweitern.

Walter Kempler, Psychiater und einer der Begründer der erlebnisorientierten Familientherapie, hat erzählt, dass sein Weg in die Familientherapie damit begann, dass er nicht verstehen konnte, warum sich der Zustand seiner Patientinnen verschlechterte, seit er sie zuletzt in seiner Klinik gesehen hatte. Aus diesem Grund lud er ihre jeweiligen Familien ein, an den Gesprächen teilzunehmen, so dass diese ihren Beitrag zu einem gemeinsamen Verständnis leisten konnten. So wurde der Grundstein gelegt, die wichtigsten Menschen im Leben der Patientin miteinzubeziehen. Die Perspektive wurde erweitert, indem nicht nur die jeweilige Patientin, sondern auch die Interaktion in der Familie für ein besseres Verständnis der Situation und für eine Verbesserung des Wohlbefindens angeschaut wurde. Seither ist Kempler (2007) der führende Vertreter der Theorie, dass es keine Probleme gibt, die sich nur als individuelle Probleme der einzelnen Person verstehen lassen. Wenn wir zusammen leben, sind Probleme in der Hinsicht gemeinsame Probleme, dass alle Beteiligten von ihnen beeinflusst werden und dass sie alle Einfluss auf die weitere Entwicklung haben.

Unsere erste Familie, die Familie, in die wir hineingeboren werden, nennt sich die Ursprungsfamilie. Die Psychologie hat die Bedeutung der ersten Lebensjahre für die Persönlichkeitsbildung bereits vor langer Zeit erkannt. Die jüngste Hirnforschung hat die Bedeutung, die die frühe Bindung zwischen Kind und Eltern für spätere Beziehungen zu anderen Menschen hat, weiter dokumentiert. Wie sicher oder unsicher die Bindung gewesen ist und wie die Eltern dem Kind mit seinen Bedürfnissen begegnet sind, hat großen Einfluss darauf, wie nahe man anderen als Erwachsener sein kann. Wenn sich das kleine Kind die meiste Zeit geborgen fühlt, entwickelt es neuronale Strukturen im Gehirn, die die Basis für seine Fähigkeit, sich in andere einzufühlen und die eigenen Gefühle in der Interaktion mit anderen wahrzunehmen und zu regulieren, bilden. Wenn das Kind in Bedingungen lebt, in denen die Eltern die meiste Zeit nicht in der Lage sind, eine sichere Beziehung aufzubauen, und sie das Kind stattdessen vernachlässigen, umklammern oder ihm unberechenbar gegenübertreten, wird das Kind auch in anderen Beziehungen unsicher und verletzlich. Wir nehmen unsere Erfahrungen aus der Ursprungsfamilie als innere Repräsentationen mit, und sie bilden im Guten wie im Schlechten das Fundament, wenn wir selbst eine Familie gründen und Kinder bekommen.

Glücklicherweise sind wir Menschen veränderbar und entwickeln uns beständig weiter. Unsere Gehirne sind formbar, und auch wenn frühe Erfahrungen die Basis bilden, ist es möglich, sich sein Leben lang weiterzuentwickeln. Wir alle haben Wunden an unseren Seelen – und diese wurden uns ausgerechnet von den Personen zugefügt, denen wir am meisten vertraut haben und die uns am meisten bedeutet haben. Wir haben erlebt, dass wir missverstanden, übersehen oder im Stich gelassen wurden. Aus solchen Wunden werden

Schmerzpunkte und Überlebensstrategien, die in unserem späteren Leben in Stresssituationen aktiviert werden. Alte Reaktionsmuster, von denen wir geglaubt hatten, dass wir sie hinter uns gelassen hätten, können deshalb immer wieder auftauchen. Wunden zu haben beziehungsweise mit Verletzungen zu leben, ist ein allgemein menschlicher Zustand. Das Entscheidende für unsere Fähigkeit, uns an andere zu binden und in einer für beide Seiten wertvollen Beziehung zu unseren Kindern, unserem Partner und anderen bedeutungsvollen Menschen zu leben, ist jedoch, dass wir unsere Wunden kennen. Ebenfalls von entscheidender Bedeutung ist es, wie wir mit unserer Verletzlichkeit im Kontakt mit anderen umgehen. Ob wir uns zurückziehen oder kritisch werden oder ob wir es wagen, nach innen zu schauen und offen zu sein in Bezug auf unsere eigenen Begrenzungen, ist eine wichtige Entscheidung. Diese kann bedeuten, dass wir uns einen Schritt von den alten, automatischen Reaktionsmustern entfernen und so die Chance auf eine erfüllendere Beziehung zu anderen bekommen.

Der Liebe zu begegnen, ist zweifellos der stärkste Motivationsfaktor für Veränderung und Entwicklung. Wir alle sehnen uns ungeachtet unseres Alters danach, dass andere Menschen uns sehen und uns offen begegnen und dass wir Bedeutung für ihr Leben haben. Wenn Liebe im Spiel ist, wird eine besondere Form von Öffnung erlebt, die für sich allein schon zu einer Art innerem Auftauen und einem Erweitern alter Reaktionsmuster führen kann. Alle Eltern werden das ganz besondere, Wachstum in Gang setzende Erlebnis kennen, wenn man sein erstes Kind bekommt. Die bedingungslose Liebe für das eigene Kind zu spüren, setzt tiefe, existenzielle Prozesse in Gang, die in sich den Keim tragen, zu erleben, dass etwas in dieser Welt größer oder wichtiger ist als wir selbst. Das kann gleichzeitig eine neue Verletzlichkeit gegenüber kleinen und größeren Ereignissen zur Folge haben. Sich bewusst zu werden, dass das Leben nach uns weitergeht, bekommt eine neue, konkrete Bedeutung, und Bedrohungen wie Krieg und Klimawandel erhalten eine neue Relevanz. Die Angst vor einem Verlust wird gewissermaßen zu einem unvermeidbaren Umstand unseres Lebens, und diese Angst steht im Guten wie im

Schlechten hinter den alltäglichen Sorgen und Entscheidungen vieler Eltern.

Eine andere lebens- und liebesbejahende Erfahrung ist die Loyalität der Kinder zu ihren Eltern. Das gilt sogar dann, wenn die Kinder ernsthafte Vernachlässigungen erlebt haben. Kinder stellen ihre eigenen Bedürfnissen zur Seite, um die Liebe ihrer Eltern zu erlangen oder aufrechtzuerhalten, und sie gehen sehr weit, um ihren Eltern entgegenzukommen und sich mit ihnen solidarisch zu zeigen. Die Art und Weise, wie sie das tun, kann jedoch oft als das Gegenteil interpretiert und deshalb missverstanden werden. Im Alltag kann es zu Kämpfen und lautstarken Meinungsverschiedenheiten kommen, doch wenn es darauf ankommt und die Eltern zum Beispiel unter Druck stehen, ist die Solidarität der Kinder ganz offensichtlich.

Als Familientherapeutinnen arbeiten wir mit der Liebe als einer treibenden Kraft oder als einem primären Motivationsfaktor.

Die Menschen zusammen zu bringen, die einander am meisten bedeuten, ist sowohl für die Therapeutin als auch für die Familie ein Geschenk, denn hier hat alles Gesagte und auch alles Ungesagte große Bedeutung.

Familientherapie baut also auf Liebe als einer Kraft, die Veränderungen in Beziehungen bewirken kann, auf. Nichtsdestotrotz kann es für die Therapeutin oft eine Herausforderung bedeuten, die liebevollen Absichten und Motive hinter den teilweise lieblosen Aussagen oder Handlungen zu erkennen. Streitereien und Kämpfe zwischen den Eltern oder demütigende und verletzende Bemerkungen zwischen Eltern und Kindern können es beispielsweise erschweren, die dahinterliegende Sehnsucht nach Kontakt und Nähe zu spüren. Für die Qualität der Familientherapie ist es jedoch entscheidend, dass die Therapeutin in der Lage ist, einen therapeutischen Raum zu schaffen, in dem jedes einzelne Familienmitglied sich in seinen Absichten gesehen und gespiegelt fühlt. Das ist die Grundlage für eine mögliche Veränderung in den Interaktionen und auch für eine persönliche Entwicklung der einzelnen Person.

Als Familientherapeutinnen und Autorinnen dieses Buches ist es unser Hauptanliegen, Familien so hilfreich wie möglich zu begegnen und unsere Erfahrungen mit dieser Arbeit so klar wie möglich zu vermitteln. Wir haben uns beide unser gesamtes Arbeitsleben hindurch mit Familientherapie beschäftigt und haben in den letzten dreißig Jahren auch Familientherapeutinnen ausgebildet. Von Anfang der achtziger Jahre bis 2010 waren wir Trainerinnen und Beraterinnen des Kempler Institute of Scandinavia. Das dänische Kempler Institut wurde 1979 von dem Psychiater Walter Kempler, dem Familientherapeuten und Autoren Jesper Juul, dem Kinderpsychiater Mogens Lund und der Sozialarbeiterin Lis Keiser gegründet, und es wurde bis 2003 von Jesper Juul geleitet. 2010 gründeten wir gemeinsam mit der gesamten Gruppe der Trainerinnen des Kempler Instituts ein neues Institut, das Dansk Familieterapeutisk Institut, DFTI (Dänisches Institut für Familientherapie).

Der Grund, warum wir dieses Buch geschrieben haben, ist in erster Linie, dass es unseres Wissens kein Buch über erlebnisorientierte Familientherapie gibt und dass unsere Studierenden sich seit vielen Jahren eine umfassende Beschreibung unserer gemeinsamen Arbeitsmethode wünschen.

Natürlich hoffen wir auch, dass heutige Familientherapeutinnen und auch Therapeutinnen anderer Richtungen sich durch das Lesen dieses Buches inspirieren lassen. Im Rahmen unserer Supervisionen in Familienzentren, Familienhäusern und privaten Kliniken ist uns aufgefallen, wie zurückhaltend viele Fachleute oft in Bezug auf das Arbeiten mit ganzen Familien sind. Häufig bekommen die Familienmitglieder stattdessen Angebote für Einzelgespräche. Die Gründe dafür sind natürlich unterschiedlich, sie reichen von mangelnder

Erfahrung mit dem Konzept des Familiensystems als einem Ganzem bis hin zu mehr oder weniger bewussten Versuchen, die Kinder vor dem Erleben einer Wirklichkeit, die eigentlich ihr Alltag ist, zu schützen. Es gibt natürlich gute fachliche Gründe, nicht mit der ganzen Familie gleichzeitig zu arbeiten, so wie es auch gute Therapien gibt, die sich direkt an die Kinder wenden und die Familientherapie ergänzen oder manchmal auch sehr gut ersetzen können. Wir werden uns später damit befassen, wann und wie Kinder unserer Erfahrung nach von Familientherapie profitieren können – an dieser Stelle möchten wir diesen Umstand einfach als einen weiteren Grund, dieses Buch zu schreiben, erwähnen.

In Hårtveits und Jensens (2008) Übersicht über die Entwicklung der Familientherapie werden die frühen Praktikerinnen der erlebnisorientierten Familientherapie als Skeptikerinnen gegenüber Theorien und auch Techniken beschrieben. Die Autorinnen heben in diesem Zusammenhang drei große Vorreiterinnen und Persönlichkeiten hervor:

Carl Whitaker, Virginia Satir und Walter Kempler stehen für die Bedeutung der Therapeutin als Person, für ihre Offenheit gegenüber der Familie und für ihre Kreativität – im Gegensatz zu strategischen Ansätzen und zu dem Prinzip der Neutralität der Therapeutin. Wir können aus unserer eigenen Erfahrung mit Walter Kempler als unserem Lehrer und auch aus der späteren Zusammenarbeit mit ihm beschreiben, wie Theorien und Techniken nicht dazu dienen sollten, die Therapeutin zu schützen, da dies die Gegenseitigkeit und Gleichwürdigkeit im therapeutischen Prozess verhindern kann. Die sogenannte Selbstoffenbarung der Therapeutin war ein entscheidender Faktor, der in Kombination mit Kemplers präzisem, scharfem und temperamentvollem persönlichen Stil manchmal sehr konfrontativ werden konnte. Obwohl der Zeitgeist emotionale Entladungen wertschätzte, wurde Kemplers direkter Stil manchen Menschen leider manchmal zu viel.

Wie im Buch hoffentlich deutlich wird, nehmen wir keineswegs Abstand zu Theorien. Wir haben uns auch insofern weiterbewegt, dass wir anerkennen, dass es zahlreiche brauchbare therapeutische Interventionsmethoden gibt. Im Großen und Ganzen liegt unser Hauptinteresse allerdings darin, wie die Therapeutin als Fachperson eine therapeutische Begegnung mit der Familie schaffen kann, in der Gleichwürdigkeit und Authentizität Schlüsselbegriffe für alle Beteiligten sind.

Hørtveit und Jensen machen darauf aufmerksam, dass dieser Ansatz in vielerlei Hinsicht mit der neuesten Therapieforschung übereinstimmt, die darauf hindeutet, dass keine Methode an sich der anderen überlegen ist (ebenda). Es ist entscheidend, dass die Therapeutin für ihre Arbeit die Methoden wählt, die für sie als Person am besten passen und die sich somit am besten in ihr berufliches Dasein integrieren lassen. Wir hoffen, dass eine solche Grundhaltung dazu beiträgt, dass Familien- und Psychotherapeutinnen unterschiedlicher Hintergründe sich voneinander inspirieren lassen, statt sich in sinnlose Konkurrenz darüber, was am besten wirkt, zu begeben.

Wir möchten diese Einleitung mit einem zeitlosen Kommentar von Walter Kempler abschließen – es geht dabei um die Frage, inwieweit es Sinn macht, mit Familie zu arbeiten:

»Mein Leben beginnt mit UNS.

Wenn »wir« aufhört, entdecke ich dich-und-mich.
Manchmal habe ich Sehnsucht nach uns: manchmal habe ich dich-und-mich.
Manchmal ist keins von beiden gut genug, und ich bin voller Sehnsucht.

Dann gibt es Dinge, die ich lernen kann, zu tun:
Ich kann lernen, um das zu bitten, wovon ich mehr haben will – und »nein« zu sagen, wenn ich nicht will.
Ich kann lernen, schnell zur Stelle zu sein und wann ich woanders suchen sollte.
Und ich kann trauern, wenn ich schließlich zu meiner Sehnsucht zurückkehren muss.

Ohne dich kann ich nichts lernen.
Irgendwie muss ich durch dich lernen: mit dir zusammen.
Allein tut es nur weh.

Du kommst mit deiner Sehnsucht (wenn nicht, wäre ich tot).
Und wenn wir einander berühren, lerne ich irgendwie etwas von dem, was ich lernen kann.
Und du bist es, die ich meine Familie nenne.«
(1974, 2007, S. 20, übersetzt von T. M.)

Aufbau des Buches

Dieses Grundlagenbuch ist die Beschreibung unserer Erfahrungen mit erlebnisorientierter Familientherapie, die wir in über dreißig Jahren Arbeit in der therapeutischen Praxis und in der Ausbildung von Familien- und Psychotherapeutinnen gesammelt haben. Das Erlebnisorientierte – die konkreten Erfahrungen – bildet das Zentrum unserer Arbeitsweise, sowohl in der Familientherapie als auch bei der Ausbildung neuer Familientherapeutinnen. Es ist schwierig, Qualitäten des Erlebens schriftlich zu vermitteln. Wir hoffen jedoch, die Erfahrung, die die Teilnahme an solchen Gesprächen bedeutet – ob als Therapeutin oder als Familienmitglied –, durch kürzere oder längere Beispiele von Problemstellungen und möglichen erlebnisorientierten therapeutischen Ansätzen anschaulich vermitteln zu können.

Das erste Kapitel des Buches handelt von erlebnisorientierter Familientherapie als Perspektive, Fachrichtung und Methode. Wir befassen uns sowohl aus Therapeutinnensicht als auch aus Familiensicht mit ihr. Gemeinsam erschaffen beide den therapeutischen Raum, und beide Parteien sind in einem gegenseitigen Prozess des Lernens und der Entwicklung eingeschlossen. Die Gegenseitigkeit ist in unserem Verständnis von Therapie von zentraler Bedeutung. In diesem Kapitel stehen zum einen die Erfahrungen und Erlebnisse von Veränderung, die die Familie durch die Therapie erleben kann, im Fokus – zum anderen geht es um die Voraussetzungen der Therapeutin für die Schaffung des therapeutischen Raums und der Gestaltung der zwischenmenschlichen Begegnungen.

Kapitel 2 beleuchtet einige der therapeutischen und persönlichen Grundkompetenzen, die zum Aufbau der therapeutischen Allianz erforderlich sind. Ziel ist die gleichwürdige Begegnung, und der Weg dahin hängt unter anderem von der Fähigkeit der Therapeutin ab, im Kontakt persönlich und authentisch zu sein. Obwohl Familientherapie prozessorientiert ist und in hohem Maße in der jeweiligen Situation entsteht, ist es wichtig, dass es einen Rahmen gibt und dass die verschiedenen Phasen und Fokusbereiche übersichtlich sind.

In Kapitel 3 beschreiben wir die Strukturierung des Gesprächs und die verschiedenen Aufgaben, die die Therapeutin im Rahmen eines Gesprächs hat. Das Kapitel schließt mit einigen konkreten Beispielen für die Arbeit im Hier und Jetzt.

In Kapitel 4 liegt der Fokus auf dem Besonderen bei der familientherapeutischen Arbeit mit Kindern. Wann und wie man sie einladen kann, teilzunehmen, und wie die Therapeutin in den vielen ungewohnten und durch Verletzlichkeit gekennzeichneten Situationen ihre Verantwortung gegenüber den Kindern wahrnehmen kann. Wir verbinden konkrete Anweisungen mit der ganzheitlichen Perspektive, die den familientherapeutischen Ansatz prägt. Es geht in besonderem Maße darum, wie die Signale oder Symptome der Kinder zum Verständnis des gesamten Familienlebens beitragen können und wie man die Erwachsenen dabei unterstützen kann, die Verantwortung für das Wohlbefinden aller zu übernehmen. Es kann Situationen geben, in denen die Kinder nicht selbst an Therapien teilnehmen, sondern indirekt von der therapeutischen Arbeit der Eltern profitieren sollten. Um dieses Thema geht es im letzten Abschnitt des Kapitels. Man kann sagen, dass Elterntherapie und Familientherapie den gleichen Zweck erfüllen, nämlich die Beziehung zwischen den Erwachsenen in der Familie zu klären – sowohl für die Eltern als auch für die Kinder.

In Kapitel 5 veranschaulichen wir mit Hilfe eines konkreten Falls mit einem Paar eine Struktur und eine Arbeitsweise, die sich insbesondere für die Paartherapie eignen, die aber auch gut in Familiengesprächen angewandt werden können. Das Beispiel gibt Anregungen, worauf die Therapeutin den Fokus legen kann, und zeigt, wie die Beziehung des Paares im Verlauf geklärt und vertieft wird.

Die Überschrift des sechsten Kapitels lautet Familien-Check. Als Familie zusammenzuleben, ist eine anspruchsvolle Aufgabe, und es gibt keine klaren und vordefinierten Rezepte für die Bewältigung dieser Aufgabe. Wir sind der Meinung, dass es von Vorteil ist, regelmäßig und vorbeugend mit der eigenen Familie zu arbeiten, und wir haben dafür über die Arbeit vieler Jahre eine einfache und zweckdienliche Methode entwickelt. Manchen Familien gelingt es nicht, zusammenzubleiben. Dann kann eine Scheidung eine Lösung sein, doch es ist alles andere als einfach, das Ende eines Ehe- und Familienlebens gut hinzubekommen. Wir hören meistens von den komplizierten Scheidungen, doch auch die ganz gewöhnlichen erfordern von den Parteien großen Einsatz, um den Übergang gut zu schaffen.

In Kapitel 7 geht es um Scheidungen, sowohl um die friedlichen als auch um die der eher kriegerischen Sorte. Die Beratungs- und Therapiearbeit stellt hier besondere Anforderungen an die Führungsrolle der Therapeutin.

In Kapitel 8 beschäftigen wir uns mit den vielen neuen Familienformen, die als Folge von Scheidungen entstehen. Es gibt klare Zusammenhänge zwischen dem Gelingen und dem Verlauf der vorausgegangenen Scheidung und den Aussichten für die neue Familie.

Wir schauen uns die größten Herausforderungen – sowohl für die Familie als auch für die Therapeutinnen, die ihr zu helfen versuchen – beim Aufbau einer neu zusammengesetzten Familie an.

In Kapitel 9 beschäftigen wir uns damit, was es bedeutet, Familientherapeutin zu werden. Wir haben keinen Zweifel daran, dass es die menschlichen Qualitäten der jeweiligen Therapeutin in Verbindung mit ihren fachlichen Kompetenzen sind, die entscheidend für die Qualität der therapeutischen Arbeit sind. Eine therapeutische Ausbildung gründet sich auf drei Säulen: Theorie und Methode, eigene Therapie und Selbstreflexion sowie Praxis unter Supervision. Es ist eine umfassende Aufgabe, die eigenen fachlichen und methodischen Fähigkeiten sowie die eigenen persönlichen Voraussetzungen weiterzuentwickeln und diese so miteinander in Einklang zu bringen, dass sie zu echten Beziehungskompetenzen werden. Das Kapitel reflektiert und beschreibt, wie wir die Ausbildung und Supervision von werdenden und schon erfahrenen Therapeutinnen über die Jahre organisiert haben. Anhand konkreter Beispiele zeigen wir, wie die Therapeutin in der Ausbildung kontinuierlich und systematisch an ihren fachlichen und persönlichen Voraussetzungen arbeiten kann. Ein besonderer Schwerpunkt liegt für uns auf dem hohen Maße, in dem eine wechselseitige Beeinflussung zwischen dieser fachlichen und persönlichen Entwicklungsarbeit auf der einen Seite und dem Familienleben und den nahen Beziehungen der Studierenden auf der anderen Seite stattfindet. Dies gilt für die aktuellen Beziehungen und auch für den Einfluss, den die Bedingungen des eigenen Heranwachsens auf die Arbeit als Familientherapeutin hatten und haben. Wir möchten betonen, dass dies eine kontinuierliche Arbeit mit Sparring, Supervision oder mehreren Therapien ist, die auch dann weitergeht, wenn man die Ausbildung als Therapeutin abgeschlossen hat und in seiner Karriere weit fortgeschritten ist.

Kapitel 10 gibt ein detailliertes Beispiel dafür, wie individuelle therapeutische Arbeit in einer familientherapeutischen Sitzung miteinbezogen werden kann. Die gesamte Familie ist anwesend, während der Therapeut mit einem Familienmitglied spricht. Anschließend wird der Dialog mit der ganzen Familie fortgesetzt – bereichert durch die Inspiration und die neuen Erfahrungen aus der individuellen Arbeit. Das Beispiel zeigt auch, wie die erlebnisorientierte Familientherapie mit persönlicher Sprache und Kontakt als zentralen Mitteln arbeiten kann.

Das Buch schließt mit einer kurzen Vorstellung der Fachleute und der theoretischen Quellen, die uns besonders inspiriert haben und denen wir uns besonders verbunden fühlen, ab.

GRUNDLEGENDE PERSPEKTIVEN

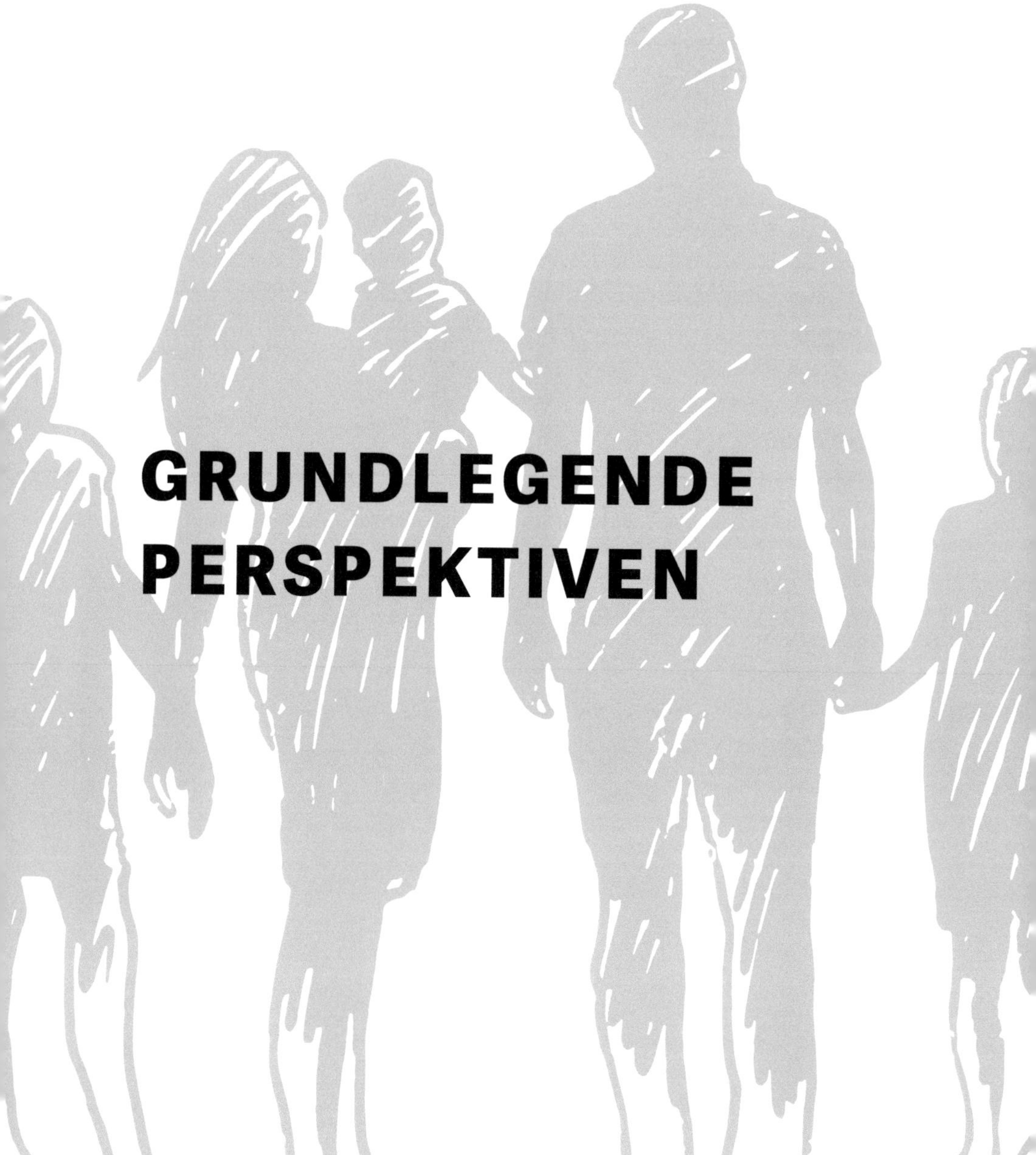

Erlebnisorientiertes Arbeiten mit Familien

Wie der Name »erlebnisorientierte Familientherapie« schon andeutet, versucht die Therapeutin, Situationen zu schaffen, in denen die Familie sich bezugnehmend auf die Dinge, an denen sie arbeiten will, neu erlebt. »Erlebnis-« ist eine ungenaue Übersetzung des englischen Wortes »experiential«, das eine breitere Bedeutung hat und sich eigentlich mit »erfahrungsbezogen« oder »auf Erfahrung beruhend« übersetzen ließe. Bei der erlebnisorientierten Therapie geht es nicht nur um emotionale Erlebnisse, sondern genauso sehr darum, während der Therapie Erfahrungen im Hier und Jetzt zu machen. Das passiert, indem man etwas auf eine andere Art tut oder sagt, als man es gewohnt ist – man erlebt selbst, wie man die eigene Art, sich auszudrücken, ändern kann und wie das bei den anderen neue Reaktionen bewirkt; man macht Erfahrungen damit, wie man die eigene Stimmung und auch die Stimmung und das Wohlbefinden der anderen beeinflusst. Das ist das Fundament der erlebnisorientierten Familientherapie.

Diese Therapieform hat ihre Wurzeln in der humanistischen und existenziellen Therapietradition sowie in der systemischen Denkweise. Die erlebnisorientierte Therapeutin lässt sich leicht an ihrer Verhaltensweise, die dem humanistischen, nicht lenkenden Stil von Carl Rogers entspricht, erkennen. Gleichzeitig überschreitet diese Therapietradition mit ihrem Grundsatz, die einzelne Person als Mitglied eines Systems – nämlich der Familie – zu verstehen, den individuellen Fokus.

In der allgemeinen Systemtheorie ist eine grundlegende These, dass das System mehr ist als die Summe seiner einzelnen Teile. Innerhalb der Familientherapie bedeutet das, dass die Familie mehr ist als die einzelnen Familienmitglieder und dass man, wenn man die einzelne Person verstehen will, die einzigartige Dynamik, die Kultur, den Wertekanon und die Umstände der Familie kennen muss.

Der Fokus wird eher auf die Beziehung und die Kommunikation zwischen den Familienmitgliedern als auf die Eigenschaften der einzelnen Person gelegt. Wo andere familientherapeutische Richtungen ihren Fokus eher in Hinblick auf die Struktur der Familie mit Teilsystemen und Grenzsetzungen entwickeln, richtet der erlebnisorientierte Zugang seinen Fokus auf die Kommunikation und die Erlebnisse der einzelnen Person innerhalb von Zusammenhängen. Was die verschiedenen familientherapeutischen Richtungen gemeinsam hatten und haben, ist allerdings, dass sie sich von einer linearen Denkweise getrennt und stattdessen ein zirkuläres Verständnis als Grundlage gewählt haben. Das bedeutet, dass jedes einzelne Familienmitglied sich selbst und die anderen in einem Beziehungszusammenhang sehen kann (Hårtveit und Jensen, 2008).

Es ist ein grundlegendes Merkmal der erlebnisorientierten Familientherapie, dass wir mit den familiären Beziehungen direkt und im Hier und Jetzt arbeiten.

Das bedeutet, dass wir uns nicht darauf beschränken, über vergangene Situationen, in denen etwas zwischen den Familienmitgliedern nicht gelungen ist, zu sprechen. Stattdessen werden die Erwachsenen dazu eingeladen, das Gespräch genau hier – im Jetzt – wieder aufzugreifen und zu versuchen, es zu Ende zu führen oder neue Erfahrungen miteinander zu machen. Während des Gesprächs miteinander zu arbeiten, eröffnet die Möglichkeit, direkt und in der Gegenwart damit zu arbeiten, wie sich die einzelne Person ausdrückt und was das für die übrigen Familienmitglieder bedeutet. Die optimalen Bedingungen für Veränderung und Entwicklung entstehen nicht, indem wir ÜBER Gedanken, Gefühle, Bedürfnisse und das, was uns fehlt, sprechen, sondern indem wir im Hier und Jetzt ausdrücken, worum es uns geht.

In dieser Form der Familientherapie stellt sich die Therapeutin sozusagen in die Mitte und versucht, einen Überblick darüber zu gewinnen, wie sich alle Familienmitglieder gegenseitig beeinflussen und voneinander beeinflusst werden.

Eine solche offene zwischenmenschliche Begegnung lässt sich nicht in einem Handbuch mit bestimmten vorgefertigten Methoden beschreiben. Die einzelne Therapie wird sich stattdessen jedes Mal unterschiedlich und individuell abspielen. Wie wir sehen werden, stellt dies hohe Anforderungen an die Fähigkeit und den Willen der Therapeutin zur Selbstreflexion. Und es führt direkt zu der Haltung, Therapie als etwas zu sehen, das auf Kontakt und Beziehung basiert – was wesentlich mehr ist als eine Methode.

Jedes Gespräch hat einen Inhalts- und einen Prozessteil. Der Inhalt ist das, worüber wir sprechen, und der Prozess ist die Art, wie wir darüber sprechen oder wie wir handeln. In der erlebnisorientierten Familientherapie arbeiten wir in erster Linie mit den Prozessen. Die Bandbreite der Schwierigkeiten, mit denen die Familien zu tun haben, ist groß. Von schlechter Stimmung bei den Mahlzeiten bis zur Essensverweigerung (Magersucht) eines Kindes oder einer Jugendlichen kann alles dabei sein. Unabhängig vom Umfang des Problems richtet sich der Hauptfokus der Therapeutin auf die Prozesse – also auf die Art und Weise, wie sich die Familienmitglieder aufeinander beziehen und wie sie mit ihren gegenseitigen Konflikten, Auffassungen und Intentionen umgehen. Es ist grundsätzlich nicht die Aufgabe der Therapeutin, ihre Meinung zu den Werten oder Normen der Eltern mitzuteilen. Trotzdem brauchen manche Eltern Hilfe dabei, herauszufinden, welche Werte sie vertreten wollen – jedes für sich und gemeinsam als Eltern –, sowie dabei, herauszufinden, welche Bedeutung das für die Kinder und für die Familiengemeinschaft hat. Wie die Beteiligten mit den Werten der anderen respektvoll leben können, ohne dafür ihre eigene Integrität zu opfern, stellt meistens eine Herausforderung dar. Wenn die Kinder aufgrund der Verhaltensnormen oder des Lebensstils ihrer Eltern in ihrer Entfaltung begrenzt werden, ist es natürlich die Aufgabe der Therapeutin, dies aufzugreifen und den Eltern mit Hilfe ihres Fachwissens zu raten, ihr Verhalten zu ändern. Wenn es der Therapeutin nicht gelingt, die Eltern erfolgreich zu beraten, ist es wichtig, dass sie ihre Meldepflicht gegenüber den Behörden kennt und ausübt.

Prozessorientierte Beratung ist in dieser Therapietradition ein wesentlicher Bestandteil der familientherapeutischen Beratung. Die Therapeutin nutzt ihr Fachwissen und ihre Vertrautheit mit der Familie, um fachliche Perspektiven in Bezug auf die Zusammenhänge in der Familiendynamik einzubringen. Es kann zum Beispiel darum gehen, wie Kinder davon beeinflusst werden, wenn unausgesprochene Konflikte, festgefahrene Streitereien oder andere Umstände, derer sich die Eltern nicht bewusst sind, bewältigt werden können. Manchmal wird die Beratung auf dem Wunsch der Eltern, gute Ratschläge zu bekommen, basieren. Manchmal ist die Basis, dass die Therapeutin während des Gesprächs eine destruktive Interaktion wahrnimmt oder dass sie Reaktionen erlebt, die den Eltern unverständlich erscheinen.

Wenn ein Kind zum Beispiel mitten in einem Streit zwischen den Eltern plötzlich anfängt, seine kleine Schwester zu beißen oder sein Spielzeug kaputt zu machen, kann eine fachliche Perspektive über einen möglichen Zusammenhang zwischen dem Konflikt der Eltern und dem Verhalten des Kindes angebracht sein. Und im Anschluss kann eine Beratung, wie die Eltern dem Kind ohne Vorwürfe oder Kritik begegnen können, hilfreich sein. Einige Eltern verhalten sich in einer solchen Situation mit destruktiven Kämpfen vielleicht passiv und unklar gegenüber ihren Kindern. Hinzu können Schuldgefühle oder Mitgefühl kommen. Die Therapeutin kann ihr Fachwissen darüber, wie Passivität oder Ablenkung die Kinder allein lässt, mitteilen. Sie kann sich außerdem die elterlichen Interpretationen und Phantasien anhören und die Eltern dazu inspirieren, in eigenen Worten zu benennen, was sie bewegt und was alle in der Familie beeinflusst.

Die Therapeutin wird meist versuchen, den Umfang der Beratung mit der Bereitschaft der Eltern und der eigenen fachlichen Einschätzung darüber, welche Hilfe in der konkreten Situation notwendig ist, abzustimmen. In der erlebnisorientierten Familientherapie streben wir die aktive Teilnahme der Eltern an, um so Zusammenhänge und neue Möglichkeiten in der Interaktion zu entdecken. Allerdings haben alle Eltern blinde Flecken, wenn sie zu verstehen versuchen, was los ist, und nicht zuletzt dann, wenn sie zu sehen versuchen, wie sie selbst die Interaktion beeinflussen. Es ist also oft notwendig, dass die Therapeutin ihre fachliche Sicht auf die Zusammenhänge und die Handlungsmöglichkeiten einbringt.

Die Interaktion in der Familie kann insgesamt in drei Kategorien aufgeteilt werden:

Das Interaktionsmuster kann

1. Symptom schaffend,
2. Symptom erhaltend,
3. und Symptom heilend sein.

Jede dieser drei Kategorien kann für sich die gesamte Dynamik der Familie ausmachen, aber in den meisten Familien beinhaltet die Art und Weise, wie die Familienmitglieder miteinander umgehen, Elemente aus allen drei Kategorien. Die Qualität des Zusammenlebens in der einzelnen Familie kann auch in Abhängigkeit von äußerem Druck oder von anderen emotional bedeutungsvollen Faktoren variieren.

Symptom schaffende Interaktionen werden auch destruktive oder dysfunktionale Interaktionen genannt. Im Gegensatz dazu bezeichnet das Symptom erhaltende Muster eher eine Interaktion, die Stagnation oder das Festhalten an bestimmten Arten des Umgangs miteinander bewirkt. Symptom heilende Interaktionen werden auch sich entwickelnde Interaktionen genannt.

In allen nahen Beziehungen werden Muster entwickelt. Am Anfang einer Paarbeziehung entwickeln sich gemeinsame Muster, diese sind oft begleitet von dem inspirierenden Gefühl, etwas Besonderes füreinander zu sein. Mit der Zeit werden dann oft Gewohnheiten und Routinen aus den Mustern, wobei allerdings die Frische und das Veränderbare oft verloren gehen. Die Muster können sich verändern – von geborgen und fördernd zu festgefahren und stagnierend. Einige Paare beschreiben es so, als hätten sie begonnen, einander für selbstverständlich zu halten; oder so, als gelänge es ihnen sehr gut, eine Familie zu sein, doch als stürbe ihre Paarbeziehung dabei. Wenn Gewohnheiten zu Regeln werden, können sie Entwicklung blockieren. Wenn Gewohnheiten nicht mehr nur Schutz bieten, sondern mehr bewirken, ist es wahrscheinlich, dass sie sowohl bei den Erwachsenen als auch bei den Kindern ein Unwohlsein verursachen und dass sie mit der Zeit möglicherweise zu ernsteren Schwierigkeiten führen.

Symptom schaffende oder destruktive Muster werden von Paaren oft so beschrieben, dass die Partner einander nicht gut tun oder dass sie das Schlimmste im jeweils anderen hervorrufen. Gleichzeitig erleben die Partner, wie sie sich selbst und den Zugang zu dem, was sie gemeinsam wollten, verlieren. Einige schaffen es, selbst ihre Gewohnheiten und Muster zu verändern, so dass eine neue Entwicklung beginnen kann. Andere sind in destruktiven Mustern gefangen und brauchen Hilfe, um weiterzukommen – oder sie trennen sich. Oft wird eine Familientherapie aus Sorge begonnen, weil es einem der Kinder nicht gut geht. Das Kind hat möglicherweise physische oder psychische Symptome entwickelt. Bauchweh zur Schlafenszeit, Verschlossenheit und plötzliche Wutausbrüche können alles Symptome oder Zeichen einer Störung sein, die den Eltern schwer verständlich scheint und die ihnen das Gefühl gibt, machtlos zu sein. Viele Eltern sind besorgt, weil sie überzeugt sind, dass mit ihrem Kind irgendetwas nicht stimmt und dass das Kind deshalb Hilfe braucht. Andere kommen sowohl mit Gefühlen von Sorge als auch von Schuld, weil sie glauben, selbst die Ursache für das Elend des Kindes zu sein. Wieder andere kommen mit ihrer unterschiedlichen Wahrnehmung der Probleme nicht zurecht.

In der Familientherapie geht es meistens vor allem darum, gemeinsam einen Sinn im Verhalten des Kindes zu finden: Worauf reagiert das Kind? Wie sieht die Welt aus Sicht des Kindes aus? Gibt es etwas im Leben und im Zusammenleben der Eltern, das in diesem Zusammenhang relevant sein könnte? Wie haben sich die Eltern – jedes für sich und beide zusammen – bisher verhalten?

Der Grund, sich Hilfe zu suchen, kann auch in der Beziehung zwischen den Eltern liegen; Beispiele sind: festgefahrene Konflikte, Untreue, Langeweile, Einsamkeit oder das fehlende Gefühl von Gemeinsamkeit. Auch wenn der Grund, eine Familientherapie zu beginnen, im Zusammenleben der Erwachsenen liegt, ist die Familienperspektive immer relevant, weil die Kinder mehr oder weniger von den ausgesprochenen und unausgesprochenen Schwierigkeiten zwischen den Eltern beeinflusst werden.

Bei der Suche nach der Bedeutung hinter den Symptomen oder den Anzeichen von Blockierungen geht es nie darum, Fehler zu suchen oder Schuld zuzuweisen.

Unsere Ausgangsposition ist, dass jedes Familienmitglied es so gut wie möglich macht und dass alle sich wünschen, wertvoll für das Leben der jeweils anderen zu sein.

Sinnsuche ist ein aktiver, offener und wechselseitiger Prozess, der auf der Bereitschaft basiert, nach innen zu schauen und sich möglichst persönlich und offen auszudrücken. Eine Grundvoraussetzung ist daher, dass die Therapeutin in der Lage ist, eine Stimmung im therapeutischen Raum zu schaffen, in der Platz für unterschiedliche Einstellungen, Gedanken und Gefühle ist. Den Sinn hinter den Symptomen zu suchen und die Interaktion in der Familie im Fokus zu haben, bedeutet nicht, dass man leugnet, dass es Symptome und Diagnosen gibt, deren Ursachen nicht in Beziehungen liegen, sondern die unter Umständen in erster Linie biologisch bedingt sind. Die Art und Weise, wie die Familie zusammenlebt und wie die Familienmitglieder im Alltag miteinander umgehen, trägt – unabhängig von den Ursachen der Probleme – dazu bei, die Lebensqualität zu verbessern oder zu verschlechtern, das heißt, sie kann das Symptombild oft direkt beeinflussen. Ein erlebnisorientierter Ansatz ermöglicht, dass alle Familienmitglieder – jedes auf seine Art – zu den verschiedenen Erlebnissen beitragen und Erfahrungen damit machen können. Indem man etwas über die anderen lernt und sich selbst ausdrückt, macht man wichtige Erfahrungen damit, wie man miteinander sprechen kann, ohne in die gewohnten festgefahrenen Positionen zu geraten.

Die Lebensumstände der Familie können über kürzere oder längere Zeiträume so schwierig sein, dass sie das Wohlergehen der Familienmitglieder beeinträchtigen. Krankheit, Tod, Arbeitslosigkeit und Insolvenz sind Beispiele für Ereignisse, die sowohl bei Erwachsenen als auch bei Kindern zur Entwicklung von Symptomen führen können. Die Art und Weise, wie die Familie unter solchen Umständen zusammenhält, ist entscheidend dafür, wie das einzelne Familienmitglied eine kritische Situation durchstehen kann.

Für das Kind ist es am wichtigsten, dass die Eltern fähig sind, die Verantwortung für ihre eigenen Reaktionen zu übernehmen und gleichzeitig die Gedanken und Gefühle der Kinder wahrzunehmen. Wenn die Eltern die Verantwortung für sich selbst und die Gemeinschaft abgeben oder wenn sie es nicht schaffen, die Schwierigkeiten gemeinsam anzugehen, wird das Kind es für sie versuchen – was natürlich eine unmögliche Aufgabe ist. Die Art und Weise, wie sich die Erwachsenen zu den äußeren Umständen verhalten, kann also Symptom schaffend, erhaltend oder heilend sein.

Die eigene Perspektive erweitern

Sinn der Familientherapie ist es, die Grundlage dafür zu schaffen, dass es allen in der Familie besser geht, oder anders gesagt: dass jede Person das Beste aus dem machen kann, was es in der Familie gibt. Die Erwachsenen und die größeren Kinder sind sich dessen normalerweise bewusst und können sogar formulieren, womit es ihnen gut oder schlecht geht oder was zwischen ihnen im Regelfall gut oder schlecht läuft. Auch wenn es manchmal schwer zu benennen ist, haben wir alle entsprechende Gedanken und Gefühle beziehungsweise eine Sicht auf uns selbst, auf die anderen und auf das, was zwischen uns passiert. Dieser Blickwinkel ist natürlich von aktuellen und früheren Erlebnissen miteinander und mit anderen Menschen beeinflusst.

Die Erfahrungen, die die Eltern in ihrer eigenen Kindheit gemacht haben, färben ihre Sichtweise und ihre Reaktionen in hohem Maße – sowohl in Bezug auf ihre Kinder als auch auf ihren Partner. Ein großer Teil der Forschung basiert auf Bowlbys Bindungstheorie. Es ist gut dokumentiert, dass die Fähigkeit der Mutter, die Signale des Säuglings zu lesen und auf diese zu reagieren, entscheidend dafür ist, ob das Kind eine sichere Bindung entwickeln kann (Bowlby, 1988, Daniel, 2012). Die Qualität dieser sich wiederholenden Interaktion mit dem Kind hat Bedeutung für die Bilder oder Eindrücke, die das Kind von seinem Umfeld bekommt. Auch das Selbstbild beziehungsweise die Selbstwahrnehmung des Kindes ist primär daraus entstanden, wie die Eltern mit dem Kind und miteinander umgegangen sind (Stern, 1997).

Wenn ein Elternteil als Kind eine unsichere Bindung zu seinen Eltern oder zu einem von ihnen entwickelt hat, kann das sowohl die Beziehung zum Partner beeinflussen als auch die Art und Weise, wie das Elternteil für sein eigenes Kind sorgen kann. Die unsichere Bindung wird als entweder ambivalent oder vermeidend beschrieben (Bowlby, 1988). In dem ambivalenten Bindungsmuster ist das Bedürfnis nach Nähe meist mit der Erwartung, dieses Bedürfnis erfüllt zu bekommen, sowie mit der Angst, dass dies nicht passiert, verknüpft. Für die erwachsene Frau kann das zu einem Bedürfnis nach konstanter Bestätigung und zu Zweifeln in Bezug auf die Tiefe der Gefühle des Ehepartners führen. Wenn der Mann seinerseits mit einer sogenannten vermeidenden Bindung zu einem oder beiden Eltern aufgewachsen ist – das heißt, dass es riskant war, die eigenen Gefühle überhaupt zu zeigen –, wird er auf das Bedürfnis seiner Frau nach Nähe und Bestätigung eher mit Rückzug reagieren. Mit anderen Worten: Während die Frau gelernt hat, ihre Gefühle zu zeigen, wenn ihr Nähe fehlt, hat der Mann gelernt, sich komplett zu verschließen. Eine solche Kombination von früh erlernten Strategien in Bezug auf Sicherheit und Nähe kann so zu eskalierenden Konflikten und festgefahrenen Positionen führen.

Die Art und Weise, wie mit einem Menschen als Kind umgegangen wurde, hat Einfluss darauf, wie dieser den eigenen Kindern gegenüber reagiert. Wenn Wut damals hauptsächlich mit emotionalem Rückzug oder Kälte einherging, kann es heute schwierig sein, den lautstarken Ausdruck von Frustration oder Irritation der eigenen Kinder zu ertragen. Aus Ohnmacht nimmt man dann vielleicht Abstand, oder man begegnet der Wut mit Wut. Oder wenn man als Kind gelernt hat, sich zu beherrschen – wenn man gelernt hat, das eigene Bedürfnis gerade in den Momenten, in denen man Kontakt und Nähe gebraucht hätte, zu negieren und sich stattdessen zu »benehmen« –, kann es besonders schwierig sein, dem eigenen Kind in seinem Bedürfnis nach Fürsorge entgegenzukommen (Belin, 2010).

In der Familientherapie arbeiten wir daran, dass Eltern ihre eigenen Strategien und Muster – und die der Partner – erkennen; wohl wissend, dass diese in früheren Erfahrungen aus unseren Herkunftsfamilien ihre Wurzeln haben. Es kann hilfreich sein, sich gemeinsam anzuschauen, wie die Kindheit damals für beide Elternteile war – als man Wege finden musste, sich zu schützen, wenn man falsch verstanden oder im Stich gelassen wurde. Und wie daraus ein Muster geworden ist, das heute – noch immer – die eigene Familie beeinflusst. Diese gemeinsame Untersuchung der Hintergründe aktueller Reaktionen kann eine Hilfe zu größerer Selbsterkenntnis sein, und sie kann helfen, sich in die andere Person und ihren Blickwinkel hineinzuversetzen. Das heißt, der Ausgangspunkt in der Familientherapie ist immer das konkrete und aktuelle Zusammenspiel in der gegenwärtigen Familie, und die biografische Perspektive ist höchstens ein Exkurs, um eine bessere Basis für das Verständnis der einzelnen Person zu bekommen.

Sowohl Eltern als auch Kinder haben mehr oder weniger ausformulierte Gedanken und Sichtweisen in Hinsicht darauf, wie die Interaktion in der Familie aussieht und wie der eigene Beitrag und der Beitrag der anderen dazu aussieht. In der Familientherapie kann diese Sichtweise weiterentwickelt und erweitert werden – vorausgesetzt, dass sich alle Beteiligten ausdrücken und gehört werden. Es kann wunderbar sein, wenn man Missverständnisse aufdeckt und klärt, wenn man sich gesehen fühlt oder wenn man das eigene Kind oder den Ehepartner von einer neuen Seite kennenlernt. Es kann auch wunderbar sein, wenn man die eigenen blinden Flecken entdeckt, die aus lauter Sorge um jemanden in der Familie entstanden sind. All dies ist Ausdruck einer Erweiterung oder Differenzierung der Perspektive, auf deren Grundlage man bisher reagiert hat. Über den Austausch von Gedanken und Gefühlen mit den Menschen, deren Gedanken und Emotionen uns am meisten bedeuten, Entwicklung anzustoßen, ist die wichtigste Dynamik der Familientherapie – sie macht diese so wirksam. Mit anderen Worten: Es ist oft möglich, früh entstandene Bindungsstörungen über die Arbeit mit den aktuellen Beziehungen in der Familie zu heilen. Diese Erweiterung der Perspektive kann auch bedeuten, dass sichtbar wird, wie Konflikte immer mehrere Ebenen beinhalten. Wenn wir in einem Konflikt festsitzen, sehen wir in der Regel nur eine Ebene, nämlich die Unstimmigkeit, um die es unmittelbar geht. Dabei scheint es uns offensichtlich zu sein, dass unser Gegenüber erkennen müsste, dass er oder sie falsch liegt – und dass wir Recht haben.

In der Therapie wird man dazu eingeladen, tiefer zu gehen und zu erzählen, welche emotionale Bedeutung die Unstimmigkeit hat. Das führt oft dazu, dass eine neue Ebene sichtbar wird, bei der es vielleicht um Verletzungen geht – zum Beispiel darum, dass man sich nicht ernstgenommen fühlt oder ähnlich. Das heißt, es geht um etwas ganz Anderes als das, was an der Oberfläche des Konfliktes Thema ist. Und wenn ich erlebe, dass man mir zuhört, ohne dass ich falsch gemacht werde, kann zusätzlich eine dritte Ebene auftauchen, die vielleicht Ausdruck eines Bedürfnisses oder einer Sehnsucht nach einer anderen Art des Zusammenseins ist. Alle Ebenen des Konfliktes sind wahr und machen Sinn. Zum Beispiel kann der Vater in einer Familie mit kleinen Kindern den Wunsch haben, über Regeln, Tischmanieren und das Verhalten der Kinder beim Essen zu sprechen. Sollten sie sitzen bleiben, bis alle fertig sind? Dürfen sie mit dem Essen spielen oder mit den Fingern essen, wenn sie wollen? Auf der ersten Ebene geht es um den Inhalt des Konfliktes der Eltern, wobei sich auf überraschende Weise zeigen könnte, dass sie sich im Großen und Ganzen einig sind. Wenn es dann trotzdem schwierig zwischen ihnen wird, kann auf der zweiten Ebene Thema sein, dass der Mann oft erlebt, dass seine Frau ihn ablehnt und in dieser Situation dazu neigt, die Kinder zu verteidigen, statt den Mann zu unterstützen. Auf dieser zweiten Ebene geht es deshalb eher um den Prozess oder die Art und Weise, wie die beiden während der Mahlzeiten gemeinsam ihre Absichten umsetzen. Die Frau findet, dass der Mann streng und schimpfend klingt, was der Mann seinerseits vielleicht auch erkennt. Gleichzeitig findet er aber, dass das damit zusammenhängt, dass er wütend ist, weil er keinen Erfolg hat. Wenn beide Parteien während des Gesprächs dabei unterstützt werden, die Sichtweise des anderen anzuhören und dabei gleichzeitig ihre eigenen Gefühle und Absichten auszudrücken, ohne den anderen zu kritisieren, kann eine Öffnung für die dritte Ebene stattfinden, die oft die Sehnsucht danach ist, es gemeinsam zu schaffen – ohne, dass die Mahlzeiten zur Kampfzone werden.

Je mehr wir wagen, herauszufinden, welche Bedeutung für uns selbst im Streit, im Kampf oder in der unerträglichen Stille verborgen liegt, desto mehr tragen wir dazu bei, gemeinsam zu erkennen, was wirklich hinter dem Gesagten steckt. Natürlich ist es am besten, wenn dieser Prozess wechselseitig stattfindet, so dass beide Parteien sich für eine Selbstreflexion öffnen. Aber auch, wenn zuerst nur einer von beiden damit beginnt, wird die andere Person oft dazu inspiriert, nachzufolgen.

Den Anstoß, mit einer Familientherapie zu beginnen, geben, wie bereits erwähnt, oft Sorgen und Schwierigkeiten in Bezug auf das Kind und unter Umständen auch Meinungsverschiedenheiten der Eltern bezüglich des richtigen Umgangs mit der Situation. Das Kind kann sich in so einer Situation schnell als lästig erleben und sich die Schuld daran geben, dass seine Mutter und sein Vater streiten oder dass sie wütend und traurig sind. Für das Kind ist es sehr schwierig, die Sorgen der Eltern zu tragen und sich selbst als Ursache für die schlechte Stimmung zu Hause zu erleben. Die Symptome oder Anzeichen hierfür können zahlreich sein, Beispiele sind: Introvertiertheit, Bettnässen, Unruhe, Wutausbrüche, Bauchschmerzen, Kindergarten- oder Schulverweigerung, nichts oder zu viel essen wollen. Viele

Eltern suchen aus bester Überzeugung Wege oder Methoden, um die Symptome zum Verschwinden zu bringen. Wenn der Fokus dagegen auf dem Versuch liegt, einen Sinn im Verhalten des Kindes zu finden, bedeutet das allein für sich schon eine große Erleichterung für das Kind. Es ist sehr wichtig, sich entwickeln zu können und sich nicht länger falsch zu fühlen. Ein solcher Fokus kann tatsächlich dazu führen, dass destruktive oder Symptom schaffende Interaktionen in der Familie angeschaut werden.

Ein solcher Perspektivwechsel – dass also die Eltern gemeinsam die Verantwortung dafür übernehmen, zu untersuchen, wie das Leben miteinander und aus Sicht des Kindes aussieht – kann an sich schon dazu beitragen, das Zusammenleben und das Miteinander von Symptom schaffend zu Symptom heilend zu verändern. Familientherapie bietet oft die Möglichkeit, sich auf eine gemeinsame Entdeckungsreise zu begeben, um herauszufinden, was sich an Gedanken und Gefühlen bei jedem Einzelnen verbirgt. Das ist auch bei festgefahrenen Positionen, Verletzung oder Wut möglich, was damit zusammenhängt, dass alle füreinander von großer Bedeutung sind. Die Therapeutin verbündet sich sozusagen mit der Gemeinschaft beziehungsweise mit der gegenseitigen Liebe der Beteiligten – und dadurch auch mit der Bedeutung, die jeder verbale oder nonverbale Ausdruck für die einzelne Person hat.

Verantwortung übernehmen und Entscheidungen treffen

Eine erweiterte Perspektive und damit ein größeres Verständnis dessen, was in der Interaktion passiert, schafft mehr Entscheidungsmöglichkeiten. Leben und Alltag bringen mit sich, dass man ständig Entscheidungen trifft. Manchmal ist es schwer, zu erkennen, dass man Wahlmöglichkeiten hat, weil Konflikte oder äußere Umstände als unlösbar oder unveränderbar erscheinen. Unglückliche Umstände – wie ein behindertes Kind zu bekommen oder ein Kind durch plötzlichen Kindstod zu verlieren – können wie eine festgefahrene Situation und wie ein Zustand der Trauer erlebt werden, in denen es keine Hoffnung oder Wahlmöglichkeiten gibt. Ob es uns langfristig gelingt, weiter zu gehen, hängt in erster Linie davon ab, wie wir uns den unglücklichen Umständen gegenüber verhalten – allein und miteinander. Niemand kann den Schmerz wegnehmen – aber sich ihm zu öffnen und ihn miteinander zu teilen, so dass er sich mit der Zeit löst, kann für viele eine Erfahrung werden, die dem Leben größere Fülle und Tiefe verleiht (Yalom, 2008).

Wenn es sich um festgefahrene Konflikte handelt, sieht man in der Regel, was die andere Person alles anders machen müsste: Wenn er bloß damit aufhören würde, mich anzuschreien und zu demütigen ... Oder: Wenn sie mich nur ab und zu unterstützen würde ... Wenn wir beginnen, unseren eigenen Anteil an den Konflikten zu untersuchen, eröffnen sich neue Möglichkeiten: Anstatt mich wie gewohnt zurückzuziehen, könnte ich versuchen, in der Situation zu bleiben und auszudrücken, was ich erlebe. Oder ich könnte sagen, was ich selbst will, anstatt die andere Person zu beschuldigen. Größere Selbsterkenntnis schafft sowohl klarere Verantwortlichkeiten als auch mehr Entscheidungsmöglichkeiten. In der Familientherapie ist unser Ziel, dass die Erwachsenen ihre eigenen Entscheidungsmöglichkeiten entdecken und dass sie die Verantwortung für die von ihnen getroffenen Entscheidungen übernehmen. Sich nicht zu entscheiden, ist in diesem Zusammenhang auch eine Entscheidung. In der Realität kann das zum Beispiel die Entscheidung sein, alles so zu lassen, wie es ist, und die andere Person die Entscheidung treffen zu lassen.

Der Begriff **persönliche Verantwortung** ist ein Schlüsselbegriff für das Verständnis und die Schaffung von Qualität in Beziehungen (Juul und Jensen, 2002). Meckereien und Vorwürfe sind allgemeine Strategien, um die Übernahme von Verantwortung für die eigenen Reaktionen zu vermeiden, zum Beispiel: Du hörst nie zu! Oder: Warum räumt nie jemand auf in diesem Haus? Bei persönlicher Verantwortung geht es darum, selbst die Verantwortung dafür zu übernehmen, was ich fühle, denke, haben will oder nicht haben will – statt die Verantwortung jemand anderem zu übertragen. Der Punkt ist, dass es hörbar sein sollte, dass ich es bin, die sich nicht gehört oder ernst genommen fühlt, statt dass ich mich beim anderen beschwere. Wenn ich etwas blöd finde, bin es immer noch ich, die so denkt – es geht nicht um eine objektive Tatsache. Verantwortung für mich selbst zu übernehmen, setzt voraus, dass ich in der Lage bin, meine Gefühle zu spüren und von der wahrgenommenen Ursache zu trennen.

Die Herausforderung, zuerst nach innen zu schauen und so bei mir zu bleiben, ist natürlich dann am größten, wenn die Gefühle und Reaktionen, die ich erlebe und für die ich Verantwortung zu übernehmen versuche, als peinlich und beschämend erlebt werden.

Wenn ein Elternteil seine persönliche Verantwortung nicht wahrnimmt, übernehmen die Kinder diese Verantwortung, und die Konsequenzen kommen wie ein Bumerang zurück.

Davon werden alle Familienmitglieder beeinflusst, und alle werden darauf reagieren. Einige werden zu Stimmungsmachern, andere werden aktiv versuchen, die Situation auszubügeln oder auf andere Weise zu übernehmen, und andere werden sich wehren, protestieren oder sich zurückziehen. Die Überlebensstrategien der Kinder bei mangelhafter persönlicher Verantwortung der Erwachsenen sind sehr unterschiedlich und laufen in der Regel völlig automatisch und unbewusst ab.
Die Fähigkeit, **Verantwortung für die Beziehung und die Gemeinschaft** zu übernehmen, setzt persönliche Verantwortung voraus (Juul und Jensen, 2002). Der Versuch, die Verantwortung für die Beziehung zu einer anderen Person oder für die gesamte Familie zu übernehmen, ist ohne die Bereitschaft, nach innen zu schauen, zum Scheitern verurteilt. Elterliche Konfrontation mit Teenagern ist ein aussagekräftiges Beispiel dafür. Junge Menschen reagieren sehr di-

rekt darauf, wenn ihre Eltern versuchen, sie von etwas zu überzeugen oder sie zu belehren, ohne dass sie sich selbst gegenüber ehrlich sind und der anderen Person zuhören können. Sich so authentisch und offen wie möglich zu zeigen, ist die größte Herausforderung, aber gleichzeitig die wichtigste Voraussetzung, um die Beziehung zu anderen Menschen zu entwickeln – nicht zuletzt die zu Kindern und Jugendlichen.

Als Faustregel trägt der Erwachsene die volle Verantwortung für sich selbst und zu fünfzig Prozent die Verantwortung für die Beziehung zu seinem Partner. Es ist ratsam, sich zuerst auf den eigenen Anteil zu konzentrieren. Und wir müssen betonen, dass diese Aufteilung von Verantwortung nur für Erwachsene gilt. Wir können Kindern die Möglichkeit geben, zu lernen, Verantwortung für sich selbst zu übernehmen – aber die Verantwortung für die Beziehung und die Gemeinschaft kann kein Kind tragen.

Wenn wir über Interaktionsmuster sprechen, gilt eine weitere Faustregel: Es braucht mindestens zwei Beteiligte, um ein Muster zu entwickeln, aber es braucht nur einen, um es zu brechen. Wenn das Muster so gestaltet ist, dass die eine Partei dominiert und die andere sich zum Opfer macht, braucht es beide Parteien, um das Muster aufrechtzuerhalten. Entscheidet sich aber nur eine von beiden, das Muster zu verlassen, ist es durchbrochen. Diesen Gedanken zu Ende zu denken, eröffnet uns eine enorme Freiheit – und nicht zuletzt übergibt es der einzelnen Person die Verantwortung für sich selbst. Gleichzeitig muss man dazu sagen, dass es natürlich niemals eine Garantie dafür gibt, dass das Durchbrechen eines Musters zu einer besseren Beziehung oder zu einem zufriedenstellenderen Muster führt – es führt aber zu einem anderen Muster als dem bisherigen.
Nehmen wir ein Beispiel für ein festgefahrenes Interaktionsmuster, das in letzter Konsequenz Symptom schaffend sein kann: Die Erwachsenen stecken in einem sich selbst verstärkenden Muster fest, bei dem der Vater schweigsam und abwesend wird und sich zurückzieht, wenn es Konflikte mit den Kindern gibt und er mit irgendetwas nicht einverstanden ist; die Mutter neigt dazu, ihm Vorwürfe zu machen und ihn zu kritisieren, wenn sie das Gefühl hat, mit den

Konflikten und Entscheidungen allein gelassen zu werden. Je mehr die Mutter ihn kritisiert, desto mehr zieht sich der Vater zurück, und je mehr der Vater sich zurückzieht, desto mehr wird die Mutter ihn kritisieren. Das Muster kann jedoch durchbrochen werden, wenn einer von beiden etwas Anderes als üblich tut – wenn der Vater sein Schweigen und seinen Rückzug unterbricht und dem Ausdruck verleiht, was ihn bewegt; oder wenn die Mutter aufhört, ihn zu kritisieren und stattdessen sagt, was sie braucht.

Das Muster zu durchbrechen, ist der erste Schritt in eine andere Richtung. Die Voraussetzung dafür, dass mehr daraus wird, ist, dass man offen zeigt, was man fühlt und denkt, und dass man vielleicht versucht, anders zu handeln. Man kann zum Beispiel innehalten und sagen: Jetzt mache ich das wieder, obwohl ich das gar nicht wollte ... Ich versuche es nochmal ...

Um ein neues Muster zu entwickeln, muss man Interesse für die andere Person zeigen. Wie sieht der Konflikt aus deren Sicht aus? Wie kommt das, was ich sage, an? Die Erkundung der Welt des Gegenübers kann als erstaunlich neu und aufschlussreich erlebt werden, auch wenn es um eine Paarbeziehung geht, die schon länger besteht. Das Veränderungspotential hat weniger damit zu tun, was wir herausfinden oder ob wir das Ziel erreichen, sondern mehr damit, wie wir den Weg zusammen beschreiten. Wenn kleine Kinder anwesend sind, werden sie mit unmittelbarer Erleichterung reagieren, sobald die Eltern einen solchen Dialog beginnen und sich die Stimmung umkehrt.

Im Rahmen der Therapie man selbst sein – und gleichzeitig miteinander sein

Es ist eine lebenslängliche existenzielle Herausforderung, im Zusammensein mit anderen Menschen die eigene Individualität zu bewahren – und manchmal sogar, sich selbst überhaupt spüren zu können. Wir kennen es alle, dass wir uns selbst in unterschiedlichen Kontexten, im Zusammensein mit verschiedenen Freundinnen, Familienmitgliedern oder Kolleginnen zu einem gewissen Grad unterschiedlich erleben.

Wenn wir mit bestimmten Freundinnen zusammen sind, können wir uns aufgeschlossener, humorvoller oder vielschichtiger erleben; im Zusammensein mit anderen dagegen zurückhaltender und steifer. Auch als Therapeutinnen haben wir meist ein klares Gefühl davon, dass wir mit einigen Klientinnen besser arbeiten und mehr wir selbst sein können als mit anderen. Die Beziehung zwischen der Therapeutin und der Klientin wird als therapeutische Allianz bezeichnet. Das Konzept der Allianz bedeutet, dass der Kontakt in einem Maße als vertrauensvoll und sicher erlebt wird, dass Offenheit und Ehrlichkeit in Bezug auf schmerzhafte Situationen oder Beziehungen gefördert werden. Der Begriff therapeutische Allianz wurde in einer psychoanalytischen Tradition entwickelt und basiert auf einer Zweierbeziehung.

Es ist offensichtlich, dass es komplizierter ist, eine therapeutische Allianz mit allen Mitgliedern einer Familie gleichzeitig herzustellen, als mit einer einzelnen Klientin. Gleichzeitig bedeutet es für viele Klientinnen eine größere Herausforderung, sich mit dem Rest der Familie im gleichen Raum zu befinden, als wenn sie mit ihrer Therapeutin allein wären. Wir haben die Erfahrung gemacht, dass die Familientherapie im Gegensatz zur Einzeltherapie eine größere Herausforderung für alle Parteien ist und dass sie gleichzeitig ein unmittelbar größeres Potential für Veränderung und Entwicklung in sich trägt.

Auch die individuelle Psychotherapie hat das Ziel, dass es der Klientin gelingt, zufriedenstellendere Beziehungen mit anderen Menschen zu führen. Der Weg dahin ist unterschiedlich und von der Methode und der Therapeutin abhängig. Allen (2014) betont generell, wie wichtig es ist, die Begrenzung der individuellen Psychotherapie anzuerkennen. Er zitiert Paul Wachtels Ansicht: »Ich habe oft ein Muster bemerkt, das mich gestört hat. Die Person beschreibt, wie wunderbar ihr Therapeut ist, während es mir auf der Grundlage dessen, was ich über die Person höre und weiß, so vorkommt, als ob sie ihr Leben noch immer auf die gleiche schmerzvolle und selbstzerstörerische Art und Weise wie zuvor lebt. Soweit ich sehen kann, ist die Beziehung zum Therapeuten besser geworden. Es gibt eine Vitalität, ein Leben und einen echten Kontakt im Raum, welche anfangs vielleicht nicht vorhanden waren, daher hat der Therapeut wahrscheinlich auch das Gefühl, gute Arbeit geleistet zu haben. Doch das Leben des Patienten außerhalb der Therapiesitzungen hat sich nicht annähernd so sehr verändert. Er lebt weiterhin auf schmerzhafte oder begrenzte Art und Weise. Der Therapeut wird zu einer wunderbaren Oase, aber der Patient lebt noch immer noch in der Wüste.« (Allen, 2014, S. 303–304, übersetzt von T. M.).

Wir teilen Allens Ansichten über den Vorteil der Familien- und Paartherapie, da diese Therapieformen es ermöglichen, direkt und im Hier und Jetzt mit den nahen Beziehungen zu arbeiten; es wird gleichzeitig anerkannt, dass die Beziehung zur Therapeutin wichtig ist, aber auch, dass die zwischenmenschlichen Beziehungen innerhalb der Familie eindeutig größere Bedeutung haben.

Nichtsdestotrotz räumen wir ein, dass es viele unterschiedliche Gründe dafür geben kann, dass es nicht möglich ist, direkt mit der ganzen Familie zu arbeiten, so dass eine Einzeltherapie die bessere Lösung ist. Die Gründe können mit Geografie oder mit Arbeit zu tun haben, die Klientin lebt vielleicht allein, oder der Partner möchte nicht teilnehmen. Wenn die Problematik sich um Beziehungen außerhalb der Familie dreht oder wenn sie entstanden ist, bevor das Paar sich kennengelernt hat, werden viele Menschen eher eine individuelle Therapie bevorzugen. Wir haben aber die Erfahrung gemacht, dass das Einbeziehen von den für das Leben der Klientin wichtigen Personen trotzdem viele Vorteile mit sich bringt. Der Ehepartner, eine gute Freundin oder Kollegin verfügen oft über wertvolle Erfahrungen, die im therapeutischen Prozess hilfreich sein können. Die Art und Weise, wie die Patientin dem Ehepartner oder der Freundin erzählt und wie sie diese miteinbezieht, kann sehr informativ sein und auch zu einem wichtigen Bestandteil der Therapie werden. Letztendlich kann Einzeltherapie in Anwesenheit einer für die Klientin bedeutungsvollen Person Nachsorge und Unterstützung nach der Therapiesitzung ermöglichen.

Es ist viel über die Wirkung von Psychotherapie geforscht worden. Viele haben sich bemüht, wissenschaftliche Beweise dafür zu finden, dass bestimmte Methoden besser als andere wirken. Vieles deutet darauf hin, dass es nicht die Methoden selbst sind, die am wirkungsvollsten sind, sondern eher die therapeutischen Fähigkeiten der behandelnden Person und nicht zuletzt die Qualität der Beziehung zwischen der Therapeutin und der Klientin (siehe Kapitel *Der Therapeutinnen-Effekt*). Wie Fog und Hem (2009) feststellen, ist es fast schon absurd, dass die Elemente, die für die Therapie die größte Bedeutung haben – nämlich die unspezifischen Faktoren – als eine Art Restkategorie eingestuft werden. Die Bezeichnung selbst beruht laut Fog und Hem auf dem Wissenschaftsdenken, das der Forschung zugrunde liegt. Der Punkt ist, dass die relevanten Faktoren nicht auf standardisierte Weise als Beobachtungskriterien festgelegt werden können. Die Autoren sind der Ansicht, dass die in einer Therapie zentralen Kompetenzen einzigartig und personenbezogen sind. Yalom (2002) ist ein ausgesprochener Fürsprecher der These, dass jede Therapie als einzigartig anzusehen ist – mit der Konsequenz, dass die therapeutische Begegnung jedes Mal aufs Neue maßgeschneidert und angepasst werden muss.

In einem späteren Kapitel werden wir vertiefen, welche therapeutischen Fähigkeiten die Therapeutin unbedingt entwickeln oder weiterentwickeln muss. An dieser Stelle möchten wir uns darauf begrenzen, zu betonen, wie wichtig die Authentizität der Therapeutin ist. Man selbst zu sein – und gleichzeitig zusammen zu sein –, ist sowohl für die Familie als auch für die Therapeutin die Herausforderung, die einen professionalen Fokus auf die eigene fachliche und persönliche Entwicklung sowie auf die Qualität der Begegnung mit der Familie erfordert.

DER THERAPEUTISCHE RAUM

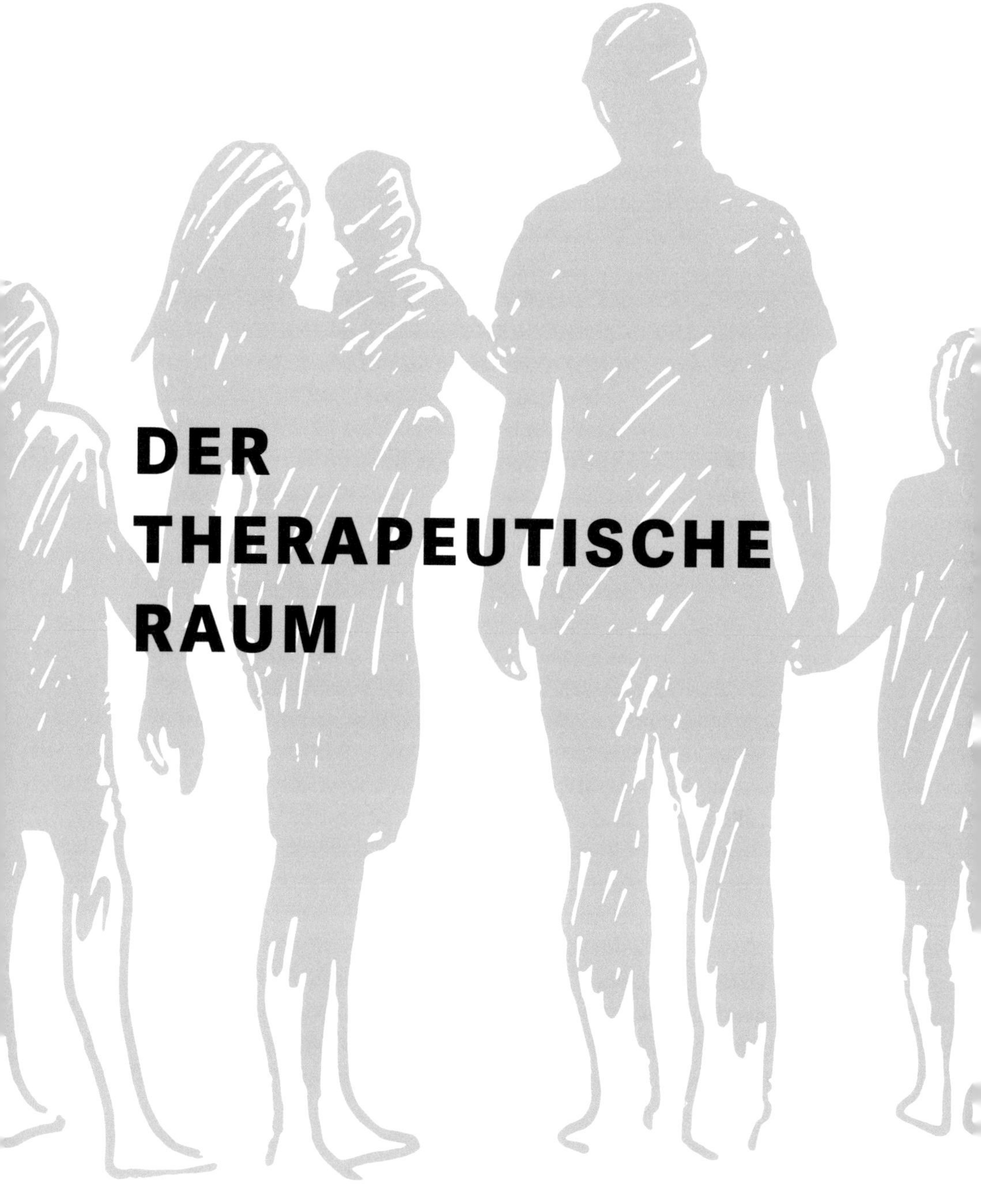

Kontakt, Präsenz und Anerkennung

Präsent zu sein sowie in der Lage zu sein, mit jedem einzelnen Familienmitglied in Kontakt zu treten, ist sowohl die grundlegendste als auch die wirksamste Voraussetzung der Therapie. Es mag einfach klingen, aber in der Praxis wird deutlich, was für eine komplizierte Aufgabe es sein kann, Kontakt herzustellen. Die Schaffung eines therapeutisch tragfähigen Kontaktes beziehungsweise einer therapeutischen Allianz setzt eine besondere Qualität der Präsenz voraus, bei der Freundlichkeit und Entgegenkommen notwendige, aber nicht allein ausreichende Elemente sind. Präsenz gegenüber anderen Menschen setzt voraus, dass man in Kontakt mit sich selbst ist.

Man muss in der Lage sein, sich selbst sowie die eigenen Reaktionen und Gedanken, die während des Gesprächs im Kontakt mit den einzelnen Familienmitgliedern auftauchen, zu spüren. Ohne diese Aufmerksamkeit und Selbstabgrenzung – das heißt, ohne die Fähigkeit, eigene Gedanken und fremde Gedanken zu unterscheiden – besteht das Risiko, dass man eigene Reaktionen und die Reaktionen der Familie vermischt. Natürlich ist Kontakt eine gegenseitige Angelegenheit, aber im therapeutischen Raum hat die Therapeutin die Führung. Damit einhergehend trägt sie auch die Hauptverantwortung für die Atmosphäre sowie für die Frage, ob es möglich wird, das notwendige Vertrauen und die notwendige Sicherheit zu schaffen.

Wir alle haben das Bedürfnis, dass man uns in einer Atmosphäre begegnet, in der wir uns als die Menschen, die wir sind, anerkannt fühlen. Nur so haben wir den Mut, uns für das Erleben von Frustration, Ohnmacht, Versagen, Schuld, Trauer und anderen schmerzlichen Gefühlen zu öffnen. Über die Anerkennung von Gefühlen oder mit Hilfe von Reaktionen anderer Menschen das Gefühl von Sicherheit zu schaffen, wird oft mit Lob, Wertschätzung oder Zustimmung verwechselt. Doch Anerkennung ist weder der Ausdruck einer Bewertung noch einer bestimmten Kommunikationstechnik – sie bedeutet eine bestimmte Haltung und eine besondere Art von Präsenz, Offenheit und Akzeptanz, bei der sich die andere Person im Kontakt so gesehen und angenommen fühlen kann, wie sie ist (Schibbye, 2010).

Anerkennung ist ursprünglich ein Konzept aus dem frühen 19. Jahrhundert, das von dem Philosophen Hegel entwickelt wurde. Die dem Konzept zugrundeliegende Idee bestand darin, zu erkennen, wiederzuerkennen, zu festigen und zu stärken. Schibbye hat diese Denkweise weiterentwickelt und daraus einen Schlüsselbegriff innerhalb der Psychotherapie gemacht. Um zu betonen, dass es darum geht, die innere Welt der jeweiligen Person voller Akzeptanz und Offenheit zu sehen und zu spiegeln, nennt Schibbye ihr Konzept innere Anerkennung. Es geht also nicht darum, bestimmte Reaktionen oder Handlungen wertzuschätzen, sondern um die grundlegende Wertschätzung eines Mitmenschen beziehungsweise des Menschlichen in einer Person.

Anerkennung bringt in der Praxis mehrere Unterkategorien mit sich. Spiegelung und Affektabstimmung sind zentrale Elemente. Beide Begriffe stammen aus der Erforschung der frühen Mutter-Kind-Bindung und beschreiben grundlegende Wege, wie sich die Mutter verhalten kann, um das Selbstgefühl des Kindes und die Entwicklung einer sicheren Bindung zu fördern (Stern, 1997, Stern in Hart und Schwartz, 2009).

Beide Prozesse laufen meist intuitiv ab und gründen sich auf die Tatsache, dass die Mutter reagiert, indem sie das Verhalten und die Gefühle des Kindes auf eine Art und Weise, die auf den Zustand des Kindes abgestimmt ist, reproduziert. Fonagy (in Hart und Schwartz, 2009) bezeichnet diese Spiegelung als markierte Spiegelung, um hervorzuheben, dass die Mutter das Kind nicht einfach imitiert. Zum Beispiel weint sie nicht selbst, wenn sie das Weinen des Kindes spiegelt, sondern sie spricht in einer traurigen Stimmlage einfühlsame Worte über den Zustand des Kindes. Auf diese Art hilft sie dem Kind, sich seiner eigenen Gefühle bewusst zu werden sowie dabei, sich von der Mutter abzugrenzen und sich gleichzeitig an sie zu binden. Wiederholte Fehlabstimmungen und fehlende Abgrenzungen zwischen den Gefühlen der Mutter und denen des Kindes können Ursache für die Entwicklung einer unsicheren Bindung oder eines gestörten Selbstgefühls sein.

Auf die gleiche Weise spiegelt die Therapeutin auch in der Therapie die Gefühle der Klientin als ein Mittel, um das aktuelle Erleben und den emotionalen Zustand der Klientin anzuerkennen. Die Therapeutin versucht, ihre Reaktionen und Kommentare mit ihrer Einschätzung in Bezug auf die folgenden Aspekte abzustimmen: Was können die Klientin und die therapeutische Allianz tragen, und wie kann die Therapeutin selbst persönlich und authentisch sein? In der Familientherapie wird die Spiegelung natürlich dadurch verkompliziert, dass die Therapeutin sich nacheinander auf jedes einzelne Familienmitglied beziehen muss. Der Kontakt wird in erster Linie durch den direkten Dialog mit jeder einzelnen Person hergestellt, gleichzeitig haben die Dialoge der Therapeutin mit den anderen Familienmitgliedern natürlich auch Einfluss auf das Vertrauen und die therapeutische Allianz.

In welchem Umfang es der Therapeutin gelingt, sich der Klientin gegenüber anerkennend zu verhalten, hat natürlich mit vielen Umständen bei der Therapeutin und auch bei der Klientin zu tun. Ein großer Teil der Kommunikation findet unterhalb der bewussten Ebene beider Parteien statt, hat aber eine große Bedeutung für den Kontakt. Wir senden Signale und Botschaften durch unsere Körpersprache, Blicke und Mimik, die allein für sich den Kontakt unterstützen oder erschweren können. Schibbye (2015) hat sich besonders für mimische Kommunikation als einer entscheidenden und aufschlussreichen Kommunikationsform interessiert. Ein warmer Blick oder eine nachahmende Mimik, die dem Einfühlungsvermögen der Therapeutin Ausdruck verleihen, können entscheidend für den Kontakt sein und die verbale Kommunikation in hohem Maße unterstützen. Wenn es der Therapeutin dagegen schwer fällt, die Schwierigkeiten der Klientin oder ihre Art, sich auszudrücken, auszuhalten, und sie versucht, dies zu verbergen, kann sich dies auch im Gesichtsausdruck zeigen und trotz gut überlegter Worte zu Distanz und Kontaktbrüchen führen. Sich anerkennend zu verhalten, fordert von der Therapeutin, dass sie sowohl gegenüber den Reaktionen der Klientin als auch gegenüber ihren eigenen Reaktionen aufmerksam ist (siehe später zum Thema doppelte Aufmerksamkeit).

Interaktionen in Beziehungen, und dazu gehört auch die Beziehung zwischen Therapeutin und Klientin, werden in hohem Maße durch ein zugrundeliegendes, sogenanntes stilles Wissen reguliert (Stern, 2004). Laut Stern beinhaltet jede Therapie eine explizite und eine implizite Agenda. Die explizite Agenda ist der verbale Inhalt, um den es im Gespräch geht. Die implizite Agenda bezieht sich auf die tatsächliche Beziehung zwischen Therapeutin und Klientin und wird auch als Beziehungsprozess-Agenda bezeichnet (ebenda, S. 134). Diese Agenda bildet die Grundlage für das, worüber in der Therapie wirklich gesprochen werden kann.

Die Beziehung zwischen Therapeutin und Klientin, die therapeutische Allianz, ist eine Art Arbeitskanal, der den fortwährenden Rahmen für die Prozesse innerhalb der Therapie bildet. Das implizite, stille Wissen, das Teil der impliziten Agenda ist, ist sehr ergiebig – es ist außerdem nonverbal und nicht bewusst. Auch unser übliches soziales Miteinander basiert in hohem Maße auf Interaktionen, die nicht bewusst ablaufen; Beispiele sind: die Art und Weise, wie wir unser Interesse füreinander ausdrücken, ohne etwas zu sagen; welcher Abstand passend ist, wenn wir nebeneinander stehen; wie wir ohne Worte Unbehagen ausdrücken und vieles mehr. Sowohl die Therapeutin als auch die Klientin sind damit beschäftigt, zu lesen, zu prüfen und sich aufeinander abzustimmen. Das basiert auf inneren Wahrnehmungen wie zum Beispiel: Wie geht es uns gerade jetzt miteinander? Ich frage mich, ob du mich magst? Jetzt bist du dabei, mir zu nahe zu kommen, spürst du das auch? Diese Regulierung des Kontaktes erfolgt kontinuierlich. Inwieweit die Klientin bereit ist, sich für schmerzhafte Erfahrungen zu öffnen, hängt also von ihrer ständigen subtilen Wahrnehmung des Kontaktes mit der Therapeutin ab.

Stern (2004) steht in besonderer Weise für den Versuch, Veränderungen während der Therapie als wichtige Mikroprozesse im Hier und Jetzt oder als sogenannte Begegnungsmomente zu verstehen. Er beschreibt Beispiele dafür, wie die Therapeutin und die Klientin einen Dialog auf der Grundlage der expliziten Agenda führen und wie es plötzlich und unvorhersehbar zu einer Veränderung der impliziten

Beziehung zwischen Therapeutin und Klientin kommen kann. Beispielsweise fragt die Klientin die Therapeutin vielleicht, ob sie selbst etwas von den Gesprächen hat, oder sie kommentiert vielleicht ihren Gesichtsausdruck. Wenn es der Therapeutin gelingt, persönlich und authentisch zu antworten, kann dieser konkrete Moment zu einem Begegnungsmoment werden, der das stille Wissen durchbricht und die Beziehung zwischen den Parteien verändert. Dies wiederum kann zu neuen Möglichkeiten im therapeutischen Prozess führen.

Wenn die Therapeutin es aber nicht schafft, den gegenwärtigen Moment zu nutzen und stattdessen einfach eine neue Frage stellt, interpretiert oder sich auf eine andere Art distanziert, kann eine Verschlechterung der Beziehung die Folge sein.

Stern trägt also in hohem Maße dazu bei, die Bedeutung der Prozesse und der Qualität der Beziehung zwischen der Klientin und der Therapeutin zu betonen. In der Tradition der erlebnisorientierten Familientherapie können Begegnungsmomente allerdings auch kreiert werden, ohne dass die Therapeutin ihren gewohnten Therapiestil ändert, falls die Klientin plötzlich mit der Agenda bricht. Wir werden noch darauf eingehen, dass eine persönliche und authentische Verhaltensweise eine Qualität ist, die wir grundsätzlich anstreben. Oft ergreift die Therapeutin selbst die Initiative und spricht im Verlauf der Therapie über die Beziehung zwischen ihr und der Klientin. Beispielsweise kann die Therapeutin über Kommentare etwas über die Beziehung herausfinden: Ich hatte vorhin das Gefühl, dass die Art, wie ich deiner Frau geantwortet habe, dir nicht gefallen hat. Ist da etwas dran? Oder: Es gefällt mir, dass du mir sagst, wenn ich zu schnell vorgehe, und ich werde versuchen, darauf zu achten. Ich kann nicht versprechen, dass es nicht nochmal passiert, und wenn doch, möchte ich sehr gern, dass du mich wieder darauf hinweist. Die therapeutische Allianz zwischen der Therapeutin und jedem einzelnen Familienmitglied ist so in ständiger Bewegung. Die Offenheit der Therapeutin und die Einladung zu Kommentaren und Feedback können dazu beitragen, sowohl den Kontakt zwischen der Therapeutin und dem einzelnen Familienmitglied zu stärken, als auch die Öffnung der Familienmitglieder untereinander zu fördern. Die

Beziehung zwischen der Therapeutin und jedem einzelnen Familienmitglied kann man als den Arbeitskanal der Therapeutin sehen, und wenn dieser aufgrund von unausgesprochenen Vorbehalten oder andere Formen von Distanzierungen blockiert ist, kann das die Kommunikation der Familienmitglieder untereinander behindern.

Das Veränderungspotential in der Familientherapie liegt darin, neue und andersartige Erlebnisse und Erfahrungen in den Beziehungen zwischen den einzelnen Familienmitgliedern zu schaffen. Das setzt voraus, dass die Therapeutin sich ihrer Präsenz bewusst ist und dass sie an ihr und an ihrem Kontakt mit jedem einzelnen Mitglied der Familie arbeitet.

Peter Levin hat laut Sørensen (Sørensen et al., 2012) drei emotionale Ebenen von Kontakt beschrieben. Diese Ebenen können zu einem erweiterten Verständnis davon beitragen, was eine therapeutische Begegnung in Bezug auf den Kontakt bedeuten kann. Das sogenannte emotionale Kraftfeld in der Therapie wird als unterschiedliche Bewegungen im großen Ozean beschrieben: als Wellen, Dünungen und Meeresströmungen. Die erste Ebene bilden die oberflächlichen Bewegungen und die entsprechende emotionale Ebene, also die Worte und ihr Inhalt. Die charakteristische existenzielle Frage auf dieser Ebene ist, ob man das, was man tun möchte, tun darf.

Unterhalb dieser Ebene befinden sich die Dünungen, die für den körperlichen Ausdruck der Emotionen stehen. Hier lautet die entsprechende existenzielle Frage, ob man fühlen darf, was man fühlt. Und schließlich gibt es noch die tiefste und authentischste Ebene – die Meeresströmungen –, bei der es nicht darum geht, was man tun und fühlen darf, sondern um die eigene Existenzberechtigung: um die Erlaubnis, zu sein (ebenda, S. 434).

Wir stimmen mit der Ansicht überein, dass die therapeutische Begegnung viele kontaktbezogene Ebenen umfasst und dass die psychotherapeutisch tragende Welle hinter den verbalen Aussagen – als Voraussetzung für den Sinn eines Gesprächs – existiert (ebenda, S. 439).

Wir können auch erkennen, dass wir, wenn eine Begegnung wirklich gelingt, die Existenz des Gegenübers auf eine Art und Weise erleben, die den ursprünglichen Anlass unserer Begegnung übertrifft.

Persönlich sein

Persönlich und **privat** sein, sind zwei verschiedene Dinge. Das private Leben der Therapeutin ist im Prinzip nicht von Bedeutung für das Gespräch. Sich jedoch im Gespräch persönlich zu verhalten, kann Kontakt schaffen und die Fähigkeiten der Familienmitglieder, persönlicher und direkter miteinander in Beziehung zu treten, fördern. Sich persönlich auszudrücken, setzt voraus, dass man die eigenen Gefühle und Körperempfindungen wahrnehmen kann und dass man während des Gesprächs gleichzeitig seine selbstbezogenen oder voreingenommenen Gedanken und die stringenteren akademischen und fachspezifischen Überlegungen und Blickwinkel bewusst wahrnimmt. Es erfordert Übung und viel Selbsterkenntnis, sich selbst wahrzunehmen und all das, was ein Familiengespräch auf der inneren Ebene typischerweise bei der eigenen Person aktiviert, einzuordnen. Das Gegenteil – sich gegenüber den eigenen Gefühlen und den eigenen mehr oder weniger relevanten Gedanken zu verschließen – wird im besten Fall zu einem Mangel an Präsenz und so zu einer verminderten Empathiefähigkeit führen. Daher besteht die Übung darin, wahrzunehmen, sich bewusst zu machen und zu sortieren, wann das Aussprechen persönlicher Reaktionen Sinn macht, wann man besser wartet und wann diese überhaupt keine Relevanz für das Gespräch haben.

Für die Anfängerin oder die noch wenig erfahrene Therapeutin ist diese Sortierung natürlich sehr schwierig. Es gibt unzählige Fallgruben. Vielen wird es passieren, dass sie selbstbezogen und vor allem mit dem eigenen Wunsch, eine gute Therapeutin zu sein, beschäftigt sind, oder dass sie von der Dynamik und den Schwierigkeiten der Familie so verschlungen werden, dass sie nicht mehr in der Lage sind, sich einen professionellen Überblick zu verschaffen.

Sich als Therapeutin persönlich zu verhalten, mag wie eine einfache Forderung klingen – in der Praxis ist es jedoch eine große und komplexe Aufgabe, die eigenen Verhaltensmuster von den individuellen Reaktionen und Interaktionen der Familienmitglieder abzugrenzen. Sowohl Selbstabgrenzung als auch Selbstreflexion sind Prozesse, mit denen man als Therapeutin nie abschließt. Stattdessen werden diese Fähigkeiten in Gesprächen mit Klientinnen fortwährend herausgefordert und müssen immer wieder aufs Neue erworben werden. Schibbye (2015) fasst die Herausforderung und die Belohnung dabei schön zusammen:

> *»Im Geiste von Kirkegaard möchte ich mit diesem Gedanken schließen: Sich selbst besser kennenzulernen, wenn man anderen hilft, ist eine leidenschaftliche, sinnvolle und erbauliche Art zu leben.«*
>
> (S. 12. übersetzt von T. M.)

Juul und Jensen (2002) haben ein Konzept für den verbalen und nonverbalen Ausdruck entwickelt, das sowohl den zwischenmenschlichen Kontakt als auch das Selbstgefühl der einzelnen Person fördert. Sie nennen es **die persönliche Sprache.**

> *»Die persönliche Sprache vermittelt einen umfassenden Ausdruck der persönlichen Gedanken, Werte und Gefühle des Einzelnen, sie strebt die maximale Übereinstimmung zwischen dem inneren Erleben und dem äußeren Ausdruck an, und sie ist zugleich ein Erkenntnisprozess für den Sprechenden. Die persönliche Sprache ist so zu jeder Zeit der authentischste Ausdruck der Integrität des Individuums.«*
>
> (S. 218, übersetzt von T. M.)

Laut den Autorinnen unterscheidet sich die persönliche Sprache von anderen Sprachen – der Fachsprache, der pädagogischen Sprache, der sozialen Sprache und der akademischen Sprache – durch ihr Streben nach Subjektivität und Individualität im Gegensatz zu Objektivität und Verallgemeinerung sowie durch ihr Streben nach Ausdruck im Gegensatz zu Analyse und Beschreibung.

Ich-Botschaften sind das markanteste Beispiel für eine persönliche Sprache. Ich meine/spüre/fühle/mag/will/will nicht/ ... bilden den Einstieg zu einer persönlichen Aussage, die natürlich differenziert werden kann und die gleichzeitig mit der Körpersprache kongruent sein muss, um die Sprecherin präsent, klar und glaubwürdig zu machen.

So ist die persönliche Sprache im therapeutischen Kontext sowohl für die Therapeutin als auch für die Familie eine sehr gut anwendbare Sprache. Für Kinder ist die persönliche Sprache die ursprüngliche, sie wird aber oft durch eine soziale Sprache ersetzt, die nett, höflich oder ähnlich sein soll. Im therapeutischen Kontext brauchen Kinder deshalb oft eine Einladung dazu, sich in einem anerkennenden Raum, in dem ihre Gedanken und Gefühlen angenommen werden, persönlich auszudrücken.

Für die Familie ist es spürbar, ob sie einer klaren und persönlichen Therapeutin begegnen, die im Prozess des Kennenlernens von Anfang an aufrichtiges Interesse, Präsenz und Engagement zeigt, oder einer Therapeutin, die sich durch einen eher observierenden und formellem Therapiestil auszeichnet.

Im Vergleich zu einem eher distanzierten Interview lädt die persönliche Sprache zum persönlichen Dialog ein, zum Beispiel: Ich möchte gern mehr über die Zeit hören, als ihr umgezogen seid, es klingt, als ob das eine schwierige Zeit war … – im Gegensatz zu eher unpersönlichen Fragen: Was ist passiert, als ihr umgezogen seid? Wie war es für euch, umziehen zu müssen? Je mehr die Therapeutin als fragender Mikrofon-Halter fungiert, desto mehr werden die Familienmitglieder dazu neigen, nur ihre Fragen zu beantworten, statt Gedanken und Reaktionen von sich selbst und den anderen zu erkunden.

Persönliche Reaktionen der Therapeutin können kontaktfördernd sein, zum Beispiel: Ich finde es sehr bewegend, dich davon erzählen zu hören, wie ihr dafür gekämpft habt, alles zusammen zu halten … Oder: Es beschäftigt mich, wie unterschiedlich ihr den Umzug erlebt habt …

Wir halten es für wichtig, im therapeutischen Zusammenhang zwischen dem Ausdruck von Gefühlen und dem Sprechen über Gefühle zu unterscheiden. Die eigenen Gefühle im Hier und Jetzt mit passenden Worten, passender Betonung und Körpersprache auszudrücken und dabei der Person, um die es geht, zugewandt zu sein, ist die wirksamste Form der Kommunikation – sowohl für die Sprecherin selbst als auch für die Empfängerin. Für viele kann der Weg dahin allerdings lang werden, und manchmal besteht er darin, zuallererst zu spüren, was man selbst wirklich fühlt, und erst dann nachzuspüren, ob die andere Person bereit ist, sich das anzuhören. Allerdings haben wir auch die Erfahrung gemacht, dass viele Therapeutinnen sich mit Gesprächen begnügen, in denen die Klientinnen ihre Gefühle beschreiben und vielleicht auch analysieren, ohne dass das notwendigerweise etwas ändert. Ein erlebnisorientierter Ansatz impliziert dagegen, dass man Gedanken und Gefühle im Hier und Jetzt teilt und austauscht und auf diese Weise korrigierende Erfahrungen mit den eigenen Möglichkeiten und der Beziehung macht. In einer persönlichen Sprache miteinander zu sprechen, fördert das Authentisch-Sein im Kontakt.

Authentisch sein

Authentizität ist in der erlebnisorientierten Familientherapie ein Schlüsselbegriff. Zugleich steht sie für eine Qualität des Zusammenseins; die Therapeutin versucht, selbst Authentizität zu verkörpern, und sie versucht, die Familienmitglieder dabei zu unterstützen, sich für Authentizität zu öffnen. Je mehr es uns gelingt, uns anderen Menschen gegenüber authentisch zu verhalten, desto mehr wächst unser eigenes Selbstgefühl und desto mehr tragen wir dazu bei, dass sich die Beziehung in Echtheit und Nähe entwickeln kann – das gilt für alle Menschen.

Zu sich selbst zu stehen, statt so zu tun als ob, ist eine existenzielle Herausforderung, die uns das ganze Leben lang begleitet. Wir alle haben Vorstellungen davon und Erfahrungen damit, wie schief es gehen kann, wenn wir uns zeigen, wie wir sind – wenn wir wütend werden, schimpfen oder unsere schambesetzten Seiten enthüllen. Das Risiko oder die Erfahrung, zurückgewiesen, lächerlich gemacht, ignoriert oder auf andere Weise abgewiesen zu werden, kann den Mut oder die Lust, wir selbst und authentisch zu sein, blockieren. In der

Therapie untersuchen wir, wer wir hinter den Fassaden, Überlebensstrategien und angelernten Selbstbildern sind. In der Familientherapie tun wir dies sogar gemeinsam mit den Menschen, die uns am meisten bedeuten. Das heißt, dass wir die Möglichkeit bekommen, über uns selbst zu lernen und gleichzeitig neue Erfahrungen damit zu machen, dass jemand uns dort begegnet, wo die Verletzlichkeit am größten ist.

Bei der Authentizität der Therapeutin geht es darum, zu sagen, was man weiß oder glaubt, worüber man sich wundert, worin man sich hineinversetzen kann oder wo einem das schwerfällt und welchen Eindruck man ganz allgemein hat, wenn man mit der Familie zusammen ist. Neben den Worten geht es auch darum, hinter dem Gesagten zu stehen. Der gesamte Ausdruck – das heißt, die Stimmlage, der Augenkontakt, die Körpersprache – bestimmt gemeinsam mit den Worten die Qualität der Authentizität der Therapeutin und damit auch, welchen Eindruck diese macht. Authentizität ist also keine Methode oder Technik, die die Therapeutin erlernen muss, sondern das Anstreben einer Übereinstimmung zwischen dem Äußeren und dem Inneren, zwischen der Rolle und der Person. Als Therapeutin muss man den Mut haben können, Eindruck zu machen und Durchsetzungsvermögen zu haben. Wenn man Angst davor hat, Fehler zu machen oder auf Widerstand von einem oder mehreren Familienmitgliedern zu stoßen, kann es passieren, dass Botschaften verschleiert werden und auf eine Art und Weise übermittelt werden, dass sie überhört werden. Die Herausforderung besteht darin, zu den eigenen fachlichen Perspektiven und Beobachtungen zu stehen und gleichzeitig offen dafür zu sein, dass diese für die Familie unter Umständen keinen Sinn machen oder dass man sich schlicht und einfach irrt. Durchsetzungsvermögen hat nichts damit zu tun, von seinem eigenen Urteil fest überzeugt zu sein. Es kann verlockend sein, seinen Zweifel oder fehlenden Überblick zu vertuschen und für den eigenen Standpunkt zu argumentieren, wenn sich eine Klientin nicht verstanden fühlt. Doch wenn man dazu steht, dass man die Reaktionen der Klientin nicht verstehen oder einen bestimmten Zusammenhang nicht sehen kann, führt dies selten zu Misstrauen oder Unsicherheit auf Seiten der Familie. Täuscht man dagegen Sicherheit vor, ohne eine Grundlage für diese zu haben, wird sich das oft als Störung des Kontaktes zeigen.

Zweifel spüren zu können, ist paradoxerweise eine Fähigkeit. Die Therapeutin muss den Mut haben, Eindruck zu machen – und sie muss auch den Mut haben, sich bewusst zu machen, dass ihr Bild oder Verständnis jeder einzelnen Person sowie der Dynamik immer unvollständig ist und offen für Interpretation sein muss. Wir erkennen nur eine Seite der Wirklichkeit, und was wir zu verstehen meinen, ist nur ein kleiner Teil von dem, was es zu verstehen gibt. Demut der Aufgabe gegenüber ist daher eine wichtige Qualität in der Arbeit der Therapeutin, und die Offenheit, sich zu irren und zu lernen, ist genauso wichtig für die Therapeutin wie für die Familie.

Doppelte Aufmerksamkeit

Um einen tragfähigen Kontakt herzustellen und präsent zu sein, bedarf es der sogenannten doppelten Aufmerksamkeit.

> ***Als Therapeutinnen müssen wir uns bemühen, gleichzeitig nach innen und nach außen zu spüren, das heißt, wir müssen sowohl uns selbst spüren als auch uns in die andere Person hineinversetzen können.***

Mit **doppelter Aufmerksamkeit** zu arbeiten, ist in der Praxis ein schwieriger und komplexer Prozess. Die innere Arbeit mit dem Versuch, sich in alle Familienmitglieder und in deren Interaktionen hineinzuversetzen, löst viele unterschiedliche Gedanken und Gefühle aus, die wiederum das Einfühlungsvermögen und das Verständnis beeinflussen. Sich dessen bewusst zu sein und gleichzeitig zu versuchen, die eigenen Gefühle und Gedanken von denen der Familie zu trennen und abzugrenzen, ist eine grundlegende Herausforderung in der Familientherapie.

Der erste Grundpfeiler der doppelten Aufmerksamkeit, nämlich die Fähigkeit zu Empathie, beruht in erster Linie auf der Fähigkeit, zuzuhören. Es gibt einen wichtigen qualitativen Unterschied zwischen Hören und Zuhören. Zuhören ist ein sehr aktiver und engagierter Prozess. Um wirklich zu hören, was gesagt wird, muss man auch dem Ungesagten – dem, was zwischen den Zeilen gesagt wird, dem Tonfall oder dem, was hinter den Worten steht, zuhören.

Zuhören bedeutet:

- dass wir uns selbst für einen Moment zurückstellen können. Es bedeutet, dass wir nicht nach etwas Bestimmtem hören, sondern dass wir unsere Vorstellungen beiseite stellen und uns stattdessen in das, was der andere fühlt, denkt und versteht, hineinhören.
- dass wir bereit sind, uns von dem, was wir hören, beeinflussen zu lassen. Zuhören bedeutet, dass wir uns als Mitmensch und als Fachperson mit Interesse und Mitgefühl zur Verfügung stellen. Das beinhaltet wiederum, dass wir uns verletzlich machen, was zur Schaffung einer Grundlage für eine offene und gleichwürdige Arbeitsatmosphäre beitragen kann.
- mit Offenheit zuhören zu können. Diese besondere Qualität beinhaltet eine urteilsfreie Präsenz, die damit befasst ist, zu erkennen und zu lernen. Wir nennen das mit dem Herzen zuhören oder sich für die Intelligenz des Herzens öffnen.

Mit Offenheit zuzuhören, kann als eine Art Entwickler oder als Verdeutlichung des Geschehens bei der einzelnen Person und bei der Interaktion innerhalb der Familie funktionieren. Die Voraussetzung ist, dass wir den Versuch wagen, zuzuhören und zu lernen, ohne dabei urteilen, verteidigen oder überzeugen zu wollen.
Die Entdeckung der Spiegelneuronen durch die Hirnforschung hat eine neue Grundlage für das Verständnis davon, was Empathie ermöglicht, geschaffen. Die Forschung hat gezeigt, dass Spiegelneuronen es möglich machen, die Intentionen, Erlebnisse, Handlungen

und Gefühle der anderen Person wahrzunehmen. Wir sind sozusagen in der Lage, in unserem eigenen Körper zu fühlen, was der andere fühlt. Spiegelneuronen sind daher während einer Therapiesitzung äußerst aktiv, und die fast schon explosive Entwicklung der Hirnforschung hat ohne Zweifel großes Potential für das Verständnis des Zusammenspiels von Gehirn und Psyche.

Nichtsdestotrotz kann man die Komplexität innerer Prozesse kaum auf eine rein neurobiologische Angelegenheit herunterbrechen: »Der Kirkegaardsche Geist lässt sich nicht reduzieren«, wie es Schibbye ausdrückt (2015, S. 10, übersetzt von T. M.).

Bei dem zweiten Grundpfeiler der doppelten Aufmerksamkeit geht es, wie bereits erwähnt, um die Aufmerksamkeit der Therapeutin gegenüber sich selbst, um ihre Selbstreflexion. Obwohl wir aus Gründen der Klarheit versuchen, die zwei Grundpfeiler einzeln zu beschreiben, ist es wichtig, festzustellen, dass diese eng miteinander verbunden sind und sich gegenseitig bedingen. So fördert Empathie die Selbstabgrenzung, welche hier als die Fähigkeit, die eigenen Gefühle und Gedanken von denen der anderen zu trennen, zu verstehen ist. Gleichzeitig ist diese Trennung die Voraussetzung für meine Fähigkeit, die eigenen Gefühle und Gedanken zu reflektieren.

Für alle zwischenmenschlichen Beziehungen gilt, dass sich Vergangenheit, Gegenwart und Gedanken an die Zukunft miteinander vermischen und dass sie Einfluss auf die aktuelle Beziehung haben. Unsere Erfahrungen aus früheren, ähnlichen Situationen sowie unsere Sorgen oder Hoffnungen in Bezug darauf, ob diese sich wiederholen, beeinflussen das, was wir gerade jetzt miteinander erleben – im Guten wie im Schlechten. Im therapeutischen Kontext wird diese Vermischung von vergangenen und gegenwärtigen Erlebnissen in der Beziehung zwischen Klientin und Therapeutin Übertragung und Gegenübertragung genannt. In der klassischen Psychoanalyse wurden alle Reaktionen, die die Klientin während der Therapiesitzung in Bezug auf die Therapeutin zeigte, als Übertragung, das heißt unbewusst aus früheren Erfahrungen mitgenommen und auf die Therapeutin projiziert, gesehen. Gegenübertragung ist der entgegengesetzte Prozess: von der Therapeutin zur Klientin. Diese wurde auch als unbewusst und oft als durch die Übertragungen der Klientin ausgelöst gesehen. Das war die Begründung dafür, dass die Selbstanalyse beziehungsweise die eigene Therapie der Therapeutin zu jener Zeit eine der Anforderungen an die Therapeutin war.

In einem zeitgemäßeren Verständnis von der Übertragungs- und Gegenübertragungsdynamik befassen wir uns eher mit der Wechselseitigkeit der Beziehung. Wie bereits gesagt, ist es ein allgemein menschliches Phänomen, dass unsere gegenwärtigen Beziehungen durch frühere Erfahrungen und Repräsentationen geprägt werden. Wenn eine Klientin zum Beispiel eine unsichere Bindung zu ihren Eltern erlebt hat, kann das bedeuten, dass sie in der Interaktion mit der Therapeutin die Wiederholung einer früheren Ablehnung erwartet. Wenn die Therapeutin ihrerseits vielleicht aus ganz persönlichen Gründen unsicher und verletzbar ist, kann die Ambivalenz oder der Vorbehalt der Klientin von ihr als Kritik empfunden werden. Die Fähigkeit der Therapeutin zu Selbstabgrenzung und Selbstreflexion ist so eine andauernde fachliche und persönliche Herausforderung. Die mögliche Übertragung macht es nicht weniger relevant, sich als Therapeutin zu fragen: Inwiefern habe ich vielleicht einen Anteil daran, dass die Klientin in der Therapie offenbar Vorbehalte hat oder Abstand zu mir nimmt? Eine Überprüfung der aktuellen Beziehung zwischen Therapeutin und Klientin hat immer Vorrang vor biografischen Erklärungen oder Zusammenhängen.

Durch die doppelte Aufmerksamkeit werden die beiden Grundpfeiler gut und gründlich miteinander verwoben. Die Möglichkeiten der Therapeutin, den Familienmitgliedern mit Empathie und Anerkennung zu begegnen, hängen in hohem Maße von dem Grad ihrer Selbsterkenntnis und von ihrer Fähigkeit, während der Therapie kontinuierlich die eigenen Grenzen und den fachlichen Überblick im Auge zu haben und aufrechtzuerhalten, ab.

In der Familientherapie erhöht sich die Komplexität der Übertragungs- und Gegenübertragungsdynamik natürlich dadurch, dass bei den Familienmitgliedern auch untereinander starke Interaktionsmuster ablaufen. Die Familientherapeutin wird möglicherweise erleben, dass sie von einzelnen Familienmitgliedern oder von der gesamten Familie eingeladen oder gedrängt wird, Teil einer solchen Interaktion zu werden. Die Frau kann beispielsweise mit einer weiblichen Therapeutin eine gleichgeschlechtliche Vertrautheit herstellen wollen, was beim Mann wiederum dazu führen kann, dass er seine schwierige Position als Mann in einem Forum mit zwei Frauen betont. Beide Positionen sind möglicherweise Teil eines existierenden Musters des Paares, und die Therapeutin kann dies als Druck und als Herausforderung ihrer Bemühungen um Unparteilichkeit erleben. Dies fordert die Selbstreflexion und die Selbstabgrenzung der Therapeutin und ihre Offenheit in Bezug auf das Erforschen der Erlebnisse und Reaktionen beider Parteien.

Insbesondere die unerfahrene Therapeutin kann sich möglicherweise dazu gedrängt fühlen, für ein bestimmtes Familienmitglied Partei zu ergreifen. Oder aber sie neigt dazu, sich mit einem Familienmitglied mehr zu identifizieren als mit den anderen.

Wenn ein Kind massiver Kritik von Seiten der Eltern ausgesetzt ist und/oder als das Problem und der Symptomträger der Familie definiert wird, kann es schwierig sein, sich nicht mit dem Kind zu identifizieren. Das wiederum kann dazu führen, dass die Eltern zum Gegner gemacht werden. Die Herausforderung besteht darin, die eigene Empathie mit dem Kind aufrechtzuerhalten und sich gleichzeitig in die Sichtweise und das Dilemma der Eltern hineinzuversetzen und diese zu untersuchen. So fühlen sich alle Parteien gesehen und gespiegelt.

In einigen Familien kann es für die Therapeutin ein gutes Stück Arbeit bedeuten, bis die Familie sie überhaupt miteinbezieht. Selbst wenn die Familienmitglieder untereinander große Schwierigkeiten haben, kann es passieren, dass sie sich gemeinsam gegen die Außenwelt stellen. Das Familiensystem wird gewissermaßen mit Hilfe eines äußeren Feindes oder Gegners aufrechterhalten – das kann ein Amt, die Schule und/oder die restliche Familie sein. Solche Familien tragen vielleicht Geheimnisse in sich, über die in der Familie nicht gesprochen wird und die man gegenüber dem Umfeld zu verheimlichen versucht, zum Beispiel Missbrauch, Gewalt oder Übergriffe (Killen, 2012). Hier wird man der Therapeutin typischerweise mit Misstrauen und Verschlossenheit begegnen – oder im Gegenteil mehr oder weniger unbewusst versuchen, die Therapeutin im Kampf gegen die äußere Ungerechtigkeit als Retterin der Familie zu gewinnen.

Während der Gespräche wird die Therapeutin allerdings entdecken, dass die Familie nur bestimmte, von der Familie vordefinierte Haltungen toleriert, so dass ihr Handlungsspielraum sehr begrenzt ist. Geschlossene Familiensysteme stellen natürlich sehr große Anforderungen an die doppelte Aufmerksamkeit der Therapeutin, also an ihre deutliche Selbstabgrenzung und ihre gleichzeitige Offenheit für die Problematik der Familie. Die Aufgabe, zu jedem einzelnen Familienmitglied Kontakt und Begegnung herzustellen, kann sehr schwierig und zeitraubend sein. In solchen geschlossenen Familiensystemen ist es oft nicht möglich, auf die Art und Weise familientherapeutisch zu arbeiten, wie es in diesem Buch beschrieben wird. Man sollte stattdessen anstreben, überhaupt erstmal von der Familie einbezogen zu werden und einen Einblick zu bekommen, wie es insbesondere den Kindern geht. Wir möchten hier nur betonen, dass das Wohl der Kinder in den fachlichen Überlegungen in Bezug auf die Meldepflicht bei Kindeswohlgefährdung und die Zusammenarbeit mit den Sozialbehörden immer Vorrang haben muss. Hinzu kommt, dass die Therapeutin natürlich auch eine Meldepflicht hat.

Eine gleichwürdige Begegnung

In der Familientherapie ist unser Ziel, dass die Therapie zuallererst eine gleichwürdige Begegnung zwischen Menschen ist. Mit anderen Worten, wir streben an, selbst zu verkörpern, was wir sagen und andere zu lehren versuchen. Beispiele für Werte und Wege, mit anderen Menschen umzugehen, die wir als allgemein menschlich und als genauso relevant für die Familientherapeutin wie für die Familienmitglieder sehen, sind: zuhören, sich persönlich und authentisch ausdrücken sowie Verantwortung für den eigenen Anteil an der Interaktion und der Beziehung übernehmen.

Beziehungen sind auf mehreren Ebenen ungleich oder asymmetrisch. Sowohl in struktureller als auch in wirtschaftlicher Hinsicht ist die Beziehung ganz eindeutig ungleich. Die eine Partei setzt den Rahmen für die Therapie und verdient Geld damit, mit der anderen Partei zu reden. Die eine Partei leistet Hilfestellung, die andere sucht Hilfe und nimmt sie in Anspruch. Auch das Machtverhältnis zwischen Therapeutin und Familie bedeutet Ungleichheit. Die Therapeutin hat – wie auch Eltern gegenüber ihren Kindern – die Macht, zu definieren, was richtig und falsch klingt, worüber zu sprechen relevant oder irrelevant ist und was grundsätzlich in der therapeutischen Situation angemessen ist.

Diese innewohnende Ungleichheit betont, wie wichtig es ist, dass die Therapeutin sich zuerst einmal ihrer Machtposition bewusst ist und dass sie diese im nächsten Schritt so offen und transparent wie möglich verwaltet. Es ist eine wichtige Frage der Ethik, Gleichwürdigkeit anzustreben und sich gleichzeitig des innewohnenden Risikos der Verführung und der Manipulation bewusst zu sein. Man kann zu Recht behaupten, dass jede Therapie Elemente der Verführung in sich hat. Der Versuch, Menschen zu helfen, die verletzlich, unsicher und vielleicht ohnmächtig sind, fordert ein hohes Maß an Feingefühl und Respekt, und der Grat zwischen engagierter Hilfsbereitschaft und Manipulation kann sehr schmal sein. Es ist ein zentraler Bestandteil der Familientherapie, Gleichwürdigkeit – als das Recht jedes einzelnen Menschen, seine eigene Auffassung und sein Erleben der Welt und der anderen Menschen auszudrücken – anzustreben. In der Praxis ist es oft ein wichtiger Teil der eigentlichen Therapie, zu klären, wann und wie sich die einzelne Person gerade nicht gehört fühlt oder nicht erlebt, dass sie das Recht auf ihre eigene Auffassung der Situation hat.

Die Gleichwürdigkeit zwischen der Therapeutin und der Familie lässt sich auch als eine Subjekt-Subjekt-Beziehung bezeichnen. Eine Subjekt-Objekt-Beziehung ist dadurch gekennzeichnet, dass die eine Partei zum Gegenstand oder zum Objekt der Methoden oder Techniken der anderen gemacht wird.

Wir legen in unserer Arbeit und Ausbildung Wert darauf, dass das Selbstverständnis und die Sichtweise der einzelnen Person in Bezug auf die Interaktion gehört und anerkannt werden und dass wir als Fachleute so offen wie möglich mit unseren fachlichen und theoretischen Überlegungen umgehen. Unserer Meinung nach ist es eine ethische Vorgabe, dass die Theorie immer der Eigenart des einzelnen Menschen und der einzelnen Familie untergeordnet sein sollte und dass theoretische Überlegungen nie so angewendet werden dürfen, dass sie Abstand erzeugen oder Klientinnen zu Objekten machen.

Gleichwürdigkeit und Mentalisierung ergänzen sich unserer Meinung nach sehr gut. Wir verstehen Mentalisierung als einen Blick für die eigenen mentalen Zustände und die der anderen – sie geht in beide Richtungen, weil sowohl die Therapeutin als auch die Klientin in einen Mentalisierungsprozess einbezogen werden müssen. Fonagy, Bateman und Allen (Allen et al., 2014) meinen, dass Mentalisierung den grundlegendsten gemeinsamen Faktor psychotherapeutischer Behandlungen darstellt. Wir stimmen mit dieser Haltung überein und auch mit der Ansicht, dass gute Therapeutinnen unterschiedliche theoretische Beobachtungen im Rahmen ihrer Arbeit mentalisieren, ohne dass sie das Konzept notwendigerweise kennen oder wissentlich anwenden.

Mentalisierung ist eher Ausdruck einer Haltung oder Einstellung als einer Fähigkeit. Im Kern geht es nicht darum, inwiefern es gelingt, den eigenen oder den mentalen Zustand der anderen präzise zu lesen, sondern es geht um eine Annäherung an Beziehungen, die widerspiegelt, dass die eigenen Gedanken und Gefühle bereichert und verändert werden können, wenn man sich gegenüber dem mentalen Zustand des anderen neugierig untersuchend verhält und umgekehrt (Allen, Fonagy und Slade, 2009).

In der Familientherapie wird bei allen Beziehungen ein Fokus auf Mentalisierung gelegt. Die Therapeutin wird in der Regel voraus gehen, indem sie selbst in Bezug auf ihre Gedanken und Reaktionen offen ist und so die Familienmitglieder dazu inspiriert, dasselbe gegenüber der Therapeutin und natürlich vor allem untereinander zu tun. Die Familie bildet auf gewisse Weise den »Schmelztiegel der Bindungsbeziehungen«, in dem intensive Gefühle blitzschnell eskalieren und mehr Wärme als Licht erzeugen können (ebenda, S. 454).

Die Familie ist daher auch der Ort, an dem die krassesten Beispiele für fehlgeschlagene Mentalisierung passieren. Die Autorinnen benennen vier Formen von fehlgeschlagener Mentalisierung.

1. Direktes Verständnis

   Dieses bezieht sich auf die fehlende Fähigkeit, die eigenen Gefühle und die Gefühle anderer sowie insbesondere den Zusammenhang zwischen Gedanken, Gefühlen und Handlungen zu erkennen. Die Reaktion der Eltern auf das Verhalten eines Kindes wird als direkt bezeichnet, wenn die Reaktion ohne den Blick auf die Gefühle oder Wünsche, die das Verhalten des Kindes motivieren, erfolgt. So ist es zum Beispiel ein Zeichen für ein direktes Verständnis und damit für eine fehlgeschlagene Mentalisierung, wenn man nur darauf reagiert, dass das Kind die Tür zuschlägt oder Schimpfwörter ruft, ohne sich damit zu beschäftigen, was das Kind dazu bewegt hat.

2. Kontextspezifische fehlgeschlagene Mentalisierung

   Hier ist die fehlgeschlagene Mentalisierung durch eine bestimmte Situation bedingt. Wenn der äußere Druck zu groß ist, verlieren die meisten Menschen für einen kurzen Moment die Fähigkeit, die Gefühle und Gedanken anderer zu berücksichtigen. Wenn man beispielsweise gerade eine schlechte Nachricht bekommen hat, kann man sich nicht gleichzeitig um die Gefühle und Bedürfnisse anderer kümmern.

3. Pseudo-Mentalisierung

   Hier geht es um ein oberflächliches Sich-Hineinversetzen und ein oberflächliches Interesse, zu deren Verwirklichung aber das notwendige Nachdenken und das Zweifeln, ob man vielleicht falsch liegt, fehlen. Dies kann zu einer Definition der anderen Person führen. Pseudo-Mentalisierung ist manchmal schwierig zu entdecken, weil die Worte auf den ersten Blick oft vertrauenserweckend klingen. Analysen oder Deutungen des Kindes oder des Ehepartners, die nicht überprüft oder offen untersucht werden, können ein Ausdruck fehlgeschlagener Mentalisierung sein beziehungsweise dafür, dass man jemandem zum Objekt macht.

4. Missbrauch von Mentalisierung
   Bei dieser Art von fehlgeschlagener Mentalisierung handelt sich um ein scheinbar genaues Sich-Hineinversetzen, bei dem Empathie jedoch benutzt wird, um die andere Person zu untergraben oder zu verletzen (ebenda, S.419–422).

So wie Mentalisierung als Konzept und als Handlung eine gleichwürdige Überprüfung von Gedanken und Gefühlen verkörpert, kann fehlgeschlagene Mentalisierung beinhalten, dass jemand zum Objekt gemacht wird und dass so eine ungleiche und nicht gleichwürdige Beziehung entsteht. Entscheidend für die Gleichwürdigkeit und die Qualität der Interaktion ist die Bereitschaft, sich gegenüber der anderen Person zu öffnen und sich gegenseitig zuzuhören.

STRUKTUR UND METHODE

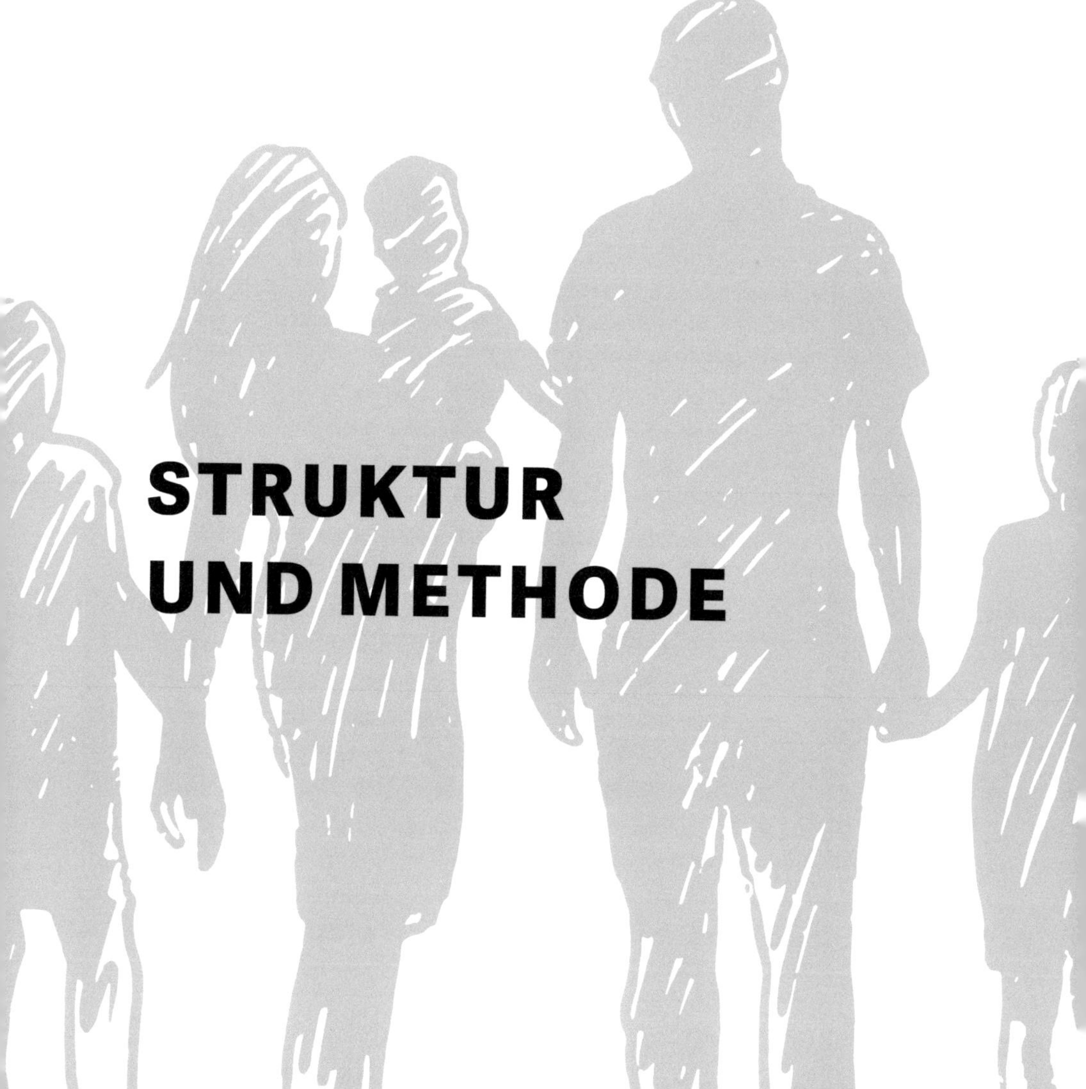

Einleitender Kontakt und Gastgeberin sein

Zu Anfang wird die Stimmung im Therapieraum typischerweise von Unsicherheit, Nervosität und vielleicht auch Angst vor dem, was passieren soll, geprägt sein. Aus diesem Grund bedeutet Führung, dass die Therapeutin in Bezug auf ihre Rolle als Gastgeberin und als die Person, die die Stimmung gestaltet, sehr aufmerksam ist. Die Therapeutin beginnt, indem sie sich selbst vorstellt und dann den Rahmen und die Struktur der Therapie erläutert. Gastgeberin zu sein, beinhaltet auch die Aspekte des Settings, also die räumlichen Verhältnisse, die Einrichtung, die Bereitstellung von Getränken sowie von Spielzeug für die Kinder, den Zeitrahmen und so fort. Der physische Rahmen ist natürlich schon allein für sich stimmungsbildend. Nichtsdestotrotz sind die Bequemlichkeit des Sessels oder die Tatsache, ob Kaffee oder Wasser angeboten werden, selten das Wichtigste, sondern eher, ob die Therapeutin sich damit befasst hat, welche Signale sie aussenden möchte und welche Arbeitsatmosphäre sie mit diesen fördern will.

Gastgeberin zu sein, bedeutet auch, dass man gleich zu Beginn erzählt, was man schon aus einem Telefongespräch mit einem der Familienmitglieder, durch eine Weitervermittlung oder von Kolleginnen erfahren hat. Es schafft Vertrauen, wenn die Therapeutin so nüchtern, kurz und unparteiisch wie möglich offenlegt, was sie schon an Informationen bekommen hat. Gleichzeitig sollte die Familie die Möglichkeit haben, diese Informationen wenn nötig zu korrigieren oder zu ergänzen.

Es lohnt sich, sich mit dem ersten Kontakt mit der Familie zu befassen. Alle Anwesenden sind gegenüber den anderen – und die Familie insbesondere gegenüber der Therapeutin – sehr empfindlich. Viele werden auf Aussehen, Tonfall und die Art zu sprechen achten: Redet sie mit irgendjemandem mehr, oder schaut sie irgendjemandem mehr an als die anderen? Wie erwartet sie, dass man sich benimmt? Diese zusätzliche Aufmerksamkeit zu Beginn betont, wie wichtig es ist, dass die Therapeutin sich ihres Einflusses und ihrer Verantwortung bewusst ist und dass sie sich dem Kontakt nicht entzieht, sondern zeigt, wer sie ist und was sie erwartet. Persönliche Bemerkungen – zum Beispiel, dass sie aufgeregt ist, die Familie zu treffen, und dass sie sich vorstellen kann, dass die Familie mindestens genauso aufgeregt ist – können dazu beitragen, die Stimmung zu entspannen. Klärende Anmerkungen zum Rahmen schaffen Sicherheit, zum Beispiel: wo die Therapeutin selbst sitzen wird und wo die einzelnen Familienmitglieder sitzen können; dass sie die Zeit im Blick hat; dass sie gern damit beginnen würde, mit den Erwachsenen zu sprechen, und dass die Kinder gern etwas sagen können, wenn sie möchten, dass sie das aber nicht müssen, wenn sie nicht wollen. Mit anderen Worten, es ist wichtig, beim ersten Kontakt nicht nur zu beobachten und Fragen zu stellen, sondern auch einen offenen und persönlichen Dialog zu eröffnen.

Alle Anwesenden erhalten fortwährend Informationen über einander, die mehr oder weniger bewusst registriert werden. Die Kinder nehmen in hohem Maße die Stimmung der Eltern wahr und speichern so eine mögliche Art des Umgangs und des Erfassens der Situation ab. Die Aussage der Therapeutin, dass die Kinder nur sprechen sollten, wenn sie selbst es wollen, ist daher sehr wichtig, um ein gewisses Maß an Sicherheit zu schaffen. Es ist eine gute Idee, eine Spielecke für kleinere Kinder im Raum zu haben, so dass die Kinder während des Gesprächs spielen und hin und her gehen können, wie sie möchten (siehe Kapitel *Familientherapie und Kinder*).

Die Therapeutin ist kontinuierlich damit beschäftigt, die verfügbaren und wichtigen Informationen zu registrieren: Wie kommt die Familie in den Raum? Wie scheint es jeder einzelnen Person zu gehen? Wer ist auf wen aufmerksam? Wer ergreift das Wort? Wer kommentiert oder schweigt? Das alles kann zu einem nutzbringenden Einblick in die Familiendynamik beitragen.

Die Vorstellung der Familie und ihrer Geschichte

Als Einleitung der Familientherapie bittet die Therapeutin darum, dass sich jede einzelne Person mit Name, Alter, Beruf/Schulklasse oder einer anderen Information, die relevant sein könnte, vorstellt.

Es geht darum, sich einen ersten Eindruck zu verschaffen, wie der Alltag und die Rahmenbedingungen des Alltags für jede einzelne Person und für die gesamte Familie aussehen. Es ist wichtig, einen kurzen Überblick über die Geschichte der Familie zu erhalten: Wie lange gibt es die Familie? Frühere Scheidungen? Deine, meine, gemeinsame Kinder? Umgangsregelungen? Gibt es besondere Ereignisse, die das Familienleben geprägt haben? Es ist wichtig, sich nicht in Beschreibungen darüber, wie es der Familie gegangen ist, zu verlieren, sondern zu versuchen, den Inhalt der Informationen auf sachliche Beschreibungen zu beschränken. Die Balance besteht darin, diese ersten Informationen zu bekommen, ohne zu sehr auf sie einzugehen, und gleichzeitig dafür zu sorgen, dass man kein kühles Interview führt, sondern einen interessierten Versuch unternimmt, sich ein Bild über die Bedingungen und das bisherige Zusammenleben der Familie zu machen.

Statt dass die Therapeutin entscheidet, wer an der Reihe ist, kann sie diese Entscheidung den Erwachsenen überlassen, was ihr wiederum nützliches Wissen verschafft. Die Therapeutin achtet auch darauf, wie die Kinder vorgestellt werden. Reden die Kinder überhaupt selbst? Reden die Eltern anstelle der Kinder, oder lassen sie sie selbst reden? Neben dem Sammeln von Informationen besteht die vorrangige Aufgabe der Therapeutin in dieser Einstiegsphase darin, durch ihre Haltung zu einer Stimmung beizutragen, die informell und offen gegenüber der Ausdrucksart der einzelnen Familienmitglieder ist.

Vertrag

Wenn der erste Kontakt stattgefunden hat und die notwendigen sachlichen Informationen geklärt sind, richtet sich der Fokus darauf, warum die Familie gekommen ist und wobei sie sich Hilfe wünscht. Die Absprache über das Thema oder den Fokus des Gesprächs nennen wir in Ermangelung eines besseren Ausdrucks Vertrag. Zwar ist das ein formelles und unschönes Wort, das Assoziationen zu juristischen und geschäftlichen Anliegen weckt, aber wir sind bisher noch auf keine bessere Alternative gestoßen.

Im familientherapeutischen Kontext ist ein Vertrag eine gemeinsame mündliche Vereinbarung darüber, worum es in dem heutigen Gespräch gehen soll. Der Vertrag ist keine Vorabvereinbarung, sondern Ausdruck einer aktuellen Bestandsaufnahme aller Beteiligten im Hier und Jetzt – bevor wir mit der eigentlichen Arbeit beginnen. In therapeutischen Zusammenhängen reden wir auch von den Arbeits-, Entwicklungs- oder Fokuspunkten der einzelnen Person. Es kann einer Person zum Beispiel schwer fallen, nein zu sagen, ihre Wut auszudrücken oder zu kontrollieren, ihre Verletzlichkeit zu zeigen oder ähnliches. Der Vertrag kann somit die Arbeitspunkte jeder einzelnen Person in Beziehung zu einem oder mehreren der Familienmitglieder oder auch außerhalb der Familie beinhalten. Wenn in öffentlichen Kontexten mit Familientherapie oder mit anderen Formen von zwischenmenschlicher Behandlung gearbeitet wird, arbeitet man typischerweise mit Behandlungsplänen. Sie sind im Gegensatz zu Verträgen umfassender und beziehen sich auf größere Zeiträume: Der Vertrag für die jeweilige therapeutische Sitzung kann ein Teil eines solchen Plans sein.

Der Vertrag basiert auf dem Punkt, zu dem die Familie sich Hilfe wünscht. Die Therapeutin befragt die Erwachsenen einzeln, damit beide Eltern sich so frei wie möglich über ihre Bedürfnisse nach Hilfe äußern können. Die Eltern machen sich vielleicht Sorgen über das Wohlbefinden eines oder mehrerer ihrer Kinder; sie finden vielleicht, dass sie sich zu oft streiten und dass die Streitereien zu viel Platz einnehmen; oder sie haben das Gefühl, dass ein oder mehrere Familienmitglieder psychosomatische Symptome entwickelt haben.

Die Therapeutin untersucht, reagiert, zeigt aufrichtiges Interesse und hilft gleichzeitig dabei, die verschiedenen Erlebnisse und Ansichten der Eltern und der größeren Kinder zu veranschaulichen.

Der Vertrag ist aus mehreren Gründen wichtig: Die Therapie sollte einen Fokus haben, auf den sich die Therapeutin und die Familie einigen und dem sie Priorität einräumen. Ohne diesen verzettelt man sich leicht in mehr oder weniger zufälligen, oft emotional motivierten Themen, die eigentlich niemand auf der Tagesordnung hatte.

Es ist ein ethisches Anliegen, hilfesuchenden Menschen zu ermöglichen, sich aktiv darauf einzulassen, sich abzugrenzen und Verantwortung für das, was ihnen aktuell am wichtigsten ist, zu übernehmen.

Während des Gesprächs kann der Vertrag sowohl für die Therapeutin als auch für die Familie als Leitfaden fungieren. Selbst erfahrene Therapeutinnen erleben manchmal, dass sie aus lauter Engagement eine Richtung eingeschlagen haben, die ein oder mehrere Familienmitglieder nicht sinnvoll finden. So etwas kann natürlich mehrere Ursachen haben, zum Beispiel kann es sein, dass der Inhalt des Vertrags eher das Projekt der Therapeutin als das Projekt der Familie ist oder dass der Vertrag so weit gefasst ist, dass er in der Praxis sehr unterschiedlich verstanden wird.

Der Vertrag trägt dazu bei, eine gute Arbeitsatmosphäre zu gewährleisten, also ein Gefühl davon entstehen zu lassen, dass es ein gemeinsames Anliegen ist, mit dem gewählten Fokus weiterzukommen und ihm Prioritäten einzuräumen.

Während der Therapie besteht die Möglichkeit, den Vertrag zu ändern oder neu zu formulieren, falls das sinnvoller ist und sich alle Beteiligten darüber einig sind.

Vertragsverhandlungen

Damit der Vertrag seinen Zweck erfüllen kann, ist es wichtig, dem Gespräch beziehungsweise den Verhandlungen über den Inhalt des Vertrags Zeit und Raum zu geben. Besonders bei der ersten Begegnung mit der Familie kann es leicht zu gegenseitigen Missverständnissen kommen. Wenn man sich missversteht oder aneinander vorbei redet, liegt das immer daran, dass man die verwendeten Worte unterschiedlich versteht. Wenn die Erwachsenen von endlosen Streitereien berichten, kann das je nach Temperament und Erfahrungen alles bedeuten – von hochdramatischen Wortgefechten bis zu einem mit erhobener Stimme geführten, ruhigen Austausch über Meinungsverschiedenheiten. Die Therapeutin sollte daher einen Raum schaffen, in dem untersucht werden kann, was die Eltern mit den Worten, die sie verwenden, meinen. So erlangt man ein wirkliches Verständnis davon, womit die einzelne Person für sich selbst und in Beziehung zu den anderen Probleme hat. Dieser Prozess hat gleichzeitig einen wichtigen Anteil daran, Kontakt herzustellen und jede einzelne Person kennenzulernen.

Die sogenannten Vertragsverhandlungen dürfen gern Zeit in Anspruch nehmen, da in dieser Phase das Fundament für das Gespräch gelegt wird. Die Familientherapie strebt an, dass sich alle Familienmitglieder in ihrer jeweiligen Wahrnehmung der Situation und in ihrer Reaktion auf sie in der Familie gesehen fühlen, ohne dass die Therapeutin Partei ergreift. Sie beschränkt sich stattdessen darauf, zu klären, wie jede einzelne Person die Probleme sieht. Wenn es den Eltern schwer fällt, sich darüber zu einigen, worum es in dem Gespräch gehen soll, ist es wichtig, der Art und Weise, wie sie mit ihrer Uneinigkeit umgehen, Raum zu geben. Hier zeigt sich wahrscheinlich auch, wie sie normalerweise mit Unstimmigkeiten umgehen.

Die grundlegende Ausgangsperspektive der Therapeutin ist, dass jedes einzelne Familienmitglied seine eigene Wahrheit darüber, wie es ist, ein Teil dieser Familie zu sein, in sich trägt. Alle diese Versionen sind gleich wichtig, um zu verstehen, was vor sich geht. Wenn die Eltern zum Beispiel finden, dass sie in ihren Streitereien über den Umgang mit den Rangeleien der Kinder festgefahren sind, besteht der erste Schritt darin, von jedem Elternteil zu erfahren, wie es die Situation erlebt und womit es in diesem Zusammenhang Schwierigkeiten hat.

Besonders große Kinder oder Jugendliche steuern oft auf eigene Initiative ihre Sichtweise zum Gespräch bei, was natürlich sehr willkommen ist. In der einleitenden Phase der Therapie besteht die Balance darin, zu helfen, Probleme sichtbar und deutlich zu machen, ohne dass man beginnt, mit diesen Problemen zu arbeiten, bevor ein Vertrag mit der geplanten Priorisierung des aktuellen Gesprächs geschlossen wurde.

Wir werden später darauf eingehen, dass die Art, wie die Familientherapeutin Kinder in die Therapie miteinbezieht (siehe Kapitel *Wie kann man Kinder einbeziehen?*) ein eigener und besonderer Schwerpunkt ist. Hier möchten wir nur betonen, dass Kinder, egal welchen Alters, bei den Vertragsverhandlungen niemals zur Verantwortung gezogen werden dürfen. Das bedeutet, dass sie nicht gefragt werden sollten, worüber sie gern reden wollen, dass sie aber darüber informiert werden sollten, dass sie selbst entscheiden können, ob sie etwas sagen wollen oder nicht. Wenn sie sich von allein spontan mit ihrer Meinung einbringen, muss diese natürlich angehört werden und innerhalb der gemeinsamen Stellungnahme ihren Raum bekommen. Grafisch dargestellt können die Vertragsverhandlungen so aussehen:

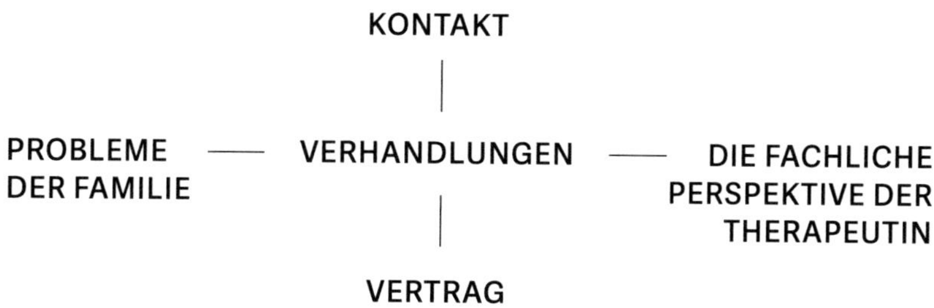

Beispiel:
Die Schule hat der Familie empfohlen, Hilfe in Anspruch zu nehmen, weil der elfjährige Allan traurig zu sein scheint und viele Fehlzeiten hat. Oft verlässt er den Schulunterricht, ohne jemandem Bescheid zu geben. Der Vater arbeitet viel, er hat einen kleinen Malerbetrieb. Die Mutter ist Hausfrau, sie hat früher in dem Betrieb mitgeholfen, ist jetzt aber aufgrund einer chronischen Erkrankung zu erschöpft, um arbeiten zu können. Keines der Familienmitglieder sagt viel während des Gesprächs. Die Therapeutin nimmt sich viel Zeit, um ein Gefühl für den Alltag der Familienmitglieder zu bekommen und sie kennenzulernen. Der Vater sagt wiederholt, dass er nicht weiß,

was er machen soll, und dass er nicht verstehen kann, dass Allan sich einfach so von der Schule entfernt. Die Mutter wirkt verschlossen und resigniert. Sie erwähnt irgendwann, dass ihr Vater vor einem halben Jahr an einem Blutgerinnsel gestorben ist. Das war für alle ein harter Schlag. Er hat ihnen oft geholfen, und Allan hat ihn sehr geliebt. Allan ist sehr schweigsam und wirkt, als ob er sich sehr unwohl fühlt. Als seine Mutter den Opa erwähnt, hat er Tränen in den Augen und schaut die Mutter sehr aufmerksam an.

Beide Eltern wünschen sich Hilfe bei ihrem Umgang mit der Tatsache, dass Allan nicht in der Schule sein will. Wenn er nach Hause kommt, zieht er sich auf sein Zimmer zurück, wo er Computer spielt. Sie finden nicht, dass sie von der Schule Hilfe bekommen haben.

Als die Therapeutin sich für die Bedeutung des Opas für die einzelnen Familienmitglieder interessiert, stellt sich heraus, dass sie nicht miteinander darüber gesprochen haben, was bei seinem Tod genau passiert ist und wie es den einzelnen Familienmitgliedern damit geht. Die Mutter hat viel geweint, wenn sie allein war, und sie ist noch müder als sonst. Allan versteckt erst sein Gesicht in seinem Pulli, sagt dann aber etwas darüber, dass er sehen konnte, wenn die Mutter geweint hat.

Die fachliche Perspektive der Therapeutin zu Allans Traurigkeit und Abwesenheit von der Schule konzentrierte sich zunächst auf die Bedeutung der durch den Tod des Opas verursachten Trauer, die Allan – und übrigens auch seine Mutter – allein mit sich herumtrugen. Darüber hinaus war deutlich, dass Allan sich Sorgen um seine Mutter machte. Die Eltern hatten nicht darüber nachgedacht, dass es einen Zusammenhang zwischen Allans Reaktionen und dem Tod des Opas geben konnte und dass der Grund für seine Abneigung dagegen, in der Schule zu sein, auch sein konnte, dass er wegen seiner Sorgen um die Mutter nach Hause wollte. Während der folgenden

Gespräche mit der Familie arbeitete die Therapeutin daran, einen ersten Mentalisierungsprozess in Gang zu setzen, bei dem alle dazu eingeladen wurden, die Gedanken und Gefühle der anderen zu untersuchen und auf sie zu reagieren. Inhalt der Gespräche war zuerst die Trauer über den Verlust des Opas, später wurde der Inhalt auf andere Familienangelegenheiten erweitert, beispielsweise auf die Wiedereinführung gemeinsamer Mahlzeiten. Die Familienmitglieder lebten auf verschiedene Weisen aneinander vorbei, sie hatten wenig gemeinsame Zeit und nur sehr begrenzte Erfahrungen mit dem Austausch von Erlebtem und Erfahrenem.

Wie die Arbeit mit dieser Familie illustriert, nimmt die Therapeutin die Probleme, zu denen die Familie sich Hilfe wünscht, als ihre Ausgangsposition. Auf der Grundlage des gesamten Eindrucks von den Erlebnissen und den Beschreibungen, die die Familie als Ganzes vermittelt, verschafft sich die Therapeutin eine fachliche Perspektive in Bezug auf einen sinnvollen Fokus des Gesprächs. Die fachliche Perspektive befasst sich mehr mit den prozessorientierten, dynamischen Beziehungen innerhalb der Familie als mit einem inhaltlichen Thema – zum Beispiel mit der Bedeutung von Allans Trauer, mit der er allein war, oder mit seinen Sorgen um die Mutter, die dadurch verstärkt wurden, dass in der Familie wenig miteinander gesprochen wurde.

Den Vorschlag für die fachliche Perspektive und damit für einen möglichen Vetrag sollte die Therapeutin offen formulieren, also als Bedingungen, die gemeinsam untersucht, differenziert und im Verlauf möglicherweise geändert werden können.

Beispiel:
Ein Vater wünscht sich Hilfe dabei, seine jugendliche Tochter dazu zu bringen, ihm zuzuhören, statt, wie es jetzt der Fall ist, die Tür zuzuknallen und sich in ihrem Zimmer abzuschotten. Er macht sich Sorgen darüber, was sie macht, wenn sie mit ihren

Freunden und Freundinnen zusammen ist, es gelingt ihm aber nicht, mit ihr ins Gespräch zu kommen. Die Mutter findet den Vater zu hart und verbohrt; sie findet im Übrigen, dass Vater und Tochter sich sehr ähnlich sind. Die Tochter hat dem Vater gegenüber aufgegeben, weil er sowieso nicht zuhört, wenn sie etwas sagt. Nachdem die Therapeutin allen Familienmitgliedern zugehört hat und ihnen in ihren unterschiedlichen Lebenswelten begegnet ist, ist es ihre Aufgabe, ihre fachliche Perspektive und damit einen Vorschlag, wie der Vertrag lauten könnte, zu formulieren. Als unerfahrene Therapeutin, die vielleicht schon den Eindruck hat, dass der Vater seiner Tochter gegenüber verschlossen und belehrend wirkt, kann es leicht passieren, dass man eine Perspektive formuliert, der entweder ein Thema ohne dynamischen Inhalt oder ein den Prozess aufhaltendes Thema zugrunde liegt. Ein Beispiel für einen Vertragsvorschlag ohne dynamischen Inhalt könnte sein, sich die Vater-Tochter-Beziehung genauer anzuschauen. Höchstwahrscheinlich würde niemand etwas dagegen haben, doch aus einer fachlichen Perspektive macht es keinen Sinn, da das den Einfluss der Mutter auf die Dynamik innerhalb der Familie außen vor lässt.

Ein Beispiel für eine fachliche Perspektive, die sich bremsend oder wertend auswirken kann, wäre es, schon jetzt vorzuschlagen, dass der Vater sich darin übt, sich im Gespräch mit der Tochter offen und persönlich auszudrücken, und dass die Tochter ihm sagt, wenn sie findet, dass er zu belehrend ist. Es kann sein, dass sich diese Sichtweise auf die Dynamik im Laufe des Gesprächs als zentral herausstellen wird, doch den Vater zu schnell und zu einseitig verantwortlich zu machen, kann dazu führen, dass er sich falsch fühlt und sich möglicherweise ausklinkt. Es ist wichtig, dass die fachliche Perspektive nicht einseitig ist, sondern den Aspekt der Gegenseitigkeit umsichtig miteinbezieht. Besonders wichtig ist das natürlich beim ersten Kontakt mit der Familie, denn hier steht der Therapeutin nur begrenztes Wissen in Bezug auf alle möglichen Seiten und Zusammenhänge zur Verfügung.

Die fachliche Perspektive könnte so lauten:

Ich kann hören, dass ihr alle darunter leidet, dass es manchmal zwischen euch beiden (Vater und Tochter) schief läuft. Wenn ihr einen Weg wüsstet, da weiterzukommen, hättet ihr natürlich selbst etwas dagegen getan. Ihr sagt beide, dass ihr nicht das Gefühl habt, gehört zu werden, und so etwas kann ein Hinweis darauf sein, dass ein wichtiger erster Schritt sein könnte, euch gegenseitig besser zuzuhören. Ich kann auch hören (an die Mutter gerichtet), dass du nicht weißt, was du machen sollst, wenn es sich zuspitzt, und dass du dich dann zurückziehst. Es klingt also so, als ob ihr euch alle drei – jeder auf seine Weise – machtlos fühlt. Ich schlage vor, dass ihr damit anfangt, einander zu erzählen, wie es euch in diesen Situationen geht und welche Ideen ihr habt, wie es anders werden könnte. Falls ihr in das Gleiche wie zu Hause geratet, werde ich versuchen, euch weiterzuhelfen. Wie wäre das?

Die fachliche Perspektive ist so Ausdruck eines vorläufigen Vorschlags der Therapeutin, wie die Familie mit den Umständen und Beziehungen weiter arbeiten kann. Dazu bezieht die Familie zunächst Stellung. Der folgende Austausch kann zu der Vereinbarung eines bestimmten Schwerpunktes führen, und diese wird dann zu dem Vertrag.

Wenn während des Gesprächs ein neuer Aspekt auftaucht, den alle Parteien wichtig finden, kann der Vertrag, wie bereits erwähnt, geändert oder auch nur weiter ausdifferenziert werden.

Es sollte vielleicht noch erwähnt werden, dass wir bei der Arbeit mit der Familie eine andere Bezeichnung wählen. Gegenüber der Familie benutzen wir nicht das Wort Vertrag, sondern wir nennen diesen eine Absprache darüber, worum es im Gespräch gehen soll. Der Ton ist also informell, und wir versuchen, eine so alltägliche Sprache wie möglich – ohne die Verwendung von Fachausdrücken – zu verwenden.

Wie dieses Schema zeigt, fokussiert die Therapeutin sich zunächst darauf, einen einleitenden Kontakt mit allen Familienmitgliedern zu schaffen, und erst dann auf den Vertrag. Alle Mitglieder der Familie müssen sich gehört und in ihrer Wahrnehmung der Situation anerkannt fühlen, bevor ein erstes Vertrauen zu der Therapeutin und zu ihren fachlichen Ideen und Kommentaren entstehen kann. Wenn die fachliche Perspektive und die Kommentare der Therapeutin im Verlauf zu Widerstand, Vorbehalt oder direkten Meinungsverschiedenheiten führen, ist es wichtig, zu untersuchen, worum es dabei geht. Manchmal wird es nicht direkt gesagt, dann kann es aber aus Körperhaltung oder Mimik hervorgehen, dass sich einer der Erwachsenen oder eines der Kinder von der Therapeutin nicht verstanden oder gespiegelt fühlt. Als Therapeutin ist es wichtig, den Konflikt aushalten zu können, ohne sofort zu versuchen, ihn durch Versicherungen oder Erklärungen zu beseitigen. Die Herausforderung besteht darin, die eigenen Beobachtungen zu benennen sowie offen zu untersuchen, was die andere Person denkt oder erlebt, und damit zu zeigen, dass Vorbehalte und Meinungsverschiedenheiten willkommen sind. Zum Beispiel: Ich glaube, ich kann dir ansehen, dass du nicht der gleichen Meinung bist wie ich. Oder: Ich möchte sehr gern hören, was du darüber denkst, vielleicht nimmst du etwas ganz Anderes wahr als ich? Es schafft Vertrauen und Kontakt, sich offen für Vorbehalt, Uneinigkeit oder Misstrauen zu zeigen, statt den Konflikt zu vermeiden oder so schnell wie möglich Einigung herzustellen.

Die Motivation der Familie und der einzelnen Familienmitglieder, sich einzubringen, ist natürlich sehr unterschiedlich. Einige Familien sind von lokalen Behörden weitergeleitet worden, unter Umständen von der indirekten oder direkten Drohung begleitet, dass die Kinder aus der Familie genommen worden, wenn die Eltern ihr Verhalten nicht ändern. Andere haben eine Empfehlung bekommen, ohne selbst ganz von der Idee überzeugt zu sein. Und wieder andere suchen selbst zielgerichtet nach Hilfe. Innerhalb der einzelnen Familie können Wünsche und Bedürfnisse natürlich auch ganz unterschiedlich aussehen. Die Mutter kann den Vater überredet haben; die Kinder können Angst haben, dass die Gespräche das Risiko, dass sich die Eltern wieder streiten, erhöhen, oder dass die Eltern sich scheiden lassen wollen oder Mama traurig wird und so weiter. Die Therapeutin muss daher in jedem Fall versuchen, die einzelne Person da zu erreichen, wo sie gerade steht. Alle Ausgangspositionen sind legitim und relevant und sollten so in den Blick genommen werden – das Gespräch oder die sogenannte Verhandlung zeigt dann, ob es Sinn macht, fortzufahren.

Wenn die Eltern unter der Drohung, dass sie ansonsten das Recht, mit ihren Kindern zusammen zu leben, verlieren könnten, in eine Familientherapie geschickt wurden, kann die sogenannte Motivationsarbeit sehr schwierig werden. Die Eltern sind natürlich wachsam und haben Angst, den Test nicht zu bestehen. Es ist also Aufgabe der Therapeutin, ihr Vertrauen zu gewinnen. Die Herausforderung besteht darin, klar zu sagen, was man schon im Voraus mitgeteilt bekommen hat, und gleichzeitig offen und interessiert ihre Sichtweise über den Verlauf der Schwierigkeiten anzuhören. Vertrauen wird nicht über Einigkeit oder einfaches Nachsprechen gewonnen, sondern durch einen gleichwürdigen und direkten Dialog, bei dem die Therapeutin hinter klaren und verständlichen fachlichen Haltungen steht. Manche Belastungen, unter denen die Kinder in ihren Familien leiden, können unser grundlegendes Menschenbild in Bezug auf die Eltern auf den Prüfstand stellen. Manchmal müssen wir uns selbst daran erinnern, dass die Eltern ihren Kindern natürlich geben würden, was diese brauchen, wenn sie ein Verständnis davon hätten, was das ist und wie sie es ihnen geben können.

Eine wichtige generelle Faustregel sowohl beim einleitenden Kontakt mit der Familie als auch im späteren Verlauf der Therapie besteht darin, den Fokus möglichst bei dem Familienmitglied zu haben, mit dem man den schlechtesten Kontakt hat – statt mit der Person den Kontakt zu pflegen und sich mit ihr zu verbünden, mit der es leichter scheint, in Kontakt zu sein. Das schafft zum einen die Möglichkeit, die entsprechende Person besser kennenzulernen.

Zum anderen wird für alle Beteiligten deutlich, dass es wichtig ist, alle dabei zu haben, und dass alle von Bedeutung sind für das, was passiert.

Aktuelles, konkretes Beispiel und Hier und Jetzt-Dialog

Wenn der Vertrag abgeschlossen ist, wird die Familie eingeladen, über die Problematik, die sie gemeinsam mit der Therapeutin ausgewählt hat, zu sprechen. In unserer Therapietradition gibt es zwei übergeordnete mögliche Vorgehensweisen. Man kann nach einem konkreten Beispiel für das, was Schwierigkeiten bereitet, fragen; oder man kann darum bitten, dass die Familienmitglieder im Hier und Jetzt miteinander zu sprechen beginnen und dass sie die Therapeutin helfen lassen, wenn es schwierig wird, weiterzukommen. Wenn die Familie zum ersten Mal kommt und mit der Therapieform noch nicht vertraut ist, ziehen die meisten Therapeutinnen es vor, von einem konkreten Bespiel auszugehen.

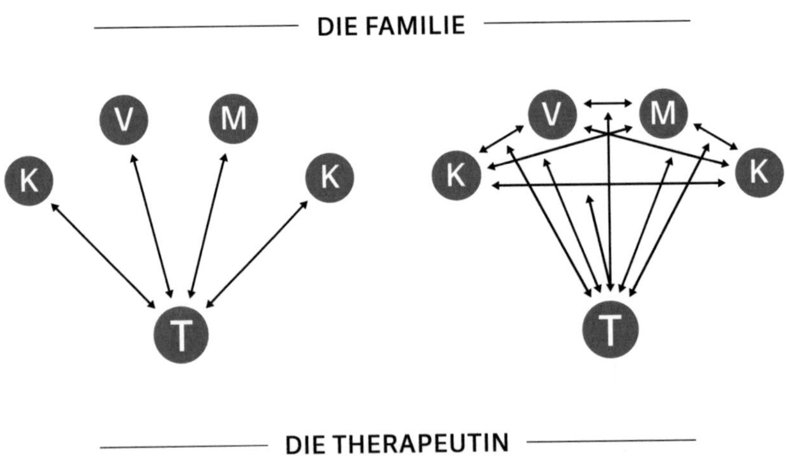

T(herapeutin), **K**(ind), **V**(ater), **M**(utter)

Beispiel:
Geschiedene Mutter von drei Kindern, Anna (15), Julie (13) und Louise (10). Die Eltern haben sich vor drei Jahren scheiden lassen. Sowohl die Zeit vor als auch die Zeit nach der Scheidung war sehr konfliktreich. Die Kinder wohnen bei der Mutter und haben regelmäßigen Umgang mit dem Vater. Die Mutter hat sich gemeldet, weil sie traurig darüber ist, dass der Ton und die Stimmung zu Hause oft hart sind. Die Therapeutin hat begonnen, indem sie die Mutter die Geschichte der Familie erzählen lassen hat. Gleichzeitig hat sie den Kindern gesagt, dass sie weiß, dass das Gespräch auf Wunsch der Mutter stattfindet, und dass sie sich vorstellen kann, dass die Kinder dieses Gespräch vielleicht nicht wollen? Julie und Louise bestätigen das mit einem kleinen Lächeln, während Anne, die älteste Tochter, sofort sagt, dass sie gern mitkommen wollte. Die Therapeutin betont auch, dass die Kinder selbst entscheiden, wie viel oder wie wenig sie sagen möchten, und dass es gleichzeitig schön wäre, wenn sie dabei mithelfen würden, herauszufinden, wie sie im Alltag besser miteinander zurechtkommen könnten.

Die Therapeutin teilt der Familie ihre fachliche Perspektive mit: dass es schwierig sein kann, über das, was innerlich in ihnen vorgeht, zu sprechen, da sie es ja alle schwer damit gehabt haben – und vielleicht noch haben –, dass Mama und Papa sich haben scheiden lassen. Und dass jeder Mensch sehr unterschiedlich auf so etwas reagiert. Manche werden traurig, andere werden wütend, und andere werden beides – aber es ist immer gut, wenn man damit nicht allein ist. Der Vertrag wird mit der Mutter zusammen festgehalten, während die Kinder dem Obengenannten zustimmen. Der Vertrag ist ziemlich weit gefasst und legt einen Schwerpunkt auf das Erforschen – es geht darum, wie jedes Familienmitglied für sich die Stimmung empfindet, wenn sie zusammen sind. Und was jede einzelne Person gern anders hätte.

Dieses erste Gespräch mit einer Familie zeigt, wie die Therapie nach Vertragsabschluss von einem konkreten Beispiel ausgeht, welches dann in Hier und Jetzt-Dialoge zwischen der Mutter und jedem einzelnen Kind übergeht. In der erlebnisorientierten Therapietradition ist dieser gleitende Übergang wohl die üblichste Vorgehensweise.

Es kann allerdings Beziehungen in der Familie geben, die dafür sprechen, der Beschreibung und der Arbeit mit den konkreten Beispielen oder Situationen viel Platz einzuräumen. Das kann in der Praxis bedeuten, dass es fast oder gar keinen Dialog zwischen den Parteien gibt, sondern dass das Gespräch die ganze Zeit mit der Therapeutin als Gesprächspartnerin stattfindet.

Wenn die Familie sehr chaotisch wirkt oder es der Therapeutin schwer fällt, ein Bild von der Dynamik zu bekommen, können konkrete Beispiele aus dem Alltag einen Eindruck von den Interaktionen der Familienmitglieder vermitteln. Wenn die Erwachsenen ihre Probleme sehr analysierend und interpretierend beschreiben, sind konkrete Beispiele oft auch notwendig, um die Interpretationen zu durchschauen und zu erfahren, was wirklich zwischen den Beteiligten passiert. Eltern aus Scheidungsfamilien, bei denen die Konflikte zwischen den Ex-Partnern und die Zusammenarbeit in Bezug auf die Kinder total festgefahren sind, können natürlich oft nicht unmittelbar dazu gebracht werden, miteinander zu reden. Das würde schnell zu den üblichen gegenseitigen Anschuldigungen oder anderen festgefahrenen Mustern führen. Daher erfordert der Dialog zwischen den Parteien hier oft eine relativ straffe Struktur und Gesprächsführung (siehe Kapitel *Gespräche mit Scheidungsfamilien*).

Es ist die Verantwortung der Therapeutin, das Gespräch zu leiten und sich zu entscheiden, wann sie im Verlauf des Gesprächs welche Vorgehensweise bevorzugt. Für die weniger erfahrene Therapeutin ist es oft naheliegend, mit ausführlichen, konkreten Beispielen zu beginnen. Sich eine Situation anzuhören, die vor mehreren Stunden oder Tagen stattgefunden hat, schafft an sich einen gewissen Abstand zu den Konflikten, und alle Parteien, einschließlich der Therapeutin, bekommen so das Gefühl einer gewissen Kontrolle über das Geschehen während des Gesprächs.

Wenn sich die Therapeutin entscheidet, die Familie um ein Beispiel für die Problematik, zu der sie Hilfe braucht, zu bitten, sollte das Bespiel so aktuell wie möglich sein, und idealerweise sollten alle Beteiligten anwesend sein.

Die Beschreibung sollte vor allem so präzise wie möglich sein. Wie hat es angefangen? Wer hat was gesagt und getan? Wie ist es ausgegangen? Wenn es schwierig ist, sich an den genauen Wortlaut zu erinnern, können die Familienmitglieder sich eventuell gegenseitig helfen, wobei die Therapeutin betont, dass es genauso viele Versionen des Geschehens gibt wie Familienmitglieder. Diese Betonung der subjektiven Wahrheit sowie das Verdeutlichen der Verschiedenheiten ziehen sich durch die ganze Therapie und stehen oft im Gegensatz zu dem Drang der Familie, zu argumentieren, welches die richtige Version ist. Die eigene Version des Geschehens wird ja typischerweise unmittelbar als die richtige und gerechte erlebt.

Die eigene Version einer problematischen Situation zu erzählen und gleichzeitig Hinweise zu bekommen, wie die anderen Familienmitglieder die gleiche Situation ein bisschen oder sehr anders erlebt haben, kann für sich schon ein Augenöffner sein.

Für die Therapeutin wird es oft eine Herausforderung bedeuten, dafür zu sorgen, dass die Situation zu Ende beschrieben wird, bevor die Familienmitglieder damit beginnen, aufeinander zu reagieren oder über ähnliche Situationen zu sprechen. Natürlich werden einige während des Erzählens oder Zuhörens ihre Frustration wieder erleben. Es erfordert Führung, dafür zu sorgen, dass alle zu Wort kommen, ohne dass das Gespräch zu einer Diskussion oder zu Angriff und Verteidigung ausartet, bevor alle gehört wurden. So kann die Therapeutin zum Beispiel die Mutter stoppen, die die Beschreibungen des Vaters wiederholt mit korrigierenden Aussagen unterbricht: Ich möchte gern zu Ende hören, wie dein Mann die Situation erlebt hat, bevor ich deine Version höre – ich weiß, dass die ganz anders ist. Solche konkreten Beschreibungen der Situationen geben der Therapeutin auch einen guten Einblick in das, was sich in der Familie abspielt, wie die Interaktionen gestaltet sind und was hinter den Formulierungen der einzelnen Person steckt, egal ob es sich dabei um Deutungen, Erklärungen oder Anschuldigungen handelt.

Der zweite Weg beziehungsweise die zweite Vorgehensweise ist der Dialog im Hier und Jetzt, bei dem die Therapeutin vorschlägt, dass die ganze Familie oder die Eltern damit beginnen, über ihre Schwierigkeiten miteinander zu sprechen. Dieser Dialog wird besonders im ersten Gespräch oft auf die Beschreibung eines konkreten Beispiels aus dem Alltag folgen. Nachdem alle von ihren Erfahrungen erzählt und einander zugehört haben, kann die Therapeutin das einzelne Familienmitglied bitten, allen anderen – oder je nach Problematik nur einem einzelnen anderen Familienmitglied – direkt zu erzählen, welchen Eindruck es beim Zuhören oder Erzählen hatte. Die Therapeutin kann auch zusammenfassen, was sie von jeder einzelnen Person gehört hat, und dann vorschlagen, wie sie weiter vorgehen würde. Wenn es für die Familie Sinn macht, kann sie es den Familienmitgliedern selbst überlassen, zu entscheiden, wer anfängt und an wen sich diese Person wendet. In diesen Hier und Jetzt-Dialogen lässt die Therapeutin die Interaktionen ablaufen, was ihr einen ersten Eindruck davon verschafft, wie die Kommunikation vielleicht entgleist, welche Schwierigkeiten die Eltern vielleicht damit haben, für sich selbst und die Gemeinschaft Verantwortung zu übernehmen, und wie jede einzelne Person überhaupt zu den Interaktionen beiträgt.

Während die Dialoge ablaufen, konzentriert sich die Therapeutin auf die Prozesse zwischen den Beteiligten und weniger auf den Inhalt des Gesprächs. Statt sich darauf zu konzentrieren, worüber Uneinigkeit besteht, interessiert sie sich dafür, wie die Beteiligten einander antworten, wer die Stirn runzelt, wer Wut unterdrückt, wer beschwichtigend lächelt und was das signalisiert. Der Blick für die große Menge an verbalen und nonverbalen Aussagen, die sich ständig zwischen den Familienmitgliedern abspielen und auf die alle permanent mehr oder weniger bewusst reagieren, braucht viel Übung.

Ein familientherapeutisches Gespräch zu leiten, stellt ganz andere Forderungen an die Therapeutin, als ein Gespräch in eine bestimmte Richtung zu lenken, bei einer Agenda zu bleiben oder zu moderieren. Eine gemeinsame Entdeckungsreise zu leiten, bei der jede einzelne Person die Möglichkeit bekommt, Neues über sich selbst und die anderen zu erfahren, stellt eine ganz andere Form von Führung dar, als Konfliktlöserin zu sein beziehungsweise selbst die Lösungen für die Schwierigkeiten der Familie zu finden. Die Familientherapeutin ist in unserer Therapietradition sehr aktiv und engagiert sich persönlich, um herauszufinden, wie jede einzelne Person sich besser zeigen und von den übrigen Familienmitgliedern so gesehen werden kann, wie sie ist. Die Therapeutin wird daher auch ihren Beitrag liefern, indem sie die Interaktion reflektiert und kommentiert. Beispiele für die Kommentare der Therapeutin können sein: An die Mutter: Ich habe bemerkt, dass deine Worte an deine Tochter verständnisvoll sind, du aber gleichzeitig verärgert klingst; bist du dir dessen bewusst? Und wenn das für dich Sinn macht, würde ich vorschlagen, dass du mit deiner Tochter darüber sprichst. Oder an die Tochter: Ich habe bemerkt, dass du wegschaust, wenn deine Mutter mit dir spricht. Willst du etwas darüber erzählen? Oder an den Vater: Du sagst nichts, wenn deine Frau und deine Tochter miteinander sprechen. Ich bin neugierig, was du denkst, was los ist.

Beide Vorgehensweisen oder Einstiege lassen sich also in der Familientherapie gut nutzen. Wofür die Therapeutin sich entscheidet, wird teilweise von der Bereitschaft der Familie, direkt und ohne Umwege miteinander zu sprechen, und teilweise von dem Bedürfnis der Therapeutin, noch mehr Informationen zu erhalten, bevor sie zum direkten Dialog übergeht, abhängen. In der Praxis folgt auf ein konkretes Beispiel oft ein Gespräch im Hier und Jetzt.

Therapiesequenzen

Erlebnisorientierte Familientherapie bedeutet in erster Linie zwischenmenschliche Begegnung mit einem Fokus auf Kontakt und auf der Entwicklung von Beziehungen.

Das Entwicklungspotential liegt sowohl in dem Kontakt zwischen der Therapeutin und den einzelnen Familienmitgliedern als auch in dem Kontakt und der Beziehung der Familienmitglieder untereinander. Es sind die Beziehungen oder die Interaktionen zwischen der einzelnen Person und der Familie, die den Prozess weiterbringen oder ihn hemmen und unterdrücken. Der Schwerpunkt liegt daher nicht auf bestimmten Techniken oder Methoden, sondern darauf, einen therapeutischen Raum zu schaffen, in dem alle dazu inspiriert werden, sich selbst in Beziehung zu den anderen anzuschauen. Wie viel und wie die Therapeutin interveniert, kann also sehr unterschiedlich sein und richtet sich nach dem Kontakt und der Entwicklung der Interaktion im Ganzen.

Während des gesamten Gesprächs registriert die Therapeutin, wann der Kontakt da ist und wann er entgleitet. Dabei kann es sich um den Kontakt nach außen oder nach innen handeln, das heißt um den Kontakt der Therapeutin mit einem Familienmitglied, um den Kontakt zwischen den Familienmitgliedern und/oder um den Kontakt der einzelnen Person mit sich selbst. Um mit anderen Menschen in Kontakt zu sein, ist es notwendig, einen gewissen Grad an Kontakt mit sich selbst und den eigenen Gefühlen zu haben. Wenn wir uns von Gefühlen – oder von bestimmten Gefühlen – abgeschnitten haben, prägt das unsere Beziehung zu dem anderen Menschen. Andere Personen merken dann oft etwas, ohne genau zu wissen, was es ist – und oft wissen auch wir selbst es nicht. Deshalb brauchen wir einander, um uns unserer eigenen sogenannten blinden Flecken bewusst zu werden, so dass wir diese untersuchen und einen Blick dafür bekommen können, wann und wie wir aus dem Kontakt mit anderen Menschen aussteigen. Da blinde Flecken immer ein Element von Verletzlichkeit in sich haben, ist das natürlich leichter gesagt als getan. Das Feingefühl und die Empathie der Therapeutin sind entscheidend dafür, ob sich die einzelne Person sicher genug fühlt, um sich mehr nach innen zu öffnen.

Beispiel:
Kirsten und Søren kennen sich seit siebzehn Jahren und haben zwei Kinder miteinander, Petra, zwölf Jahre, und Marius, acht Jahre. Kirsten ist Krankenschwester, und Søren ist selbstständig. Sie möchten darüber sprechen, dass sie oft in Streitereien landen, bei denen jeder auf seinem Standpunkt beharrt und keiner von beiden es schafft, auf den anderen zuzugehen. Die Streitereien drehen sich inhaltlich um verschiedene praktische Angelegenheiten. Die Eltern haben die Kinder gebeten, bei den Familiengesprächen anwesend zu sein, weil sie davon überzeugt sind, dass die Kinder auch von den Streitereien beeinflusst werden. Ein übliches Thema ist, dass Søren findet, dass Kirsten Abmachungen dazu, wann sie aus dem Haus müssen, nicht einhält, und dass sie meistens zu spät dran ist. Wenn man sich den Prozess anschaut, neigen beide – jeder auf seine Art – dazu, dicht zu machen, indirekt zu werden und auf Abstand voneinander zu gehen. Sie sind anfangs vor allem damit beschäftigt, was sie glauben, dass die andere Person ändern müsste, und weniger damit, wie sie selbst zu dem sich wiederholenden Muster beitragen.

Die Therapeutin kennt die Familie aus früheren Gesprächen. Diese Sequenz beginnt nach einer Viertelstunde Gespräch:

> **Therapeutin:** *Könnt ihr jeder etwas dazu sagen, was bei euch in der Zeit zwischen dem Zumachen und dem Sich-wieder-Öffnen passiert? Was tut oder denkt ihr in der Zwischenzeit?*

(Die Überlegung der Therapeutin: In allem, was sie bisher erzählt haben, haben sie ihre Gedanken und Gefühle in Bezug auf das Zumachen weggelassen. Beide haben nur Meinungen und keine Gedanken und Gefühle ausgedrückt. Die Intervention ist ein Versuch, sie dazu zu bringen, sich persönlicher zu verhalten, und einen Mentalisierungsprozess anzustoßen.)

Søren: *Nicht konstruktiv.*

Therapeutin: *Nicht konstruktiv? Was bedeutet das?*

Søren: *Ja also, wir ...*

Therapeutin: *Ich unterbreche dich jetzt mal, weil ich gern möchte, dass du nur für dich sprichst, und dann kann Kirsten ja nachher das Gleiche tun ... Also, willst du von deiner geheimen Welt in genau jenem Moment erzählen?*

(Die Reflexion der Therapeutin: eine schnelle Intervention, um einer persönlicheren Aussage auf den Weg zu helfen. Wir-Aussagen sind distanzierend und unpersönlich, zudem ist es unsere Erfahrung, dass sie selten von der anderen Partei geteilt werden.)

Søren: *Mir geht es generell so, dass ich unsere Konflikte einfach nicht verstehe. Es gibt nichts in unserem Alltag, worüber wir wirklich unzufrieden sein können, aber es passiert doch, und dann ärgere ich mich darüber, dass wir damit nicht angemessen umgehen können. Und dann fällt es mir schwer, wieder gut zu sein.*

Therapeutin: *Warum?*

(Die Reflexion der Therapeutin: eine Einladung, den Punkt zu vertiefen.)

Søren: *Weil ich mich so darüber ärgere, dass wir nicht weiter kommen und dass es so sein muss. Und dann ärgere ich mich über Kirsten. Ich brauche Zeit, um mich zu beruhigen und darüber zu sprechen, aber ich ergreife nicht die Initiative dazu ... Naja, doch, ich frage, ob etwas los ist, aber das ist nicht ...*

Therapeutin: *Aber wie ich dich verstehe, ist ja bei dir etwas los?*

(Die Reflexion der Therapeutin: Jetzt, wo Søren persönlicher wird, möchte die Therapeutin auch, dass er merkt, dass er nicht in vollem Umfang die Verantwortung für seine Gefühle übernimmt, sondern dass er sich hinter der Frage an Kirsten versteckt.)

Søren: *Ja, ja, aber ich bin nicht so gut darin, zu erzählen ...*

Therapeutin: *Nein. Wenn du Kirsten fragst: Ist etwas los? Dann ist das ja eine Art Trickfrage, weil du ja weißt, dass etwas ist. Aber du erzählst nichts über dein Thema.*

(Die Reflexion der Therapeutin: der Versuch, Sørens Anteil an einem Muster zu verdeutlichen.)

Søren: *Nein, nicht auf die Art ...*

Später im Gespräch:

Søren: *Ich habe das Gefühl, dass ich alles mache und dass sie nur ihre Sachen macht, weil sie zu spät anfängt. Und dann komme ich plötzlich in Zeitnot mit meinem Tagesplan.*

Therapeutin: *Wie sieht es bei dir aus, Kirsten?*

Kirsten: *Nun, er hat schon Recht. Und ich glaube, dass der Hintergrund ist, dass Søren älter ist als ich und dass ich ihm immer die Entscheidungen überlassen habe, wenn ich etwas tun sollte ... Ich habe mich dabei wahrscheinlich gut gefühlt. Es hat mich von diesem Gefühl von Schwere befreit, das das Tragen von Verantwortung bedeuten kann.*

Therapeutin: *Und jetzt?*

(Die Reflexion der Therapeutin: Wunsch, dass Kirsten in ihrer Beschreibung so aktuell wie möglich und auf diese Weise im Hier und Jetzt klarer wird).

> **Kirsten:** *Also, ich bin mir dessen erst vor Kurzem bewusst geworden … Und ich ärgere mich so, wenn er nichts sagt … Das ist so bei ihm eingebaut, dass er auf die Uhr schaut … Ich glaube, ich komme dann in so einen Trotz, dass du hier nicht ankommen und über mich bestimmen darfst … Und gleichzeitig ist das doch die Verantwortung, die ich ihm übertragen habe … Ich stelle mich dann quer, werde sauer und ärgerlich …*

> **Therapeutin:** *In meinen Ohren klingt euer Umgang miteinander ein bisschen wie eine Vater-Tochter-Beziehung. Der Vater, der auf etwas indirekte Art und Weise seine verantwortungslose Tochter zurechtweist. Und die Tochter wird so trotzig, wie ein Teenager es werden kann, und will nicht tun, was Papa meint?*

(Die Reflexion der Therapeutin: Die Umschreibung ihrer Dynamik wird durch den Vergleich mit einer Vater-Tochter-Beziehung zugespitzt, um die Gegenseitigkeit zu verdeutlichen und zu betonen. So ein Kommentar kann nur funktionieren, wenn der Kontakt zu beiden Parteien tragfähig ist und wenn hörbar ist, dass die Therapeutin bereit ist, sich Vorbehalte und andere Sichtweisen anzuhören beziehungsweise bereit ist, einzuräumen, dass sie sich täuscht.)

> **Søren:** *Ach … ich weiß es nicht. Ja, natürlich glaube ich nicht, dass es so ist, aber es kann schon sein … Mir fehlt wohl die Erkenntnis, dass man gescheitert ist und von dort weitermachen kann …*

In dem ganzen Gespräch dreht es sich darum, wie beide dazu beitragen, das Muster zwischen sich, bei dem sie auf Abstand gehen und nicht die volle Verantwortung für sich selbst und die Beziehung übernehmen, aufrechtzuerhalten. Søren wird allmählich klarer, dass er dazu neigt, belehrend und definierend zu werden, und Kirsten entdeckt, wie sie aussteigt und unklar wird in Bezug auf das, was sie will. Der Preis für das Brechen mit den eigenen Mustern und

Strategien ist, die eigene Verletzlichkeit zu spüren. Deshalb ist es notwendig, die eigenen Strategien klar zu erkennen – und zwar in einem therapeutischen Raum, in dem man als die Person, die man ist, anerkannt wird. Am Ende des Gesprächs wird sich Kirsten ihrer Strategien ernsthaft bewusst:

> **Kirsten:** *Wie ich hier so sitze, beschäftigt es mich, dass es ja stimmt, wenn Søren sagt, dass ich auch ein ordentliches Zuhause haben will. Ich möchte es auch gern aufgeräumt haben, und dann wird es Søren, der dafür zuständig wird. Aber ich möchte auch Nähe und Kontakt, so dass wir miteinander sprechen und spontan etwas machen können.*
>
> **Therapeutin:** *Und hast du eine Idee, wie du dazu beitragen kannst, dass das passiert?*

(Die Reflexion der Therapeutin: Kirsten an ihre eigene Verantwortung zu erinnern. Kirsten ist damit beschäftigt, sich ihren eigenen Anteil anzuschauen, aber sie neigt dazu, wieder die Passive zu werden, was Søren die allgemeine Verantwortung überlässt).

> **Kirsten:** *Also, da kann ich sagen: Weißt du was, Søren, jetzt putzen wir, und dann gehen wir nachher in den Wald. Statt zu sagen: Nein ich habe wirklich keine Lust, zu putzen, und dann will ich nachher auch nicht in den Wald. Und dann wird das so eine parallele Tretmühle. Und da muss ich einen Schritt nach vorn machen und dazu stehen, dass das für uns beide wichtig ist.*
>
> **Marius:** *Für die ganze Familie …*
>
> **Søren:** *Ich sitze hier und gluckse innerlich vor Lachen.*

Für die Familientherapeutin ist es eine grundlegende Voraussetzung, die Gegenseitigkeit in den ablaufenden Mustern sehen zu können. Es braucht, wie bereits erwähnt, zwei, um ein Muster aufrechtzuerhalten, und in dieser Familie wird für beide Parteien allmählich sowohl Sørens als auch Kirstens Beitrag zu dem sogenannten Vater-Tochter-Muster deutlich. Wir haben Interaktionsmuster als Symptom schaffend, Symptom aufrechterhaltend oder Symptom heilend bezeichnet. In fast allen Familien werden Interaktionen aus allen drei Kategorien vorkommen, und genauso können in einer einzelnen Situation oder einem einzelnen Gespräch sowohl konstruktive als auch destruktive Arten und Weisen, sich gegenüber der anderen Person zu verhalten, vorkommen. Sowohl Kirsten als auch Søren sind im Laufe des Gesprächs mehr und mehr bereit, nach innen zu schauen, und aufgrund der Selbstreflexion und der Offenheit, sich gegenseitig zuzuhören, wird die Interaktion in höherem Maße Symptom heilend. Dies wird im Übrigen am Ende dieses Gesprächs von dem Sohn, Marius, bestätigt, der klar spürt, dass Kirstens abschließende Einsicht allen in der Familie zugutekommen kann.

In der Therapie ist es die Aufgabe der Therapeutin, einen Rahmen zu schaffen, in dem die Familienmitglieder, indem sie erzählen, sich zuhören und auf einander reagieren, die Interaktionen selbst entdecken und etwas über diese lernen – allgemein und insbesondere in Bezug auf ihren jeweils eigenen Anteil. Diese Untersuchung oder Entdeckungsreise braucht Führung, damit die Familie nicht dort landet, wo sie üblicherweise landet. Die Führung beziehungsweise die Interventionen müssen immer auf den Grad von Kontakt oder von therapeutischer Allianz sowie auf die Bereitschaft der einzelnen Person zu Selbstreflexion und Empathie abgestimmt werden. Die Interventionen verlangen Timing, und die fachliche Perspektive der Therapeutin muss offen und nicht bewertend formuliert sein, was die Möglichkeit des Aneinander-Vorbeigehens miteinschließt. Auch hier geht es nicht darum, Recht zu bekommen, sondern gemeinsam Zusammenhang und Sinn zu finden.

Beispiel:
Mille und Stefan sind seit dreiundzwanzig Jahren zusammen. Sie haben die Söhne Karlo, sechszehn Jahre, und Oskar, vierzehn Jahre. Mille ist Sozial- und Gesundheitsassistentin, und

Stefan ist selbstständig. Sie waren vorher in einer Paartherapie, aber nun haben sie die Söhne gebeten, teilzunehmen.

Bei der einleitenden Vorstellung und beim Besprechen des Themas dieses Gesprächs werden die verschiedenen Ausgangspositionen geklärt:

Mille: *Die Jungs haben mir zuliebe versprochen, mitzukommen, und das merkt man vielleicht auch.*

Therapeutin: *Davon nicht begeistert zu sein, ist eine sehr ehrliche Reaktion.*

Mille: *Ich finde, dass sie mitkommen sollten, weil sie von dem hier auch beeinflusst werden.*

Therapeutin: *(an die Eltern gerichtet:) Obwohl es erstmal so klingt, als ob ihr euch darüber einig seid, warum ihr gekommen seid, möchte ich es gern von jedem einzeln hören. (an die Söhne gerichtet:) Ihr seid herzlich eingeladen, euch auch zu melden, falls ihr etwas sagen möchtet oder eine Meinung zu etwas habt.*

Mille: *Ich glaube eigentlich, dass es für mich so ist ... Es ist schwierig für uns gewesen, auf eine gute Art über die Dinge zu sprechen ... Es ist rauf und runter gegangen ... und jetzt habe ich das Gefühl, dass wir mehr Kapazitäten dafür haben, mehr in die Tiefe mit dem zu gehen, um was es eigentlich geht, was zugrunde liegt ... Es hat sehr mit der Beziehung zu den Kindern zu tun, wenn sie beteiligt sind ... Wir sind sehr unterschiedlich ... Stefan regt sich schnell auf, und damit habe ich es ein bisschen schwer ... Für mich ist es manchmal schwierig, mich einzubringen.*

Therapeutin: *Und was sagst du, Stefan? Wie sieht es bei dir aus?*

Stefan: *Es kann ja schon sein, dass es noch etwas Anderes gibt, aber wir haben uns darüber geeinigt, dass es dies ist, worüber wir sprechen, weil es mich ja auch ... ich will Mille ja nicht verletzen oder ärgerlich oder böse sein, es passiert einfach ... Deshalb finde ich es auch schön, darüber zu sprechen ... Es passiert irgendwas in den Situationen, wo ich mich aufrege und aufbrausend werde oder was auch immer ich tue ... Und das Gleiche mit dir ... Es ist also die Kommunikation ... Was dem zugrunde liegt, wissen wir nicht.*

Mille: *Ja, dem kommen wir nicht auf den Grund.*

Therapeutin: *Okay. (an die Jungen gerichtet:) Gibt es etwas, das ihr gern zu dieser Einleitung sagen möchtet?*

Karlo: *Ich finde es eigentlich nicht so schlimm. Ich bin manchmal zu Besuch bei Freunden, wo es noch viel schlimmer abgeht ...(alle lachen ein bisschen) Aber ich spüre schon, dass es mich manchmal beeinflusst, wenn sie diskutieren. Und ich kann nicht einfach den Tisch verlassen, ich muss bleiben, weil sie finden, dass es mich auch betrifft.*

Oskar: *Also meistens finde ich, dass es lächerliche Sachen sind, über die sie diskutieren. Manchmal sollten sie einfach sagen: Egal und weiter. Weil es manchmal wirklich lächerlich ist.*

(Die Reflexionen der Therapeutin: Es ist wichtig, allen in der Familie zu ihren eigenen Bedingungen zuzuhören und sich anzuhören, worauf sie gern den Fokus legen würden, bevor der Vertrag formuliert wird. Vorbehalte oder Widerstand dagegen, dabei zu sein, sollten Raum haben und anerkannt werden. Die Unterschiede der Familienmitglieder sollen deutlich gemacht werden. Die Söhne sind miteinbezogen, was man daran sieht, dass sie entspannt und entgegenkommend in ihren Reaktionen – in Form von Lächeln und Nicken – erscheinen.)

Etwas später im Gespräch:

> **Therapeutin:** *Jetzt habt ihr mir jeder für sich ein Bild davon vermittelt, was ihr erlebt, und ich glaube, das hat mir einen allgemeinen Eindruck davon gegeben, was passiert. Könnt ihr es noch konkreter machen? Wenn ihr jetzt ein Gespräch darüber beginnt, werde ich etwas sagen, sobald mir etwas auffällt.*

(Die Reflexionen der Therapeutin: Da die Eltern diese Therapieform schon von früher kennen, werden sie früh im therapeutischem Verlauf dazu eingeladen, einen Hier und Jetzt-Dialog zu führen, bei dem sie gleichzeitig dazu aufgefordert sind, so konkret wie möglich zu sein.)

> **Stefan:** *Ich finde ja, dass da, wo ich stur werden kann, zum Beispiel bei der Kindererziehung ... und wie wir erziehen ... Wenn ich eine Diskussion mit einem von den Jungen habe und du dich auf ihre Seite stellst und ohne Einschränkungen deine Meinung dazu abgibst ... dann fühle ich mich an die Wand gedrängt. Und dann bin ich der Böse. Denn aus meiner Sicht war ich anderer Meinung als einer der Jungen, wie man seine Freizeit verbringt, ob man Sport treibt oder nicht und wie lange man abends auf ist ...*

> **Mille:** *Ich finde nur, dass wir uns in den zentralen Punkten über ganz viele Dinge einig sind. Aus meiner Sicht ist es die Art, wie du es sagst. Ich finde, du bist sehr belehrend. Und wenn ich dann erlebe, dass du mich direkt abwertend ansprichst, dann betätigt das einen Schalter bei mir ... Und dann wirst du richtig wütend ... und dann soll ich aufhören, weil ich dich nicht unterstütze. Aber genau gesehen geht es nicht darum, dass wir uns nicht einig sind, sondern darum, wie wir darüber sprechen.*

> **Stefan:** *Ich weiß schon, dass ich die Sachen manchmal auf eine blöde Art sage ... Und ich möchte das auch verdammt gern ändern ... aber ich scheine ja irgendetwas mit mir herumzuschleppen, das bewirkt, dass ich es auf diese Art mache.*

Mille: *Das weiß ich nicht, aber findest du selbst, dass du dich manchmal hässlich ausdrückst?*

Stefan: *Ja, ich weiß das sehr gut. Und wenn du mir sagst, dass ich das gemacht habe, dann weiß ich es schon, oder? ... Aber dann gelingt es mir nicht, zuzuhören, dann bin ich darauf fokussiert, dass du Partei für die Jungen ergriffen hast, weißt du?*

Therapeutin: *Nur nebenbei. Es freut mich zu hören, wie ihr jetzt gerade miteinander sprecht. Ich würde aber gern abklären, ob das die Art ist, wie ihr gewöhnlich zu Hause miteinander sprecht, oder ob jetzt gerade etwas Neues passiert.*

(Die Reflexionen der Therapeutin: Obwohl die Therapeutin die Art, wie die Eltern mentalisieren, gut findet, ist es wichtig, dass die Eltern selbst sich auf die Kommunikation beziehen. Es könnte sich zeigen, dass kleine Dinge für sie frustrierend sind, die wichtig wären, ans Licht zu bringen.)

Mille: *Es passiert etwas Neues.*

Stefan: *Ja, es ist viel konstruktiver.*

Als Mille und Stefan zusammen untersuchen, was jetzt anders ist, kommt Stefan dahinter, dass er oft Schwierigkeiten damit hat, seine Wut zu kontrollieren, und dass diese ausgelöst wird, wenn er erlebt, dass Mille ihm gegenüber illoyal ist. Er übernimmt die Verantwortung für diese Schwierigkeit in der Interaktion – als seine Schwierigkeit –, woraufhin sich das Gespräch darauf konzentriert, ob Mille die Ohnmacht hinter der Wut sehen kann.

Therapeutin: *Es geht jetzt darum, ob du sehen kannst, dass Stefan in Schwierigkeiten steckt. Dass die Wut verdeckt, dass er Schwierigkeiten hat.*

Mille: *Ich verstehe nicht ...?*

Therapeutin: *Wenn Stefan nicht spüren kann, dass du zu ihm stehst, dann sieht er dich als jemanden, der illoyal ist ... jemanden, der gegen ihn ist.*

Mille: *Aber meine Gefühle kochen ja auch hoch, genau wie seine ... Ich bin dann darüber aufgebracht, wie er es sagt. Ich habe ja das Gefühl, dass das Haus von dem angefüllt ist, was ich am schwersten ertrage, von Wut ...*

Therapeutin: *Mit dieser Art von Gefühlen – wenn man rotsieht – ist es so, dass man nicht in der Lage ist, etwas Anderes zu sehen als die eigene Wut. Das gilt für euch beide, und es ist völlig egal, was der Grund ist. Man muss runterkommen und sich in das rosafarbene oder weiße Gebiet begeben – in dem ihr euch jetzt befindet –, und hier können Gefühle und Gehirn miteinander kommunizieren. Wenn du darüber wütend wirst, dass Stefan sich gegenüber den Kindern abwertend ausdrückt, dann kannst du ihn ja nicht sehen, dann siehst du ihn nur aus dem roten Gebiet heraus, dann musst du erst runterkommen.*

Mille: *Ja.*

Therapeutin: *Aber niemand befindet sich die ganze Zeit im roten Gebiet.*

Mille: *Ich glaube, wenn ich da bin, muss ich weggehen ... um runterkommen zu können.*

(Die Reflexionen der Therapeutin: Übung in Empathie und gleichzeitig eine fachliche Perspektive zu starker Wut, die der Mentalisierung im Weg steht.)

Stefan: *Ich sage jetzt etwas, das dich vielleicht provozieren wird ...*

Mille: *Das darfst du gern ...*

Stefan: *Ich weiß gut, warum du so reagierst ... Das liegt daran, dass* *du zu Hause so erniedrigt worden bist ... Die Art, wie du reagierst, kommt daher, dass du dich als Kind so ungerecht behandelt gefühlt hast, und das soll deinen Kinder auf gar keinen Fall passieren. Und dann kommst du in das rote Gebiet, oder? Und da hörst du mich nicht. Und ich spüre diese Illoyalität. Und da höre ich dich nicht.*

Mille: *Und dann stehen wir da wie zwei Krieger.*

Stefan: *Ja, wir stehen da ...*

Therapeutin: *Und zwei Krieger im rotglühenden Gebiet können nur kämpfen. Da gibt es nur diese eine Möglichkeit.*

Wie bereits erwähnt, ist der erste Schritt, um ein frustrierendes oder destruktives Muster zu brechen, nach innen zu schauen und den eigenen Anteil bei der Interaktion zu erkennen. Der nächste Schritt ist, die Verantwortung dafür zu übernehmen. Das öffnet die Tür dafür, dass der Partner sich inspirieren lassen kann, das Gleiche zu tun, und dafür, dass man zu verstehen lernt, worum es hinter der offensichtlichen oder oberen Schicht des Konfliktes geht. Es ist oft ein großer Schritt, aufzuhören, den anderen dafür zu kritisieren, was man vermisst oder wovon man genug hat.

Angriff erzeugt Verteidigung oder neue Angriffe. Wenn das, was man vermisst, sich nicht mehr als Kritik äußert, sondern als das, was es ist – etwas, das man vermisst –, entsteht Raum und meistens auch der Wunsch, gemeinsam die gegenseitigen Reaktionen zu untersuchen. Diese Untersuchung selbst löst festsitzende Muster auf. Der Preis und die Bremse ist die Verletzlichkeit. Es ist nicht möglich, sich zu öffnen und auszudrücken, ohne dass sich das verletzlich anfühlt. Das gilt, obwohl bekannt ist, dass Verletzlichkeit auch eine menschliche Stärke ist, da sie eine Voraussetzung für emotionale Tiefe und Empathie ist. Wenn wir gemeinsam Erfahrungen damit machen, zu teilen, zu klären und Verantwortung zu übernehmen, passiert es oft, dass wir entdecken, dass das Reaktionsmuster des Partners genau die Herausforderung darstellt, die wir selbst brauchen, um aus unserem Teil alter Muster herauszufinden.

Die nächste Therapiesequenz illustriert, wie eine Mutter einer dreizehnjährigen Tochter aus lauter Liebe und in dem Versuch, für ihre Tochter das Beste zu tun, keine Verantwortung für sich selbst übernimmt. Paradoxerweise ist die Folge, dass die Tochter diese auf sich nimmt und auf diese Art eine zu große Verantwortung für das Wohlbefinden der Mutter und für die gemeinsame Beziehung aufgeladen bekommt.

Die therapeutische Herausforderung besteht darin, neben dem Identifizieren der Dynamik die Absichten von beiden zu sehen und anzuerkennen, so dass es für die Mutter möglich wird, ohne (Selbst-) Verurteilung zu erkennen, wie sie der Tochter unbeabsichtigt die Verantwortung überträgt. Das ist gleichzeitig die Voraussetzung dafür, dass sie sich dafür entscheiden kann, anders zu handeln.

Beispiel:
Die Mutter Betty ist siebenundvierzig Jahre alt, und die Tochter Trine ist dreizehn. Betty wurde von Trines Vater geschieden, als Trine eineinhalb Jahre alt war. Der Vater gründete eine neue Familie, in der Trine drei Halbgeschwister hat. Der Vater wurde vor einem Jahr zum zweiten Mal geschieden. Trine hat ihren Vater über die Jahre regelmäßig besucht, will ihn aber seit einem Monat nicht mehr sehen. Sie ist vor allem wütend darüber, dass der Vater zu verhindern versucht, dass sie ihre Stiefmutter sieht. Die Therapeutin kennt die Familie schon länger.

Kurz nach Beginn des Gesprächs fängt Betty an, mit Trine zu sprechen:

Betty: *Ich habe viel darüber nachgedacht, wie ich in der Zeit, als du deinen Vater nicht sehen wolltest, für dich da sein konnte. Ich wollte dich so gern unterstützen und beraten, aber das fiel mir sehr schwer.*

Ich habe nicht gewusst, wie ich damit umgehen soll. Was richtig war ... Wir haben ja darüber gesprochen, dass du keine Lust hattest, ihn zu besuchen, und ich glaube, ich war etwas langsam dabei, mich einzuschalten ... und dich darin zu unterstützen, dich deinem Vater gegenüber abzugrenzen. Ich glaube, ich habe es aufgeschoben, weil ich selbst so verwirrt war und es mir so schwer fällt, mich abzugrenzen.

Trine: *Das finde ich nicht, es war nur am Anfang ein bisschen so, aber ansonsten finde ich, warst du schnell dabei, zu sagen: Okay, dann ist es, wie es ist. Und ob du ihm sagen solltest, dass ich nicht kommen wollte ...*

Therapeutin: *(an Betty gerichtet, die beim Sprechen Tränen in den Augen hat:) Ich kann sehen, dass du berührt bist, aber ich kann es dir nicht anhören. Kannst du dein Berührtsein in dem, was du sagst, miteinbeziehen? Es wirkt, als ob du dich selbst zurückhältst ...?*

(Die Reflexionen der Therapeutin: eine Hilfestellung, damit Betty eine vollständige persönliche Aussage macht, bei der Worte und Gefühle übereinstimmen.)

Betty: *Ja, ich bin sehr berührt ... Ich spüre, dass ich mich selbst bremse, weil ich Angst habe, dass Trine dann auf mich aufpassen will ...*

Therapeutin: *Das wird sie weniger tun, wenn du es selbst tust. Aber wenn du da sitzt und dich zurückhältst, wird sie es tun. Es ist also viel besser, wenn du es aussprichst. Es ist ja spürbar.*

Betty: *Nun, das ist das genaue Gegenteil von dem, was ich sonst mache ... Für mich ist das Richtige, es zurückzuhalten und nur die Starke zu sein und sie zu beschützen. Aber ich weiß ja, dass das nicht ehrlich ist, es ist also wirklich schön, das von dir zu hören ... Ich kann schon fühlen, dass es richtig ist, ich kann nur ...*

Trine: *Also, das hat ja mit dir nichts zu tun, das mit Papa ... Das ist zu einhundert Prozent meine und Papas Angelegenheit. Es ist ja nicht* *deine Schuld, dass das zwischen uns passiert ist …*

Therapeutin: *(an Trine:) Es ist schön, dass du mit dem, was du denkst, so deutlich bist, und auch, dass du deiner Mutter gern helfen willst. (an Betty:) Versuch, dich um das zu kümmern, was du fühlst. Die Gefühle sind ja weder richtig noch falsch, sondern sie SIND. Und es ist wichtig, dass du zu dem stehst, was für dich wahr ist, anstatt nur Rücksicht zu nehmen.*

Betty: *Ich habe Angst gehabt, dass das, was zwischen Papa und mir passiert ist, sich mit dem Jetzt vermischen würde.*

Trine: *Das, was zwischen mir und Papa ist, hat nichts damit zu tun, was ihr miteinander gehabt habt. Das hier ist etwas Anderes. Ich bin es leid, dass er lügt, und ich finde, er ist kein besonders guter Vater gewesen … Und das kann ich ihm schon selbst sagen … und das brauchst du nicht zu tun … Ich bin ja fast vierzehn.*

Betty: *Das ist das, was sich für mich vermischt … weil es ja nichts mit mir zu tun hat … Und dann passiert es mir, dass ich dich behandle, als wärst du kleiner, als du bist.*

Therapeutin: *Was macht dieses Gespräch mit dir?*

(Die Reflexion der Therapeutin: Betty soll weiterhin daran erinnert werden, eine vollständige persönliche Aussage zu machen, aus der auch hervorgeht, was das alles ihr bedeutet. Andernfalls wird sich Trine wieder daran abarbeiten, die Gefühle der Mutter zu spüren und zu deuten).

Betty: *Es wird leichter.*

Therapeutin: *Was wird leichter?*

Betty: *Es ist weniger verschwommen, wo es um mich geht und wo um Trine und ihren Vater. Wann ich für mich einstehe und wann ich für Trine einstehe …*

Trine: *Es ist, als ob du versuchst, mich davor zu schützen, dass mir etwas Böses zustößt … Als ob ich immer noch dein kleines Mädchen bin und mir nichts passieren darf … Aber so etwas, das passiert einfach, das kann man nicht vermeiden.*

Das Gespräch entwickelt sich in eine Richtung, bei der es darum geht, wie wichtig es ist, dass Betty und Trine mehr zu zwei eigenständigen Menschen werden. Ihre Beziehung ist auf eine Art und Weise nah, bei der es beiden aus Angst, die andere traurig zu machen, schwer fällt, sie selbst zu sein. Nachdem Trine darüber gesprochen hat, wie sie vermeidet, zu sagen, wenn sie findet, dass ihre Mutter sich nicht einmischen soll, nimmt sie offensichtlich ihren Mut zusammen:

Trine: *Und dann gibt es da noch dieses, dass du sagst: Entschuldigung, dass ich so eine schlechte Mutter bin, dass ich so langweiliges Essen mache … Entschuldigung, dass es so unordentlich ist, wenn Freundinnen zu Besuch kommen … Meinen Freundinnen ist es total egal, ob es sauber ist, wenn sie zu mir kommen, und ich finde nie, dass du langweiliges Essen machst … und das habe ich dir schon so oft gesagt.*

Betty: *Das ist richtig.*

Trine: *Aber es ändert sich ein Scheiß.*

Betty: *Jetzt halt mal die Klappe … Ja.*

Therapeutin: *… aber vielleicht schmeckt das Essen schlecht, wenn man es mit schlechtem Gewissen serviert.*

Betty: *Ja.*

Trine: *… also, es brennt auch in mir … Und ich sage es dir oft … Dass* *du das sagst, dass du dich entschuldigen musst, dass du so eine schlechte Mutter bist.*

Betty: *Sage ich das wirklich so oft?*

Trine: *Ja.*

Betty: *Ja, das tue ich …*

Trine: *Und wenn ich mein Essenspaket mal vergesse, dann wirst du so ganz … dass du denkst, ich sterbe vor Hunger … Und, uh, jetzt ist alles so schlimm, und ich habe Magersucht … Entspann dich.*

Betty: *Das stimmt, so ist das … Und weißt du was … manchmal höre ich mich das selber sagen … und alles, was ich da mache, ist ja, dir die Verantwortung zu übertragen, weil du mir dann sagen musst, dass ich eine gute Mutter bin.*

Trine: *Ja … und dieser Satz, dass du dich entschuldigst, dass du so eine schlechte Mutter bist – den bekomme ich fast täglich zu hören.*

Betty: *Wirklich?*

Trine: *Ja … Und warum? Du bist überhaupt keine schlechte Mutter.*

Betty: *Nein, aber wahrscheinlich gibt es mir Wärme, wenn ich dich dazu bringe, mir zu sagen, dass ich eine gute Mutter bin.*

In dieser Familie ist die dreizehnjährige Tochter in der Lage, ihre Gedanken und Gefühle in Bezug auf ihre Mutter auszudrücken. Das ist nicht immer der Fall. Im nächsten Kapitel werden wir unsere fachlichen Überlegungen in Bezug auf die Teilnahme von Kindern an der Familientherapie erörtern.

FAMILIENTHERAPIE UND KINDER

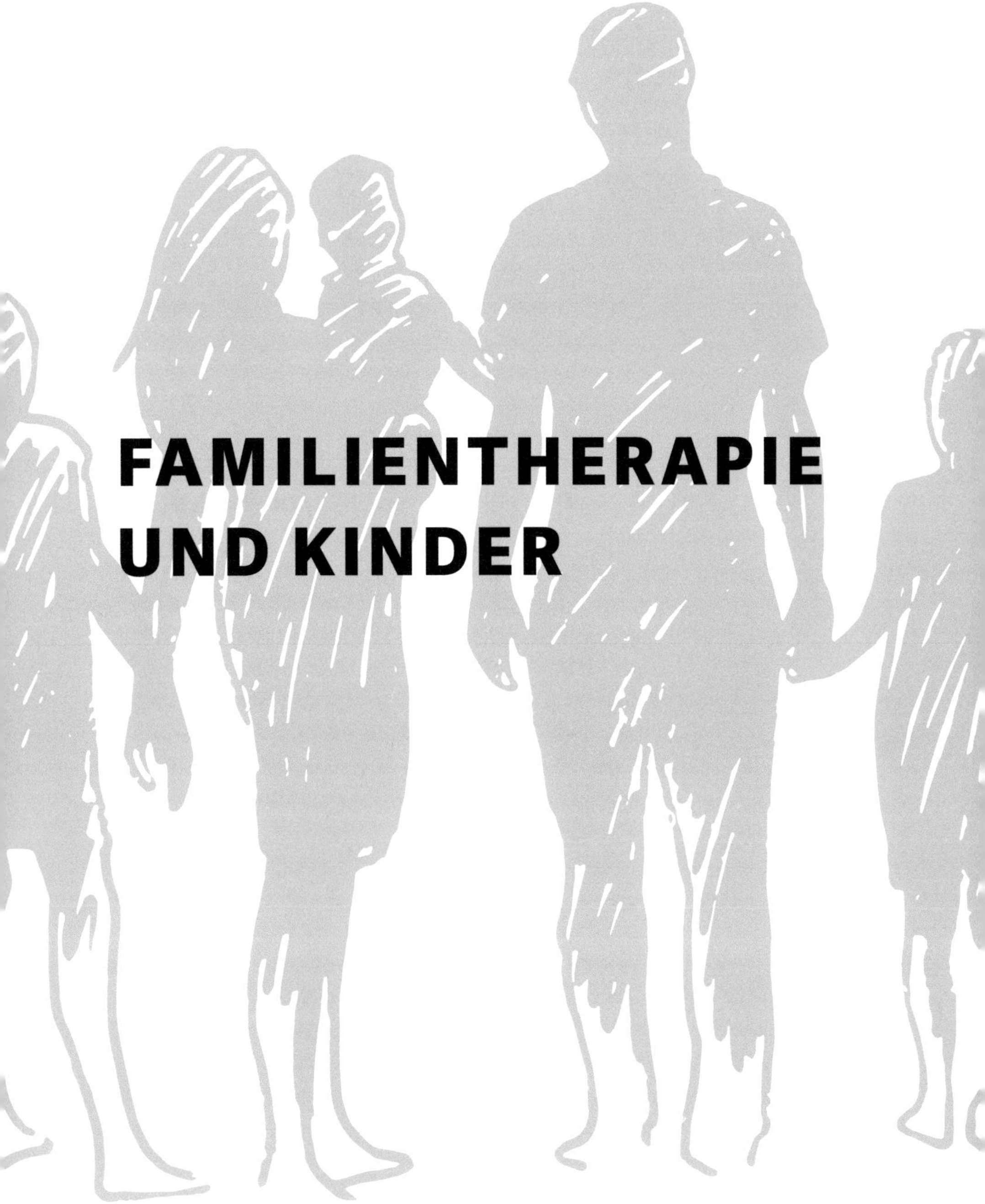

Unserer Erfahrung nach zögern viele Fachleute, Kinder in Gespräche über die Schwierigkeiten in der Familie miteinzubeziehen. Selbst in vielen kommunalen Familienhäusern, wo es naheliegend scheint, Hilfe für die ganze Familie anzubieten, neigt man oft dazu, die Familie aufzuteilen, so dass die Familienmitglieder jeweils eigene Angebote bekommen. Dafür kann es natürlich gute fachliche Gründe geben, doch unsere Erfahrung ist, dass der Grund oft in mangelnder Erfahrung mit Familientherapie oder in dem Drang, die Kinder vor der schmerzvollen Wirklichkeit zu schützen, in der sie faktisch leben, liegt. Kinder zu sehen, die missverstanden, übersehen oder auf andere Art und Weise von ihren Eltern vernachlässigt werden, tut richtig weh. Doch gerade dann ist es ja wichtig, dass wir als Therapeutinnen einen Einblick bekommen, wie sich die Dynamik innerhalb der Familie tatsächlich abspielt, und dass wir uns nicht ausschließlich auf die Beschreibungen und Deutungen der Eltern oder Kooperationspartnerinnen verlassen. Wir müssen es aushalten können, die Wirklichkeit, so, wie sie das Kind im Alltag erlebt, zu sehen. Gleichzeitig müssen wir sehen, wie die Eltern versuchen, wertvoll zu sein, und wo ihnen das eben nicht gelingt.

Wie gesagt kann mangelnde Erfahrung damit, ein ganzes Familiensystem zu überschauen, ein weiterer Grund sein, die Familie aufzuteilen. Es kann schwierig sein, sich auf die oft gegensätzlichen und kreuz und quer gelagerten Bedürfnisse und Projektionen innerhalb der Familie zu beziehen, und der Versuch, einem solchen familiären Chaos mit Struktur zu begegnen, kann aus diesem Grund sinnvoll erscheinen.

Ein dritter Vorbehalt ist, dass die Kinder nicht mitmachen wollen. Diese Einschätzung kann sowohl von Eltern als auch von Fachleuten kommen. Man kann leicht verstehen, dass viele kleine und große Kinder sich Sorgen darüber machen, wie es sein wird, in der Familie miteinander zu sprechen – auch im Beisein einer Familientherapeutin. Sie reagieren natürlich aufgrund ihrer Erfahrungen damit, wie das Miteinandersprechen in der Familie normalerweise abläuft, und sie können sich nur schwer vorstellen, dass es anders werden könnte – genau wie ihre Eltern. Der Punkt ist, dass die Kinder auf die Einladung, dabei zu sein, auf der Grundlage früherer Erlebnisse in der

Familie und auch der Art und Weise, wie die Eltern die Einladung verbal und nonverbal kommunizieren, reagieren. Sie spüren die Sorge, Unlust oder Nervosität der Eltern und kooperieren manchmal, indem sie nein sagen. Wie in vielen anderen Situationen auch, ist es die Verantwortung der Eltern, klar zu sein in Bezug auf das, was sie selbst brauchen, und in Bezug auf den Grund ihres Wunsches, dass die Kinder bei den Gesprächen dabei sind. Wenn die Eltern Zweifel haben, ob die Kinder dabei sein sollen, ist es eine gute Idee, dass sie sich – eventuell gemeinsam mit der Familientherapeutin – selbst klar werden, bevor sie ihre Entscheidung treffen.

Warum Kinder einbeziehen?

Die kurze Antwort auf die Frage, warum es eine gute Idee ist, dass die Kinder an der Familientherapie teilnehmen, lautet: Es hilft allen Beteiligten – den Kindern selbst, den Eltern und der Familientherapeutin.

Beginnen wir mit der Familientherapeutin. Für die Therapeutin ist es eine unschätzbare Hilfe, die Reaktionen der Kinder im Rahmen der Familientherapie zu hören und nicht zuletzt auch zu sehen. Die Kinder funktionieren wie eine Art Gefühlsbarometer für das, was vor sich geht, und aus diesem Grund sind sie eine wesentliche Informationsquelle zu dem Geschehen in der Familie. Die Arten und Weisen, wie Kinder reagieren, sind sehr unterschiedlich und natürlich abhängig von ihrem Alter. Ganz kleine Kinder werden typischerweise unruhig oder weinen, wenn Mama oder Papa in Schwierigkeiten sind und vielleicht in Ohnmacht oder Verzweiflung feststecken. Die etwas größeren Kinder beharren in der gleichen Situation vielleicht darauf, auf dem Schoß der Eltern zu sitzen, wo sie unruhig hin und her rutschen oder auf andere Art versuchen, zu unterbrechen, was für den Erwachsenen so unerträglich zu sein scheint.

Es ist typisch, dass sich das Verhalten des Kindes sofort ändert, wenn der Erwachsene auf etwas Sinnvolles stößt oder sich die angespannte Situation auf andere Weise etwas entspannt.

Viele Kinder werden dann vom Schoß krabbeln und zu spielen beginnen, oder sie schlafen auf dem Schoß ein. Größere Kinder reagieren oft, indem sie benennen, was sie erleben. Insbesondere wenn die Atmosphäre im Raum von Offenheit geprägt ist, bringen Kinder oft ganz überraschend und mit Hilfe weniger Worte Themen auf den Punkt, die absolut zentral sind, über die bisher aber nicht notwendigerweise gesprochen worden ist. Auf diese Weise erhält die Familientherapeutin eine Menge nützliches Wissen über die Beziehungen in der Familie, was sie natürlich in das Verständnis der Reaktionen der einzelnen Personen und des Familiensystems als Ganzem miteinbezieht.

Für viele Eltern ist es überraschend, dass die Teilnahme der Kinder auch für sie selbst eine große Hilfe dabei sein kann, die Kinder besser zu verstehen und etwas über sich selbst zu lernen. Bei dem Zusammensein mit Kindern geht es oft darum, ihnen etwas Bestimmtes beizubringen. Sie sollen zum Beispiel ordentlich sitzen oder zuhören, sie sollen aufhören, zu schreien oder zu stören, oder sie sollen ihre Meinung sagen, ohne andere dabei zu verletzen. Das alles können Beispiele für Werte oder Verhaltensweisen sein, hinter denen die Eltern stehen und die sie ihren Kindern im besten Glauben weitervermitteln. Wenn es aber die Basis für den Großteil des Zusammenseins ist, dass die Kinder etwas Bestimmtes lernen sollen, besteht das Risiko, dass wenig Raum bleibt, dem Kind zuzuhören und seine Wirklichkeit zu seinen eigenen Bedingungen kennenzulernen. In der Familientherapie arbeiten wir damit, dass alle Raum bekommen und Raum geben, um einander zuzuhören. Der therapeutische Raum gibt den Eltern die Möglichkeit, sich in die Reaktionen der Kinder hineinzuversetzen und Zusammenhänge zu erkennen, die sie früher nicht sehen konnten.

Gleichzeitig bekommen sie Hilfestellung bei ihren eigenen Reaktionen sowie dabei, Erfahrungen damit zu machen, wie sie dem Kind auf eine sowohl für das Kind als auch für sie selbst zufriedenstellendere Art und Weise begegnen können.

Die Teilnahme der Kinder ist also auch eine Hilfe für die Eltern, etwas über sich selbst lernen. Kinder reagieren in erster Linie auf das, was in sich nicht schlüssig ist. Wenn es Unstimmigkeiten gibt zwischen dem, was wir sagen, und dem, was wir tun, reagieren die Kinder darauf, und sie lernen mehr durch unsere Handlungen als durch das, was wir sagen. Unstimmigkeiten zwischen Wort und Handlung oder zwischen Wort und Ausdruck vermitteln den Kindern vor allem, dass man dem, was die Erwachsenen sagen, nicht immer vertrauen kann. Daher ist es für alle Parteien und für die Beziehung zwischen Eltern und Kindern wichtig, dass die Eltern damit voran gehen, eigene Fehler, Unsicherheiten oder Begrenzungen einzugestehen. Paradoxerweise ist es für Kinder befreiend und erleichternd, wenn sie hören, dass ihre Eltern zu ihren Zweifeln und ihrer Verletzlichkeit stehen. Viele Eltern streben das Gegenteil an, sie möchten als perfekte Eltern erscheinen, die sich gegenüber Kritik verteidigen und erklären – in dem Versuch, die anderen davon zu überzeugen, dass sie alles im Griff haben. Aber Nähe zwischen Eltern und Kindern setzt die Bereitschaft voraus, authentisch zu sein und Verantwortung dafür zu übernehmen, wenn wir uns täuschen, etwas missverstehen oder ganz einfach nicht begreifen, was los ist. Es ist lebensbejahend, zu erfahren, wie großzügig Kinder die fehlgeleiteten Versuche der Erwachsenen, ihrer Elternrolle gerecht zu werden – statt sie selbst zu sein –, akzeptieren.

Schließlich kann Familientherapie auch eine unschätzbare Hilfe für die Kinder selbst sein. Es ist großartig für das Kind, wenn ihm zugehört und begegnet wird, wenn es traurig ist und sich vielleicht selbst nicht versteht oder sich nicht verständlich machen kann. Es ist eine große Erleichterung in sich, wenn die Familientherapeutin hilft, das Schwierige, in dem das Kind steckt, zu sehen, und wenn sie hilft, zu benennen, warum es für das Kind notwendig ist, zu gehen und die Tür zuzuschlagen oder sich zurückzuziehen Noch mehr Bedeutung bekommt das, wenn die Eltern es auch verstehen können. Ein anerkennendes Lächeln von Mama oder Papa hat eine weit größere Bedeutung für das Kind als die noch so empathischen Worte der Therapeutin, und wenn das Kind beides haben kann, kann das die Basis für wachsendes Selbstgefühl und Entwicklung sein.

Zu guter Letzt ist eine weitere Voraussetzung dafür, dass die Familiengespräche für die Kinder hilfreich sind, dass sie spüren oder sehen können, dass die Eltern sich von der Therapeutin gut behandelt fühlen. Wenn die Eltern nicht das Gefühl haben, dass ihnen wirklich begegnet wird, oder wenn das Kind erlebt, dass die Eltern kritisiert werden, werden Kinder zumachen, versuchen, die Eltern zu verteidigen, oder eben unruhig werden und vielleicht versuchen, die Aufmerksamkeit abzulenken. Die Qualität des Kontaktes mit den Eltern setzt somit in der Familientherapie den Rahmen dafür, welchen Kontakt man mit dem Kind erreichen kann.

Kinder als Träger des Familienlebens

Es gibt für Kinder nichts Wichtigeres, als sich die Liebe der Eltern zu bewahren. Wenn es in der Familie Schwierigkeiten gibt, neigen die Kinder dazu, die Schuld auf sich zu nehmen, und sie neigen auch zu dem Versuch, das zu ändern, was nicht funktioniert. Oft werden ihre Versuche wie das Gegenteil aussehen: dass sie Unsinn machen, lästig sind, nicht zuhören wollen oder scheinbar nur machen, was sie wollen.

Solche Reaktionen haben immer einen hintergründigen Sinn, bei dem es darum geht, im Rahmen der kindlichen Möglichkeiten eine Schieflage zu korrigieren. Das kann der Versuch sein, etwas zusammenzuhalten, das aus dem Gleichgewicht geraten ist; zu verstecken, was sich verboten anfühlt; abzulenken oder sich unsichtbar zu machen, um die Dinge nicht zu verschlimmern. Obwohl das niemand will und obwohl es schwierig sein kann, die Zusammenhänge zu entdecken, werden Kinder in dem Versuch, für die Familie und das Leben ihrer Eltern wertvoll zu sein, auf ihre Integrität und letztendlich auf ihr Selbstgefühl verzichten – das zu wissen, ist von grundlegender Bedeutung.

Elterliche Verantwortung und Schuld

In der Familientherapie besteht der erste Schritt darin, dass die Eltern größere Verantwortung für die Interaktion auf sich nehmen, dazu gehört oft, zu klären, auf welche Weise die Reaktionen der Kinder Sinn machen und wie die Kinder reagieren, wenn sie bereits Schuld übernommen haben. In vielen Familien sieht es auf den ersten Blick vielleicht so aus, als ob es die Kinder sind, die den größten Einfluss auf die Stimmung haben, die die Ursache für die Konflikte sind und die damit das Ruder übernommen haben. Beispielsweise können Streitereien und Raufereien von Geschwistern fast den ganzen Raum einnehmen.

Eine grundlegend wichtige fachliche Perspektive ist daher, dass es immer die Erwachsenen sind, die die Verantwortung für die Art, wie die Familie zusammenlebt, tragen. Wenn die Kinder verantwortlich zu sein scheinen, liegt das daran, dass sie versuchen, die Leerstelle auszufüllen, die entsteht, wenn die Erwachsenen es nicht schaffen, verantwortlich zu sein. Kinder versuchen also, so gut sie können auszubessern, was die Erwachsenen tun und nicht tun.

Doch es ist natürlich unmöglich, die Verantwortung für etwas zu übernehmen, das man nicht sehen kann oder von dem man nicht weiß, welche Folgen es hat. Aus diesem Grund sind wir alle sehr davon abhängig, dass uns insbesondere die Menschen, die uns am Herzen liegen, darauf aufmerksam machen, wie unser Verhalten sie vielleicht verletzt, verunsichert oder verärgert. Hinzu kommt, dass es schwierig ist, unseren Kindern oder Ehepartnern etwas zu geben, das wir selbst nie bekommen haben. In der Familientherapie ist die Verbindung mit unseren Erfahrungen ein Schlüsselkonzept. Beispielsweise wird ein Vater, der durch seinen eigenen Vater nie Umarmungen oder andere Formen physischer Nähe erfahren hat, natürlich zum einen Schwierigkeiten damit haben, dieses Bedürfnis bei seinem Sohn zu sehen, und zum anderen und nicht zuletzt damit, physische Nähe zu empfangen und zu geben. Genau hier ist die Familie der bestmögliche Raum für Lernen, weil die Bindung und die Liebe an sich motivieren, sich für neue Erkenntnisse und Handlungsmöglichkeiten zu öffnen.

Im Alltag und in unserem Gefühlsleben werden Schuld und Verantwortung in der Regel ziemlich vermischt. Man könnte sagen, dass das aus der Sicht der Kinder ganz einfach ist: Sie übernehmen die Schuld, wenn ihre Eltern es nicht schaffen, Verantwortung zu übernehmen. Je mehr die Kinder ihrem eigenen Verständnis überlassen werden und je unklarer die Erwachsenen sind, desto mehr Raum kann das Schuldgefühl einnehmen. Das wird weiter verstärkt, wenn das Kind in einem Alter ist, in dem magisches Denken dominiert. Im Alter von zwei bis sieben Jahren kann allein die Idee, dass Papa doof ist, als Ursache dafür erlebt werden, wenn der Vater sich verletzt, wenn er wieder anfängt zu trinken oder wenn Mama und Papa zu streiten beginnen. Um das Schuldgefühl zum Verschwinden zu bringen, nützt es nichts, zu argumentieren oder das Kind auf eine andere Art und Weise davon zu überzeugen, dass es nicht die Schuld trägt. Aber es lässt sich Abhilfe schaffen, indem die Eltern einfühlsam sind und die Bereitschaft zeigen, selbst die Verantwortung zu übernehmen.

Auch die Erwachsenen sind natürlich oft von Schuldgefühlen geplagt. Alle Eltern müssen damit leben, ihre Kinder mehr oder weniger oft im Stich gelassen zu haben. Wir haben alle Phasen gehabt, in denen wir selbstbezogen, abwesend oder verschlossen gewesen sind, und zwar in einem Maße, dass unsere Kinder darunter gelitten haben. Wenn uns das – manchmal viele Jahre später und manchmal mit Hilfe unserer Kinder – klar wird, kann es schwer sein, sich nicht in Schuldgefühlen zu vergraben oder vielleicht Erklärungen außerhalb unserer selbst zu suchen. Die Herausforderung besteht darin, sich der Erkenntnis zu öffnen, den Schmerz zu spüren und endlich seinen Teil der Verantwortung zu übernehmen. Das Übernehmen der Verantwortung kann so die Schuldgefühle heilen.

Es gibt natürlich auch Ereignisse, bei denen es Sinn macht, von Schuld zu reden. Zum Beispiel bei einem Vater, der die Verantwortung für einen Verkehrsunfall, bei dem die Familie verunglückte, trägt; oder bei einer alleinerziehenden Mutter, die ihre kleinen Kinder abends allein ließ, mit der Folge, dass die Kinder sich verletzten. Abgesehen von solchen konkreten Ereignissen, bei denen jemand im rechtlichen Sinn schuldig ist, ist der juristische Begriff der Schuld aus psychologischer Sicht bestenfalls unbrauchbar – im schlechtesten Fall macht die Zuweisung von Schuld das Schlimme nur schlimmer.

Wir haben alle unsere Vergangenheit, die unsere aktuellen Beziehungen prägt und die unsere Sicht auf die Zukunft färben kann. Ein vollständiges Verständnis der Hintergründe der Reaktionsmuster der einzelnen Person müsste notwendigerweise die Familienmuster über Generationen abbilden. Wie Jesper Juul oft betont hat, geht es nicht um die Schuld für die Vergangenheit, sondern um die Verantwortung für die Zukunft.

Wie kann man Kinder einbeziehen?

Wenn die Familie in die Therapie kommt, sind die Kinder bereits direkt oder eher indirekt in das Leben und die Probleme der Familie involviert. Einige Kinder wissen genau, worum es in dem Gespräch gehen soll, andere haben nur ein Gefühl und manchmal eine Ahnung, die ihnen Angst machen. Kinder sind sehr unterschiedlich in Bezug darauf, wie viel sie von selbst erzählen. Viele sind anfangs zurückhaltend und manchmal über die meiste Zeit des Gesprächs hinweg schweigsam, andere beginnen einfach, ohne besondere Aufforderung zu sprechen.

Wie vorher beschrieben, ist der Beginn des Gesprächs sowohl für die Kinder als auch für die Erwachsenen wichtig. Die Familientherapeutin muss die Führung übernehmen und ein bisschen über sich selbst, über die Rahmenbedingungen, über das, was sie schon im Vorfeld weiß, und darüber, wie das Gespräch verlaufen soll, erzählen. Es ist sehr wichtig, sich darauf zu fokussieren, die Basis für eine therapeutische Allianz mit jeder einzelnen Person in der Familie – also auch mit den Kindern – zu schaffen.

Wenn die Therapeutin die Familie bittet, etwas Konkretes über sich selbst zu erzählen – zum Beispiel, was sie machen, wie lange sie verheiratet sind oder einander gekannt haben –, lädt sie die Eltern ein, zuerst zu erzählen, und überlässt es sowohl den Erwachsenen als auch den Kindern, zu entscheiden, ob die Mutter und der Vater für die Kinder antworten oder ob diese selbst erzählen wollen. Das Alter der Kinder hat natürlich Einfluss darauf, wie bereit sie sind, für sich selbst zu sprechen, aber genauso entscheidend für ihre Lust oder Unlust, etwas zu erzählen, ist es, wie sich die Eltern in Bezug auf die Rollen und Anteile der Kinder bei den Schwierigkeiten der Familie verhalten und wie angespannt die Stimmung allgemein ist.

Insgesamt versuchen wir, es den Kindern zu überlassen, inwieweit sie nur zuhören oder selbst am Gespräch teilnehmen. Viele Kinder fühlen sich von Anfang an in den Konflikten der Eltern gefangen und haben Angst, dass alles, was sie sagen, so aufgefasst werden kann, dass es für ein Elternteil zum Vorteil und für den anderen zum Nachteil wird. Andere wissen von vornherein, dass die Eltern der Meinung sind, die Kinder seien das Problem. Sie haben daher oft Angst davor, was passiert, wenn sie Kritik oder Vorwürfe äußern, und halten sich aus diesem Grund zurück. Deshalb ist es wichtig, dass die Kinder wissen, dass sie zwar nicht zum Sprechen gedrängt werden, dass sie aber willkommen sind, ihre Meinung zu äußern.

Wir erzählen zu Beginn, dass wir wissen, dass alle in der Familie davon betroffen sind, wenn es einem Familienmitglied nicht gut geht, und dass es schwierig sein kann, darüber zu reden. Wir versprechen, dass wir gern versuchen werden, ihnen dabei zu helfen.

Wenn die Kinder noch klein oder sehr klein sind, zeigen wir ihnen die Spielecke, die sich in einer Ecke des Raums befindet. Alle Kinder, die selbst sitzen können, haben einen Stuhl im Kreis der Familie, und sie können sich frei entscheiden, sich zwischen ihrem Platz und der Spielecke zu bewegen, wie sie es möchten. Unsere Erfahrung ist es, dass Kinder sich am Anfang oft dafür entscheiden, auf ihrem Stuhl oder auf dem Schoß eines Elternteils zu sitzen, und dass sie, wenn das Gespräch fortgeschritten ist, spielen gehen. Wenn die Eltern in festgefahrenen Konflikten stecken, kommen die Kinder oft zurück und stellen sich neben das Elternteil, das am meisten Hilfe braucht oder beim Partner Trost sucht.

Wenn die einleitende Vorstellung und die Rahmenbedingungen für das Gespräch geklärt sind, geht es um die Angelegenheit, bei der die Familie sich Hilfe wünscht (siehe Kapitel *Vertrag*).

Um den Eltern ihre Verantwortung deutlicher zu machen, verläuft dieses Gespräch primär zwischen der Therapeutin und den Erwachsenen. Wenn sich die Kinder spontan einmischen, sind sie willkommen, aber es sind die Erwachsenen, die sich dazu positionieren sollen, was sie am Wichtigsten finden, zu besprechen – für sie als Einzelpersonen und für die gesamte Familie. Bei diesem Teil des Gesprächs ist es die Aufgabe der Familientherapeutin, jedem einzelnen Familienmitglied zuzuhören, zu beobachten, wie die Familienmitglieder aufeinander reagieren, und selbst mit persönlichen und fachlichen Betrachtungen zu dem Gesagten und Gezeigten beizutragen. Der Fokus der Therapeutin liegt also darauf, der Familie zu helfen, sich darüber klar zu werden, wozu sie Hilfe braucht, und auch auf der Schaffung eines therapeutischen Raums, in dem jede einzelne Person das Vertrauen hat, dass ihr zugehört wird, wenn sie sich für das öffnet, was ihr wichtig ist.

Selbst wenn die Kinder sich während eines Großteils des Gesprächs nicht verbal äußern, ist es unsere Erfahrung, dass sie das Gespräch in hohem Maße mitverfolgen und emotional involviert sind. Das gilt für Kinder jeden Alters. Selbst ganz kleine Kinder reagieren auf Stimmungen und insbesondere darauf, wie es ihren Eltern geht. Das Wichtige ist nicht, ob die Kinder alle Worte, die während der Therapie gesagt werden, verstehen; sie fangen Stimmungen in ihrem Inneren auf und tauschen sie mit den übrigen Familienmitgliedern aus. So gesehen erfassen sie die Botschaften. Ihre unmittelbaren Reaktionen offenbaren oft, ob sie mitkriegen, was los ist, und wie sie das erleben.

Die Familientherapeutin beobachtet meist während der ganzen Therapie, wie die Eltern die direkten und indirekten Signale der Kinder auffassen und wie sie auf diese reagieren. Wenn ein Kind zum Beispiel unruhig auf dem Schoß der Mutter herumkrabbelt und damit verhindert, dass diese weiter mit dem Vater reden kann, ist das ein Anlass, gemeinsam zu versuchen, einen Sinn im Verhalten des Kindes zu finden, statt zu versuchen, seine Reaktion zu unterbinden. Vielleicht ist das Gespräch zwischen den Eltern gerade durch Verschlossenheit und Anschuldigungen, die nirgendwo hinführen, geprägt. Und vielleicht hat das Kind Erfahrungen damit, dass es in der Regel schief geht, wenn seine Mutter in einem bestimmten Tonfall redet.

Es ist unsere Erfahrung, dass das Kind vorübergehend zu Ruhe kommt, wenn die Therapeutin die Gefühle des Kindes als für den Kontext sinnvolle Reaktionen benennt. Die Eltern haben Unterstützung dabei bekommen, sich in das Kind hineinzuversetzen, und vielleicht sogar Unterstützung dabei, ihr Augenmerk darauf zu richten, wie sie beide jeweils zu einer unzweckmäßigen Kommunikation beitragen. Das Benennen und Anerkennen der Gefühle und Reaktionen des Kindes durch die Therapeutin kann so eine große Hilfe für das Kind und für den Rest der Familie sein. Gleichzeitig lässt sich gar nicht genug betonen, dass das Verständnis oder der Versuch der Eltern, sich in das Kind hineinzuversetzen, für dieses viel wichtiger sind als die wohlüberlegten Worte der Therapeutin. Der primäre Fokus der Therapeutin richtet sich deshalb darauf, die Eltern dabei zu unterstützen, ihrem Kind zu begegnen – statt dies selbst zu tun.

Obwohl die Familientherapeutin während des Gesprächs vor allem mit den Eltern spricht, ist es wichtig, sich bewusst zu sein, dass alle Elemente des Gesprächs Botschaften an alle Familienmitglieder enthalten. Die Kinder hören und merken sich, wie die Therapeutin mit den beiden Elternteilen spricht: ob sich die Therapeutin hart gegenüber den Eltern oder den Geschwistern verhält, ob Mama und Papa wirklich dabei sind oder ob sie sich zurückziehen und natürlich auch, ob sich die Therapeutin mit einer Person gegen andere verbündet. Sieht es zum Beispiel so aus, als würde sich die Therapeutin – jetzt wo der Vater strengere Regeln für das Computerspiel einführen will – mit dem Vater gegen die Mutter verbünden, oder mit beiden Eltern, wenn diese darauf bestehen, dass das Kind jeden Tag zur Schule gehen muss, obwohl es dort gehänselt wird? Es stellt eine kontinuierliche Herausforderung dar, sich mit der Gemeinschaft als Ganzem zu verbünden, also so, dass hörbar ist, dass alle Sichtweisen der Probleme und alle Beiträge zur Kommunikation als sinnvoll und relevant gesehen werden.

Ein Teil der Therapie kann ein Gespräch mit einem oder mehreren der Kinder im Beisein der Eltern sein. Das findet typischerweise statt, wenn die Eltern der Auffassung sind, dass die Kinder die Ursache der Probleme sind. Große Kinder und Jugendliche brauchen es unter Umständen, dass sie zu ihren eigenen Bedingungen sprechen können und angehört werden – ohne dass sie sich gegen die Sorgen oder die Kritik der Eltern verteidigen müssen. Unsere Erfahrung ist, dass insbesondere Therapeutinnen mit wenig Erfahrung manchmal dazu neigen, dem Einzelgespräch mit dem Kind unverhältnismäßig viel Zeit einzuräumen. Es kann verlockend sein, dem Kind oder der Jugendlichen die ungeteilte Aufmerksamkeit und das Interesse zu geben, zu denen die Eltern vor lauter Sorge oder Wut nicht imstande sind. Wie schon erwähnt, kann das ein notwendiger Teil des Gesprächs sein, der sowohl für das Kind oder die Jugendliche als auch manchmal für die Eltern lohnend sein kann – diese erleben oft, dass das jugendliche Kind zumacht, wenn sie selbst versuchen, mit ihm zu reden, ohne dass sie den Grund dafür verstehen. Über diesen Weg bekommen sie die Gelegenheit, ihr Kind mehr und vielleicht auch differenzierter als bisher erzählen zu hören. Trotzdem ist es wichtig, dass die Therapeutin den Schwerpunkt auf die Beziehung zwischen den Eltern und dem Kind beziehungsweise der Jugendlichen legt, dass sie also versucht, ihnen dabei zu helfen, es hinzubekommen, innerhalb der Familie besser miteinander zu reden – statt selbst die Kommunikation mit dem Kind zu übernehmen.

In Familiengesprächen, bei denen die Kinder eher zuhören oder spielen, ist es wichtig, diese am Ende des Gesprächs miteinzubeziehen. Sie können dazu eingeladen werden, etwas darüber zu sagen, wie es für sie gewesen ist, dabei zu sein, oder wenn sie wollen, zu kommentieren, was sie gehört haben. Unabhängig davon, inwieweit sie teilgenommen haben, und auch dann, wenn sie zum Schluss nichts sagen wollen, sollten ihre Anwesenheit und ihre Beiträge in Form ihrer Reaktionen anerkannt und als sinnvoll und hilfreich wertgeschätzt werden. Schließlich sollten sie auch darüber informiert werden, falls neue Termine vereinbart wurden und ob sie noch einmal teilnehmen sollen.

Familientherapie – mit und ohne Kinder

Als Faustregel kann man sagen, dass es eine gute Idee ist, die Kinder mindestens an dem ersten Familiengespräch teilnehmen zu lassen – und an dem letzten, abschließenden Gespräch, bei dem die Eltern erzählen, was sie selbst denken, was für Änderungen in ihrer Familie stattgefunden haben. Oft bestätigen die Kinder das und ergänzen es mit ihren Auffassungen davon, was sie schätzen und was sie nach wie vor gern anders hätten. Die Einbeziehung der Kinder am Anfang und am Ende soll dazu dienen, die Schwierigkeiten in der Familie zu entmystifizieren, so dass die Kinder eine bessere Möglichkeit haben, sich in Bezug auf das Geschehen zu verhalten. Dass Mama und Papa versuchen werden, sich weiter mit dem Schwierigen auseinanderzusetzen, und dass die Kinder die Therapeutin getroffen haben, kann allein schon Hoffnung auf Veränderung bringen. Die Teilnahme der Kinder kann auch eine Inspiration für das weitere Familienleben sein, zum Beispiel kann die Einführung von Familientreffen oder von Familien-Checks eine Konsequenz sein (siehe Kapitel *Familien-Check*).

Wenn die Eltern bereits sehen, dass das Verhalten der Kinder nicht die Ursache der Schwierigkeiten der Familie ist, sondern ein Signal, dass irgendetwas in der Familie nicht stimmt, ist es nicht unbedingt notwendig, dass die Kinder teilnehmen. Wenn die Eltern erkennen, dass sie zusammenarbeiten müssen, um weiter zu kommen, kann die Familientherapie in eine Paartherapie übergehen.

In welchem Umfang die Kinder an den familientherapeutischen Sitzungen teilnehmen, hängt davon ab, bei welchen Schwierigkeiten die Eltern sich Unterstützung wünschen. Es gibt Themen im Leben der Erwachsenen, bei denen es für die Kinder besser ist, wenn sie nicht beteiligt werden.

In manchen Familien ist genau die Tatsache, dass es entweder keine Grenzen gibt oder dass die Grenzen zwischen dem Leben der Eltern und dem Leben der Kinder in der Familie nicht deutlich genug sind, ein wesentlicher Teil der Symptom schaffenden Interaktion. Beispielsweise kommt es vor, dass die Kinder Zeugen der sexuellen Interaktion der Eltern sind – oder schlimmstenfalls darin involviert werden. Untreue der Eltern oder deren Kindheitstraumata sind andere Beispiele für Themen, bei denen Kinder schwer damit umgehen können, wenn sie einbezogen werden, und wo wir deshalb Hilfestellung für die Eltern ohne die Anwesenheit der Kinder empfehlen.
Es kann auch Ereignisse oder Probleme geben, über die die Kinder informiert werden müssen, weil es ihr Leben und das Leben der ganzen Familie so sehr prägt. Die psychische Erkrankung eines Elternteils ist eine Familienangelegenheit, bei der unserer Erfahrung nach viele Fachleute und Eltern zögern, die Kinder miteinzubeziehen. Es ist jedoch gut dokumentiert, dass Kinder selbst psychische Symptome in Form von Angst, Unruhe und Depression entwickeln können, wenn die Mutter oder der Vater aufgrund einer psychischen Erkrankung unvorhersehbar reagieren und die Kinder ihrer eigenen Vorstellungskraft und ihren eigenen Versuchen, einen Sinn zu finden, überlassen sind (Psykiatrifonden, 2013).

Psychische Erkrankung ist eine Familienangelegenheit und gleichzeitig ein Beispiel dafür, wie die Rahmenbedingungen für die Familientherapie so passend gestaltet werden können, dass einige der Gespräche mit den Erwachsenen allein und andere mit der ganzen Familie geführt werden. Beispielsweise haben die Erwachsenen vielleicht anfangs das Bedürfnis, mit der Therapeutin allein darüber zu sprechen, was sie den Kindern normalerweise erzählen und was nicht und welche Vorbehalte und Sorgen sie in Bezug auf das Einbeziehen der Kinder haben. Gespräche mit den Eltern ohne Kinder können so notwendig sein, damit das psychisch erkrankte Elternteil und der Ehepartner in der Lage sind und den Mut finden, das Gespräch zu eröffnen, und damit sie es gleichzeitig schaffen, auf die Fragen der Kinder zu antworten und auf ihre Reaktionen zu reagieren (Glistrup, 2014).

Scheidungsfamilien sind ein anderes Beispiel für Familienbeziehungen, die unter Umständen erfordern, dass im therapeutischen Verlauf zwischen verschiedenen Konstellationen und Rahmenbedingungen gewechselt wird.

In einer Scheidungsfamilie sind die beiden Eltern noch immer die nächsten Verwandten der Kinder, obwohl nicht mehr alle zusammenwohnen. Für die Eltern sieht es anders aus. Sie haben vielleicht jeder für sich neue Familien mit neuen Kindern gegründet, die jetzt als ihre familiäre Basis fungieren. Wenn es in der Therapie darum geht, dass die Zusammenarbeit zwischen den geschiedenen Eltern nicht funktioniert, ist es aus therapeutischer Sicht wünschenswert, dass die Scheidungsfamilie sich trifft und gemeinsam darüber spricht, wie die Kommunikation und die notwendige Zusammenarbeit läuft. In völlig festgefahrenen Konflikten, bei denen der Kampf der Eltern um die Kinder die Oberhand hat, ist es unsere Erfahrung, dass der Verlauf oft zwischen gemeinsamen Familiengesprächen und Einzelgesprächen mit den Eltern wechseln sollte. Der grundlegende Unterschied zwischen der Familientherapie mit geschiedenen und mit zusammenlebenden Familien besteht darin, dass die Liebe zwischen den Erwachsenen nicht länger ein motivierender Faktor ist. Und auch wenn Liebe und Fürsorge für die Kinder noch lebendig sind, können sie von verletzten Gefühlen oder Wut auf den Ex-Partner überschattet werden. Es kann deshalb notwendig werden, sich die emotionalen Zustände nach der Scheidung näher anzuschauen und sich mit ihnen im Rahmen von individuellen Gesprächen – entweder vor den gemeinsamen Familiengesprächen oder parallel dazu – auseinanderzusetzen.

PAARTHERAPIE

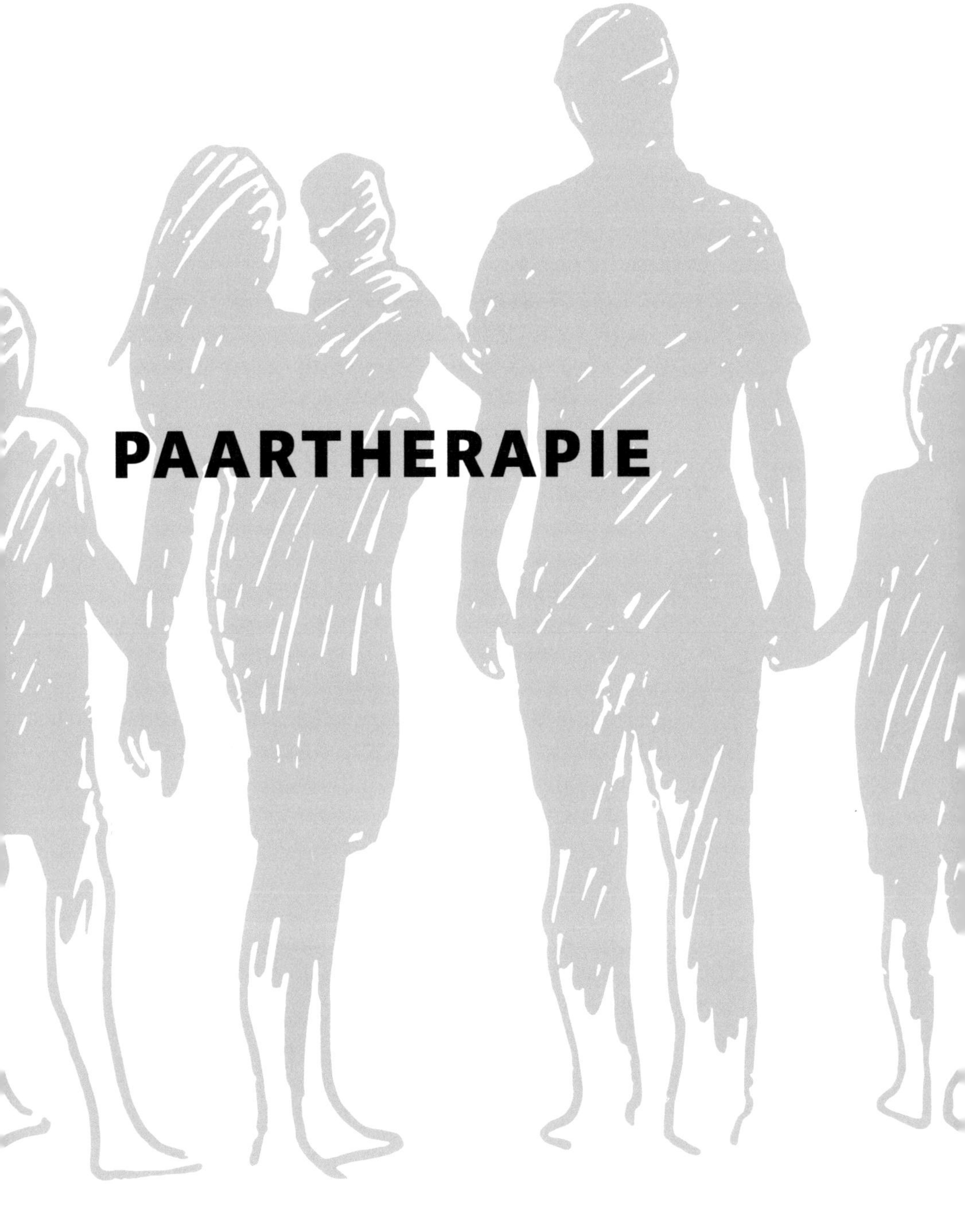

Paartherapie kann, wie bereits beschrieben, Teil eines familientherapeutischen Verlaufs sein; sie kann aber auch ein eigenständiger Prozess sein – entweder, weil das Paar keine Kinder hat oder weil die Partner sich gemeinsam mit der Therapeutin darüber einig werden, dass sie an ihrer Paarbeziehung arbeiten wollen, ohne dass die Kinder dabei sind. Manche Paare kommen mit vielen unterschiedlichen Schwierigkeiten, die sie nicht schaffen, gemeinsam zu bewältigen – zum Beispiel Lebenskrisen, Arbeitslosigkeit, Kinderlosigkeit oder Untreue. Andere kommen, weil sie erleben, dass das Zusammenleben zu grau und langweilig geworden ist oder dass sie in immer gleichen, endlosen Streitereien feststecken. Falls das Paar Kinder hat, kann die Therapeutin sich irgendwann im Verlauf der Therapie dazu entscheiden, die Stimme des Kindes miteinzubeziehen. Das bedeutet, dass das Paar eingeladen oder aufgefordert wird, zu reflektieren, wie seine Schwierigkeiten die Kinder beeinflussen. Diese Reflexionen können dazu führen, dass die Kinder zu einem oder zu mehreren Familiengesprächen mitkommen. Auch eine Beratung der Eltern, wie sie es selbst in Angriff nehmen können, mit ihren Kindern zu sprechen, kann die Folge sein. Eltern, die über Scheidung nachdenken, ziehen es oft vor, über ihre Schwierigkeiten in der Ehe zu sprechen, ohne dass die Kinder anwesend sind. Das ist manchmal sicher eine gute Wahl, doch ist es, wie gesagt, wichtig, dass die Kinder nicht ihren eigenen Phantasien und Vermutungen in Bezug auf das Geschehen überlassen werden. Paartherapie und Familientherapie haben viele gemeinsame Elemente. Die grundlegenden Fähigkeiten der und Anforderungen an die Therapeutin sind die gleichen wie zuvor beschrieben, und auch die Interventionsstrategien und die Struktur sind gleich. Der größte Unterschied besteht natürlich darin, dass der Fokus in der Paartherapie ausschließlich auf der Beziehung zwischen den beiden Erwachsenen liegt.

Daher werden wir uns hier darauf beschränken, die für die Beziehung zentralen Fokusbereiche oder Schwerpunkte durchzugehen, die ein fortschreitender paartherapeutischer Prozess beinhalten kann. Die Reihenfolge der Fokusbereiche impliziert einen chronologischen Prozess, doch in der Praxis gibt es meist Überschneidungen, und die Therapeutin wird wiederholt zu den einzelnen Fokusbereichen zurückkehren.

1. Fokusbereich: mit beiden Parteien Kontakt aufnehmen

Als Grundlage für die Paartherapie muss die Therapeutin in der Lage sein, mit beiden Parteien einen tragfähigen Kontakt herzustellen. Das bedeutet, dass beide sich in ihrer Darstellung davon, wie sie die Situation und wie sie ihr Dilemma, ihren Schmerz oder ihre Ohnmacht erleben, gesehen und gespiegelt fühlen sollen. Eine therapeutische Allianz mit beiden Parteien erfordert, dass die Therapeutin von Anfang an versucht, die Wirklichkeit jeweils so zu sehen, wie der einzelne Partner sie sieht. Gleichzeitig wird die Therapeutin ihr Augenmerk auf die Wechselwirkung in der Interaktion richten, also darauf, wie jede einzelne Person zu der Aufrechterhaltung ihrer Interaktionsmuster beiträgt.

Es ist natürlich sehr unterschiedlich, wie Paare oder die einzelnen Personen ihre Schwierigkeiten zu Beginn beschreiben. Einige neigen dazu, ihren Schmerz oder ihre Frustration in allgemeine Überlegungen oder Analysen davon, was bei ihnen als Paar schief gelaufen ist, einzubauen. Andere beginnen mit an den Partner gerichteten Vorwürfen und Kritik. Die Paartherapeutin hört den Worten sowie der Intention und dem Schmerz hinter den Worten zu und reagiert so deutlich, persönlich und anerkennend darauf, wie es ihr möglich ist.

Beispiel:
Ulla und Henrik sind seit neunzehn Jahren verheiratet und haben drei gemeinsame Kinder. Sie sind beide Gymnasiallehrer und arbeiten Vollzeit. Sie sind sich einig, dass es ihnen in den letzten vier Jahren schlecht miteinander geht, und sie haben früher bereits versucht, sich Hilfe zu holen. Sie sind beide unsicher, ob sie sich scheiden lassen wollen, hoffen aber, dass

es zwischen ihnen wieder besser werden wird. So weit sind sie sich offenbar einig. Henrik kritisiert Ulla, dass sie nichts für die Beziehung tut. Er selbst findet, dass er versucht, Nähe und Umarmungen zu geben, dass er aber ständig abgewiesen wird. Ulla beschuldigt Henrik, dass er nur an Sex denkt und dass er sie fast permanent kritisiert; aus diesem Grund zieht sie sich zurück. Die Therapeutin wendet sich ihnen einzeln zu und verdeutlicht, nachdem sie von beiden gehört hat, wie sie ihr Zusammensein erleben, wie aus Henriks Sehnsucht nach Nähe offensichtlich Kritik wird und wie aus Ullas Erleben, dass sie definiert und falsch gemacht wird, Rückzug und Abweisung wird.

Sie sind nicht in der Lage, zu Hause über etwas Anderes als praktische Belange zu sprechen. Die fachliche Perspektive der Therapeutin ist, dass der Zweifel, ob man sich scheiden lassen oder zusammenbleiben will, nicht geklärt werden kann, indem man darüber grübelt oder eine Kosten-Nutzen-Analyse über die Vor- und Nachteile einer Scheidung erstellt.

Zweifel an der Beziehung müssen gemeinsam und innerhalb der Beziehung angegangen werden. Das bedeutet, dass sie beginnen müssen, miteinander über ihre Sehnsüchte und über das, was sie vermissen, zu reden. Eine solche Offenheit und ein solcher Austausch können helfen, dass mit der Zeit bei jedem von ihnen eine innere Überzeugung heranwachsen kann, was für sie richtig ist: zusammen zu bleiben oder auseinander zu gehen.

2. Fokusbereich: Anregung zur Selbstreflexion

Es ist allgemein menschlich, dass Ohnmacht zu Kritik oder Selbstvorwürfen führen kann. Wir können stur auf die Fehler und Mängel der anderen Person starren, oder wir können uns in Hoffnungs- und

Mutlosigkeit vergraben. Die Herausforderung besteht darin, die Aufmerksamkeit nach innen zu richten, uns zu öffnen und Ohnmacht, Schmerz oder Sehnsucht zu zeigen, ohne dass wir der anderen Person die Schuld oder die Verantwortung für eine mögliche Veränderung übertragen. Das ist zweifellos eine lebenslange Herausforderung, doch allein das Erfahren von Möglichkeiten und anderen Arten und Weisen, miteinander umzugehen, kann Mut machen, sich mehr und mehr der Verletzlichkeit und damit auch dem möglichen Kontakt mit der anderen Person zu öffnen. Aufgabe der Therapeutin ist es, über Empathie und affektives Abstimmen nach und nach den therapeutischen Raum zu schaffen, der sich sicher genug anfühlt, um die Aufmerksamkeit nach innen zu richten und der Verletzlichkeit mehr und mehr Ausdruck zu verleihen. Zu Beginn der Paartherapie wird typischerweise eher ein Gespräch zwischen der Therapeutin und den einzelnen Partnern stehen, aber da beide dabei sind, ist dieses gleichzeitig eine Einleitung für die beiden, damit zu beginnen, offener miteinander zu reden und damit zu einer Entwicklung ihrer Beziehung beizutragen.

Beispiel:
Henrik wurde dabei unterstützt, zu spüren und zu artikulieren, wie verletzt er über Ullas Abweisung ist und dass Sex für ihn der Weg zu Nähe ist.

Ulla hat erkannt, wie empfindlich sie gegenüber Kritik und Definition ihrer Person ist und dass sie sich dem Kontakt mit Henrik irgendwie von vornherein entzieht, um zu vermeiden, dass das passiert. Es ist sowohl für Henrik als auch für Ulla schwierig, sich gegenzeitig zuzuhören, so dass die Therapeutin in diesem Teil des therapeutischen Verlaufs die Selbstreflexion unterstützt und anregt. Henrik neigt dazu, Fragen zu stellen, die er selbst beantwortet, oder aber er verteidigt sich und redet viel, wenn er erlebt, dass Ulla ausgestiegen ist. Ulla wird schweigsam und resigniert, wenn Henrik ihr keinen Raum lässt. Die Therapeutin macht sie auf die individuellen Muster aufmerksam, die bei dem Versuch, miteinander zu reden, ablaufen. Gleichzeitig sorgt die Therapeutin dafür, dass beide Anerkennung für ihre punktuellen Versuche, ihre Gefühle zu spüren und auszudrücken, bekommen. Es geht darum, dass sie ihre eigenen Abwehrmechanismen und ihr Sich-Verschließen entdecken, sobald diese entstehen, und dass sie gleichzeitig in ihrer zugrundeliegenden Sehnsucht nach Ausdruck und nach einer anderen Art von Begegnung anerkannt werden.

3. Fokusbereich: einander zuhören

Es ist schwierig, der anderen Person zuzuhören – vor allem, wenn wir uns angegriffen oder kritisiert fühlen. Manchmal sieht es aus, als würde man zuhören, obwohl man in Wirklichkeit zugemacht hat und in Gedanken dabei ist, seine Antwort oder Verteidigungsrede vorzubereiten. Alle Menschen haben Überlebensstrategien oder bestimmte Methoden, sich zu verschließen, entwickelt; diese dienen dazu, den Schmerz im Falle einer Kritik zu mindern. Solche Strategien hindern uns allerdings daran, zu hören, was der andere tatsächlich mit seinen Worten meint. Wirklich zuzuhören beinhaltet den Versuch, sich in die Gefühle und Reaktionen der anderen Person hineinzuversetzen, ohne gleich eine Meinung zu dem Gesagten zu haben oder es mit den eigenen Gefühlen zu vermischen. Je aufmerksamer wir werden in Bezug auf unsere eigenen Arten und Weisen, uns zu verteidigen und die Ohren zu verschließen, desto größer wird unsere Fähigkeit, der anderen Person zuzuhören.

Während der Gespräche hilft die Therapeutin sowohl Henrik als auch Ulla dabei, einander zuzuhören. Damit sie erleben können, wie voreingenommen sie beide in Bezug auf das, was der andere sagt, sind, werden sie zwischendurch dazu aufgefordert, bei dem anderen nachzufragen, ob sie richtig verstanden haben. Vor allem Henrik entdeckt auf diese Weise, wie er tatsächlich selbst entschieden hat, was Ulla wohl meint, und dass er der jeweiligen Sache aus diesem Grund nicht weiter nachgeht. Es wirkt auf den ersten Blick, als würde Ulla mehr zuhören, doch ihre Erwartungen, dass Henrik nur spricht und sie oft definiert, führen dazu, dass sie ihre Ohren völlig verschließt.

4. Fokusbereich: über eine Wirklichkeit zurzeit sprechen

Wenn wir in einem Konflikt festsitzen und uns nicht verstanden fühlen, neigen wir oft dazu, an unserer eigenen Sichtweise festzuhalten. So entsteht leicht ein Kampf darum, Recht zu bekommen. Dabei verlaufen die Versuche, die andere Person zu überzeugen, im Sand, denn die hat unter Umständen das gleiche Projekt am Laufen.

Gespräche, die sich nach diesem Muster abspielen, lassen sich auch als parallele Gespräche bezeichnen – in ihnen findet keine Begegnung statt, sondern beide tragen ihren jeweils eigenen Monolog über die eigenen Gefühle und Meinungen vor. Eine wesentliche Grundregel für einen Dialog besteht darin, zuerst über den Standpunkt der einen Person und dann über den Standpunkt der anderen zu sprechen. Die Herausforderung besteht in dem Versuch, offen zu bleiben und so die Reaktionen der anderen Person aufzunehmen, auch wenn man anderer Meinung ist und die Sache ganz anders erlebt. Die Voraussetzung für diese Fähigkeit ist natürlich, dass man weiß, dass man bald selbst an der Reihe ist, angehört zu werden. Je mehr dies möglich wird, desto mehr kann man Respekt für die Wahrnehmung und Wirklichkeit der anderen Person entwickeln.

Beispiel:
Ulla erzählt, dass sie es nicht länger aushält, Henriks Erwartungen, wie sie sich verhalten soll, ausgesetzt zu sein; dass er beispielsweise erwartet, dass sie sofort, wenn er nach Hause kommt, alles stehen und liegen lässt, um ihn zu umarmen.

Henriks unmittelbare Reaktion besteht darin, seine guten Gründe aufzuzählen, warum er genau das tut und warum das eine angemessene Erwartung sei.

Daraufhin gibt Ulla auf und drückt nur durch ihre Mimik aus, wie hoffnungslos es ist, mit Henrik ins Gespräch zu kommen. Wenn der einzelnen Person nicht zugehört wird, reagieren beide, indem sie nur noch ihre eigene Ansicht verteidigen. Henrik macht das nur direkter als Ulla. Aus diesem Grund ist es notwendig, dass die Therapeutin eine klare Ansage macht – auch wenn das ein bisschen formal wirken kann –, dass beide den Fokus zuerst auf die Wirklichkeit der einen und erst dann auf die Wirklichkeit der anderen Person richten sollen. Wie erlebt Ulla Henriks Erwartungen? Was bemerkt sie? Was bedeutet das für sie? Was fühlt sie? Und was macht sie selbst? Je mehr Henrik über Nachfragen auf Ullas Wirklichkeit eingeht, desto mehr wird Ulla das Gefühl bekommen, dass er ihr begegnet – auch wenn beide noch immer unterschiedlicher Meinung sind. Wenn Ulla zu Ende erzählt hat, ist Henrik an der Reihe, zu erzählen, wie er die gleiche Situation erlebt. Ulla ist dann an der Reihe, zuzuhören und nachzufragen.

Ein positiver Nebeneffekt einer so einfachen Struktur ist, dass viele entdecken, dass sie zwar dachten, sie wüssten, was die andere Person fühlt und denkt – dass das tatsächlich aber nicht der Fall ist. Henrik hat zum Beispiel festgestellt, dass es für Ulla nicht primär darum ging, eine Umarmung zu geben oder nicht, sondern darum, dass sie in dieser und in vielen anderen Situationen erlebt hat, dass sie, um Henriks Erwartungen zu entsprechen, ihre Freiheit und ihre Integrität geopfert hat, ohne ihren eigenen Standpunkt zu vertreten.

5. Fokusbereich: den eigenen Beitrag und die eigene Mitverantwortung bei der Interaktion sehen

Wenn die Wirklichkeiten beider Partner von dem jeweils anderen und von der Therapeutin erforscht werden, entsteht oft eine Basis dafür, dass das Paar sich weiter öffnet und auf eine tiefere Ebene der Selbsterkenntnis gelangt. Wenn man jemandem zuhört und begegnet, entsteht bei dieser Person Raum für stärkere Reflexion der eigenen Reaktionsmuster. So kann man damit beginnen, den eigenen Teil der Verantwortung für die destruktive oder Symptom schaffende Dynamik zu übernehmen. Die Interventionen der Therapeutin helfen dabei, den Dialog zwischen den Partnern zu führen, und sie geben zwischendurch Hinweise darauf, wo die einzelne Person nicht wirklich zuhört oder sich verschließt und so vermeidet, Verantwortung zu übernehmen.

Beispiel:
Ulla hat erkannt, wie sie sich zum Opfer von Henriks Reaktionen macht, indem sie sich verschließt und zurückzieht, wenn es etwas gibt, das sie nicht mag. Mittlerweile ist sie in der Lage, zu sehen, wie ihr Rückzug dazu beiträgt, ein destruktives Muster zu schaffen und aufrechtzuerhalten, bei dem Henrik, wenn er sie nicht spüren kann, aus seiner Verzweiflung heraus redet und kritisiert, woraufhin sie sich noch mehr zurückzieht. Sie hat auch herausgefunden, dass es für sie, insbesondere in der Beziehung zu Henrik, fast schon Neuland ist, zu erkunden, was sie selbst fühlt, glaubt und denkt.

Für Henrik wurde es deutlicher, wie er sich gegenüber Ulla im Recht gefühlt hat, physische Äußerungen von ihr zu verlangen, und wie er in seinem Kopf eine Art Konto geführt hat, bei dem Ulla ihm für jede seiner eigenen Initiativen mehr und mehr schuldete.

6. Fokusbereich: Entwicklungsperspektiven in den Schwierigkeiten sehen

Wenn wir damit beginnen, unseren eigenen Anteil an dem Schaffen oder dem Festhalten an einer destruktiven Interaktion in der Paarbeziehung zu sehen und wenn wir gleichzeitig etwas über den Schmerz der anderen Person erfahren haben, entsteht oft mehr Raum, sowohl für uns selbst als auch für die andere Person. Im Idealfall wird deutlich, dass die Schwierigkeiten, mit denen wir selbst kämpfen und die uns eher als die Fehler und Schwächen des Partners erscheinen, ziemlich genau die sind, mit denen wir eine Konfrontation brauchen. Die Haltung der Therapeutin ist, dass Verantwortung für die Paarbeziehung, die Familie oder die Gemeinschaft bei der Verantwortung der einzelnen Person für sich selbst beginnt. Wenn wir unsere eigenen Entwicklungspunkte erkennen, zu ihnen stehen und dem Partner bei seinen Punkten zugehört haben, eröffnet sich die Möglichkeit, der anderen Person dort helfen zu können, wo wir früher nur Fehler und Schwächen gesehen haben.

Beispiel:
Henrik gewinnt mit der Zeit mehr und mehr Erfahrung damit, Ulla einzuladen, bei sich selbst nachzuspüren und sich auf ihre eigenen Reaktionen zu beziehen, statt sie dafür zu kritisieren, dass er nicht weiß, woran er mit ihr ist. Auf diese Art bekommt Henrik das, was er braucht: Übung darin, zuzuhören und Ulla offen und neugierig zu begegnen, statt sie zu definieren. Gleichzeitig bekommt Ulla Unterstützung dabei, sich mehr zu zeigen, was wiederum die von Henrik vermisste Nähe ermöglicht.

So stecken in genau den Problemen, die das Leben mit dem Partner mit sich bringt, die Entwicklungschancen, die die einzelne Person und die Paarbeziehung brauchen, um weiter zu kommen.

FAMILIEN-CHECK

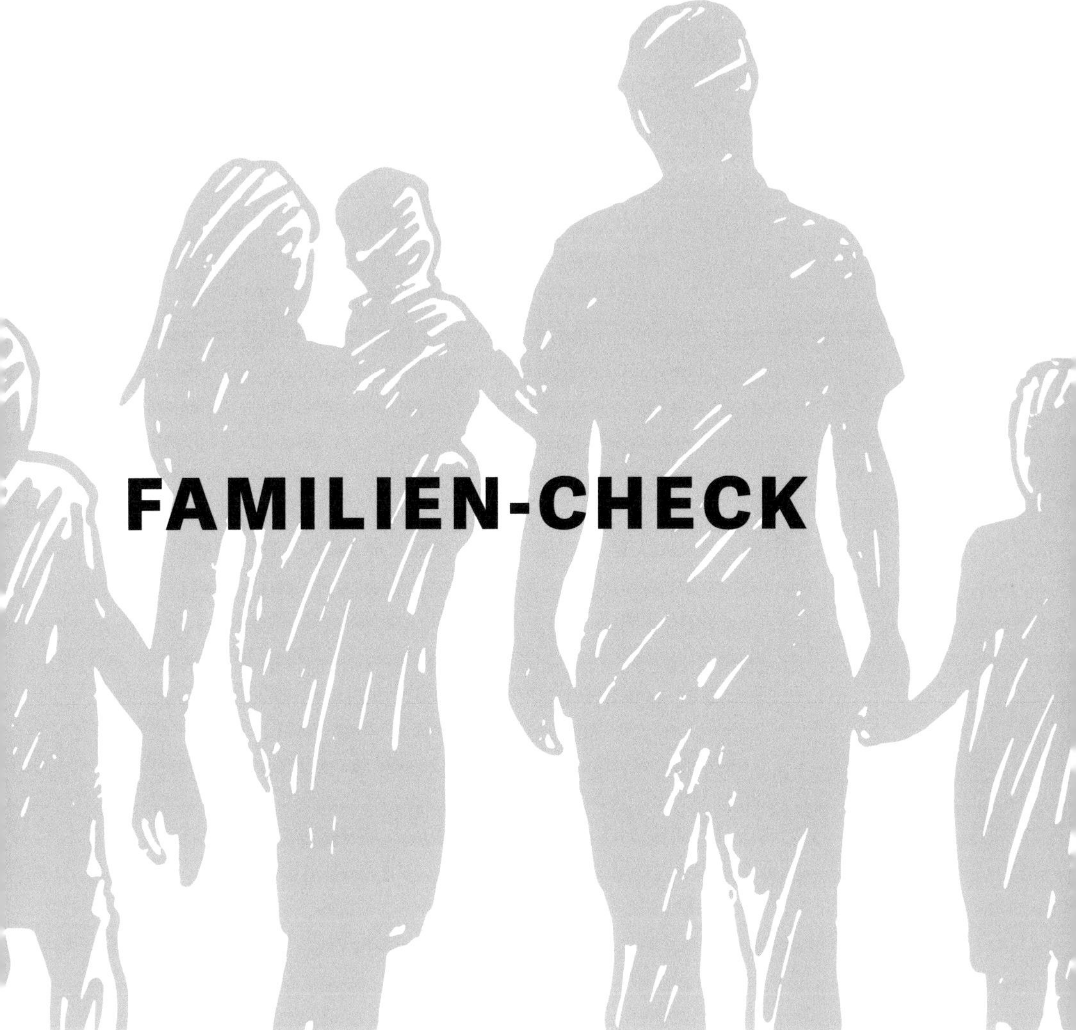

Wir kennen es wohl alle, dass wir es den vielen Anforderungen des Alltags erlauben, unsere ganze Zeit und fast unsere ganze Aufmerksamkeit in Anspruch zu nehmen, und dass erst etwas Unerwartetes oder Fundamentales passieren muss, bevor wir innehalten und uns darüber Klarheit verschaffen, wie wir es eigentlich finden, dass das Leben so verläuft, wie es das tut. Krankheit, Tod oder plötzliche Arbeitslosigkeit sind Ereignisse, die für manche Menschen eine Art Weckruf sind, die Prioritäten des Alltags zu überdenken. Yalom (2008) interessiert sich besonders dafür, wie verschiedene Konfrontationen mit dem Tod ein sogenanntes existenzielles Erwachen bewirken können. Wenn Verzweiflung, Trauer oder Angst Raum bekommen, ohne dass sie den Menschen vollkommen überwältigen, kann das Bewusstsein des Todes Anlass für ein reicheres Leben werden, in dem die Aufmerksamkeit auf das Sein statt auf das Tun eine neue Aktualität bekommen kann. Veränderte Lebensumstände können die gleiche Wirkung haben, zum Beispiel das Ausziehen der Kinder von zu Hause, berufliche Veränderung, Eintritt ins Rentenalter. Aufzuwachen und die eigene Aufmerksamkeit auf etwas Anderes und auf mehr als die Anforderungen des Alltags auszudehnen, beinhaltet mit anderen Worten, dass man in seinem Leben präsenter wird und so auch die Möglichkeit bekommt, zu fühlen, was mehr und was weniger wichtig ist.

Status Quo des Familienlebens

Es gibt die Möglichkeit, mitten in den Routinen des Alltags innezuhalten, bevor uns äußere Umstände dazu zwingen, unser eigenes und das Wohlbefinden der übrigen Familienmitglieder in Bezug auf das Leben als Ganzes und auf unser Verhältnis zueinander zu untersuchen. Sinn eines Familien-Checks ist es, gemeinsam einen Status Quo in Bezug auf das Wohlbefinden der einzelnen Familienmitglieder zu erfassen. Der Hauptfokus richtet sich dabei auf das Familienleben. Wie ist es im Moment für dich, mit den anderen zusammen zu sein? Was gefällt dir, und was magst du nicht? Gibt es etwas in Bezug auf Ehepartner, Kind, Mama, Papa, Geschwister, Stiefmutter,

Halbgeschwister oder andere, das du gern anders hättest? Die Formulierung der Fragen hängt natürlich von der Zusammensetzung der Familie und von dem Alter der Kinder ab. Alle Bereiche des Familienlebens können relevant sein: praktische Umstände, Aktivitäten und natürlich mit Emotionen und Beziehung verknüpfte Aspekte. Viele kleinere Kinder gehen oft sehr konkret vor und wünschen sich mehr gemeinsame Zeit für Spielen oder Fußball, weniger Schimpfen oder dass es öfter ihre Lieblingsspeisen gibt.

Das Wohlbefinden in anderen Teilen des Alltags kann auch Teil des Familien-Checks sein. Es ist unsere Erfahrung, dass viele Eltern versuchen, die Kinder vor den eigenen Frustrationen oder vor anderen negativen Aspekten des Lebens, die nicht direkt mit dem Familienleben zu tun haben, zu schützen. Tatsache ist jedoch, dass alle in der Familie ja die Konsequenzen davon spüren, wenn man zum Beispiel die Nase voll hat von seiner Arbeit, und dass es deshalb für alle wichtig ist, etwas darüber – und nicht zuletzt auch darüber, was das für die Beziehung zu den anderen bedeutet – zu erfahren.

Familien-Check als Methode

Als Methode oder Form ist der Familien-Check extrem einfach: Die Fachperson leitet eine Runde, in der sie dafür sorgt, dass jede Person Redezeit bekommt. Die Kinder nehmen zu den gleichen Bedingungen wie die Erwachsenen an der Runde teil. In der Regel ist es allerdings meist eine gute Idee, dass ein oder beide Erwachsenen den Weg bahnen und die Runde beginnen. Wenn ein Kind oder eine Jugendliche auf eigene Initiative beginnen möchte, müssen die Eltern dazu Stellung nehmen, ob das für sie okay ist. Vielleicht gibt es etwas Wichtiges, das die Eltern gern gleich zu Beginn gesagt haben wollen. Der Punkt ist, dass alle die eigenen Gefühle und Gedanken zum Ausdruck bringen und dass gleichzeitig alle einander zuhören. Das Ganze ist jedoch nicht so gedacht, dass eine Diskussion mit Argumenten für oder gegen die Meinungen oder Wahrnehmungen der anderen Familienmitglieder entsteht. Verständnisfragen und spontane Reaktionen aufeinander sind willkommen, und es liegt auch im Rahmen, wenn zwischendurch kurze Dialoge entstehen.

Es kommt oft vor, dass der Wunsch entsteht, zu vertiefen, was zum Vorschein kommt. Viele Eltern werden nämlich im Lauf der Runde überrascht sein über die Gedanken, die sich ihre Kinder gemacht haben, und darüber, wie sehr die Kinder davon beeinflusst werden, wie es den Eltern geht. Die Fachperson muss dann das Bedürfnis, mehr über den entsprechenden Punkt zu reden, deutlich machen und gleichzeitig dafür sorgen, dass die Runde zu Ende geführt wird. Wenn jemand sich nach der Runde ein Gespräch über ein bestimmtes Problem, das während des Familien-Checks zum Vorschein gekommen ist, wünscht, muss darüber ein neuer Vertrag formuliert werden. In diesem Fall wird es sich um ein familientherapeutisches Gespräch handeln und nicht um einen Familien-Check (siehe Kapitel *Vertrag* und folgende). Über den Unterschied zwischen Familientherapie und Familien-Check sollte die Familie natürlich am Anfang des Treffens informiert werden.

Um den Familien-Check abzuschließen, kann man noch eine kurze Runde machen, bei der alle in der Familie erzählen, wie es gewesen ist, dabei zu sein, was sie voneinander gelernt haben, was vielleicht anders war als bei ihren normalen Gesprächen zu Hause und schließlich, ob jemand noch etwas sagen möchte, bevor das Gespräch beendet wird.

Anwendungsmöglichkeiten

Wir sind davon überzeugt, dass es allen Familien gut tun kann, in regelmäßigen Abständen innezuhalten, um gemeinsam eine Bestandsaufnahme zu erstellen. Wir haben die Erfahrung gemacht, dass einige Familien, die einen von einer Fachperson geleiteten Familien-Check ausprobiert haben, damit auch allein weitermachen konnten und in der Familie regelmäßige Gespräche am runden Tisch eingeführt haben. Andere brauchen jemanden von außen, damit alle zu Wort kommen und das Gespräch nicht in Wortgefechte und allgemeine Diskussionen ausartet.

Die Methode lässt sich auch als Auftakt oder Vorläufer für einen familientherapeutischen Prozess nutzen. Wir haben die Erfahrung gemacht, dass die Methode auch vorteilhaft in Institutionen, die mit Familien arbeiten, oder in anderen Zusammenhängen, bei denen man sich einen anfänglichen Überblick verschaffen muss, womit jedes Familienmitglied aktuell beschäftigt ist, angewendet werden kann. Insbesondere Patchwork-Familien können manchmal schwer zu überschauen sein, denn hier gibt es oft zahlreiche und komplizierte Beziehungen zwischen Eltern/Stiefeltern, eigenen Kindern/Stiefkindern/gemeinsamen Kinder, Großeltern/Stiefgroßeltern, und einige der Familienmitglieder leben sogar nur einen Teil der Zeit zusammen. Hier kann ein Familien-Check dazu beitragen, dass alle mit ihrer Sichtweise dazu, wie sie das Sein in der Familie erleben, zu Wort kommen.

Viele Pflegefamilien profitieren auch davon, die ganze Familie – mit Pflegeeltern, leiblichen Kindern und Pflegekindern – zu versammeln, um eine gemeinsame Grundlage und Wissen darüber zu erhalten, wie es allen in der Pflegefamilie geht. Das Wohlergehen der leiblichen Kinder wird in Pflegefamilien beispielsweise oft übersehen, was den Alltag für alle Beteiligten schwierig machen kann.

Wenn die Familie aus zwei Erwachsenen besteht, kann ein sogenannter Paar-Check die gleiche Funktion haben wie oben beschrieben, und auch die Vorgehensweise ist die gleiche.

GESPRÄCHE MIT SCHEIDUNGS-FAMILIEN

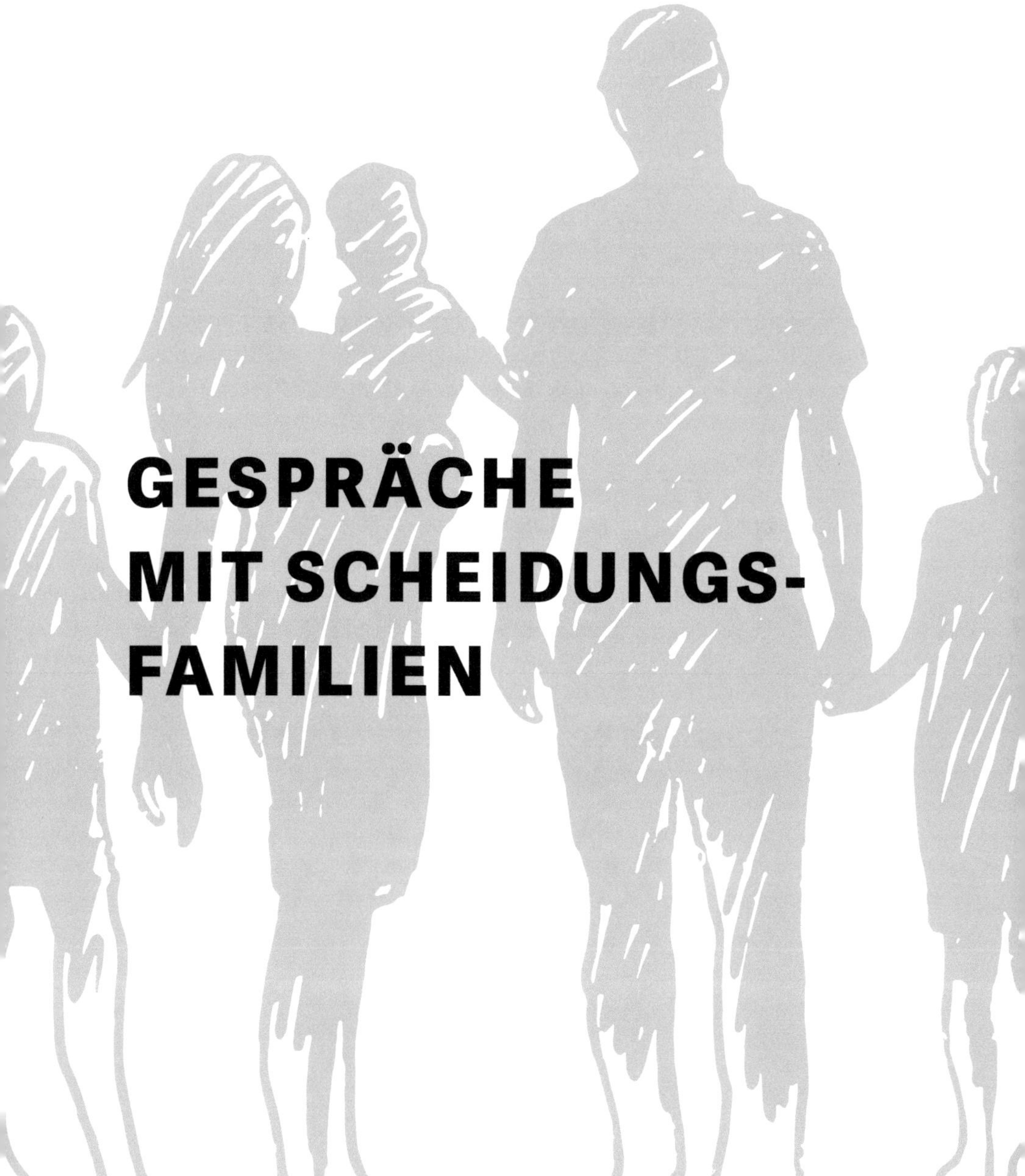

Wenn die Familie sich auflöst

Wie die Statistik zeigt, gibt es viele Erwachsene, die es aufgeben, ihre Ehe zum Funktionieren zu bringen, und die sich scheiden lassen. Jedes Jahr werden (in Dänemark) circa 15 000 Ehen geschieden (Anmerkung des Herausgebers: In Deutschland waren es 2016 circa 167 000 Scheidungen.). Etwa die Hälfte aller Scheidungen passieren nach drei bis fünf Jahren Ehe. Der Großteil der Geschiedenen gibt als Scheidungsgrund die Unfähigkeit, Probleme zu besprechen, an (Psykolog Nyt, 13, 2008).

Die Entscheidung für eine Trennung ist immer ein schwieriger und trauriger Prozess. Obwohl es große individuelle Unterschiede gibt, bedeutet diese für die meisten Menschen den Verlust des Traums, eine Familie zu sein, in der alle einen gemeinsamen Alltag haben und es allen gut geht. Vielen Scheidungen sind Zeiten mit zermürbenden Versuchen, das Zusammenleben hinzubekommen, sowie mit Streitereien und Hilflosigkeit vorangegangen. Untersuchungen deuten darauf hin, dass sich höchstens jedes vierte Paar einig ist, dass die Scheidung einen gemeinsamen Entschluss darstellt (Thuen, 2004). Das zeigt, dass die meisten Paare sich im emotionalen Prozess an unterschiedlichen Positionen befinden, so dass es auch unterschiedliche Auffassungen davon gibt, was der Grund für die Entscheidung war. Die mit dem Bruch verbundenen Umstände spielen für den Umgang mit der Scheidung eine wesentliche Rolle. Wenn das Paar über einen längeren Zeitraum ein gewisses Verständnis für das Unglück und die unerfüllten Sehnsüchte der jeweils anderen Person erlangt hat, kann das eine bessere Basis für den Prozess der Scheidung und für eine zukünftige Zusammenarbeit sein. Plötzliche Entscheidungen, die für eine Partei unerwartet kommen, sind dagegen schwierig zu bewältigen. Die eine Person ist natürlich schockiert, und diejenige, die plötzlich ihre Entscheidung verkündet, hat sich vielleicht schon länger in einem Prozess befunden, den sie nicht gewagt hat, offen zu kommunizieren. Der Scheidungsprozess an sich kann dann für beide Parteien sehr konfliktreich sein. Unerwartet entdeckte oder verkündete Untreue verursacht oft überwältigende Gefühle des Betrogen-worden-Seins und die Erschütterung des Vertrauens, das man früher zueinander hatte. Die verlassene Partei hat vielleicht über längere Zeit hinweg mit Verzweiflung, Wut, vielleicht Bitterkeit und manchmal auch mit dem Gefühl von Scham zu kämpfen. Die Person, die geht, kämpft oft mit Trauer und Schuldgefühlen. Bei beiden sind die Belastung und die Verletzlichkeit groß. Gleichzeitig kann es auch eine Erleichterung bedeuten, frei zu werden beziehungsweise sich weiterbewegen zu können.

Für Kinder bedeutet eine Scheidung fast immer ein Unglück, auch wenn das Familienleben konfliktreich gewesen ist. Es verursacht große Trauer, wenn die Familie auseinander gerissen wird, und trotz der Versicherungen der Eltern, dass es nicht so ist, erleben viele Kinder das Auseinandergehen der Eltern als ihre Schuld. Darüber hinaus bringt die Scheidung in vielerlei Hinsicht einen veränderten Alltag mit sich. An zwei Orten zu Hause zu sein, ist eine schwierige und durchgreifende Veränderung, bei der man Zeit braucht, um sich daran zu gewöhnen. Wenn diese Veränderung beinhaltet, dass das Kind zeitweise mit neuen Familienmitgliedern zusammenwohnen muss, beispielsweise mit einem Stiefelter und einem Stiefgeschwisterkind, stellt das natürlich höhere Anforderungen an das Kind, sich mit dem Neuen zurechtzufinden.

Die mangelnde Kraft der Eltern, sich ausreichend zu kümmern, und der Versuch der Kinder, zu kooperieren und loyal zu sein, können zu einer existenziellen Einsamkeit führen, bei der es in der Natur der Sache liegt, dass es schwierig ist, sie mit den nahen Bezugspersonen zu teilen.

Schließlich stellt auch das Vermissen eines Elternteils im Alltag eine Bedingung dar, an die man sich erst mit der Zeit gewöhnen wird.

Für das Wohlbefinden des Scheidungskindes ist das Verhältnis zwischen den Eltern der entscheidendste Faktor. Es hat sich gezeigt, dass die Qualität der Zusammenarbeit der Eltern weit bedeutsamer ist als der Rahmen für die Elternschaft (SFI, 2012).

Boserup (2012) zitiert den norwegischen Bürgerbeauftragten, der eine Reihe von Wünschen norwegischer Scheidungskinder zusammengetragen hat:

»Die Kinder wollen:
- dass die Eltern nah beieinander wohnen.
- dass die Eltern Freunde sind.
- dass die Eltern nicht in Anwesenheit der Kinder streiten.
- dass die Eltern sich die Meinung der Kinder anhören, dass sie die Kinder jedoch nicht bestimmen lassen.
- dass die Eltern nicht miteinander konkurrieren sollen, wer der beste Elternteil ist.
- dass die Eltern den Kindern nicht ihre Gefühle anvertrauen sollen.
- dass die Kinder ihre gewohnte Umgebung bei der Scheidung behalten können.
- dass die Eltern das Kind nicht als Botschafter benutzen.
- dass die Eltern die Kindern ihr Leben behalten lassen.«

(in Maden et al., 2012, S. 112. übersetzt von T. M.)

Diese Wünsche dokumentieren noch einmal, dass Kinder selbst in komplexen und schmerzhaften Situationen in der Lage sind, herzzerreißend einfach und präzise zu formulieren, was für ihr Leben wichtig ist.

Familiengespräch oder Elternberatung?

Familiengespräche mit geschiedenen Eltern legen den Fokus darauf, Hindernisse bei der Zusammenarbeit zwischen den Eltern aus dem Weg zu räumen. Wie bereits erwähnt, haben viele geschiedene Eltern schon vor der Scheidung Schwierigkeiten damit gehabt, miteinander zu kommunizieren. Wenn die emotionalen Reaktionen der Eltern auf die Scheidung noch dazu kommen, wundert es nicht, dass viele die Zusammenarbeit als herausfordernd erleben und Hilfe brauchen. Wir haben die Erfahrung gemacht, dass viele Fachleute sich für eine Hilfestellung in Form von Beratungen der Eltern ohne Teilnahme der Kinder entscheiden. Die Kinder erhalten vielleicht ein anderes Angebot in Form von Einzelgesprächen oder von Gruppenterminen mit anderen Scheidungskindern.

Auch wir befürworten Beratungsgespräche für geschiedene Eltern. Wir haben die Erfahrung gemacht, dass es einen großen Bedarf in Bezug auf Wissen über die Bedürfnisse und Reaktionen der Kinder und in Bezug auf die Verantwortung und die Kommunikation der Eltern gibt. Wir befürworten ebenfalls, dass Kinder die Möglichkeit bekommen, mit anderen Kindern zu sprechen, die sich in einer ähnlichen Situation befinden. Die Anerkennung von Gleichaltrigen sowie die für alle geltenden Aspekte der vielen Dilemmas und schwierigen Gefühle können eine große Hilfe sein.

Unser Standpunkt ist jedoch, dass es auch ein Angebot für Familiengespräche, bei denen das Kind bei dem Austausch seiner geschiedenen Eltern anwesend ist, geben sollte. Unserer Erfahrung nach ist es für das Kind eine große Erleichterung, wenn es erlebt, dass die Eltern trotz Konflikten, Unstimmigkeiten oder Spannungen miteinander im gleichen Raum sitzen und mit Hilfe einer Therapeutin versuchen, zu einer Einigung zu gelangen. Oft können die Kinder dann ein wenig von dem Verantwortungsgefühl loslassen – und von der gedanklichen Beschäftigung mit den Konflikten der Eltern, die es ihnen schwierig gemacht hat, sich auf andere Dinge zu konzentrieren. Jetzt erleben sie ja, dass die Eltern versuchen, miteinander zu reden, und dass eine Erwachsene die Führung übernimmt und versucht, den Eltern zu helfen.

Bei einem Gespräch der Eltern dabei zu sein, ist nicht notwendigerweise dasselbe wie an dem Gespräch teilzunehmen. Wie bereits beschrieben, kann die Therapeutin dafür sorgen, dass im Raum eine Spielecke für die kleineren Kinder zur Verfügung steht, zu der sie kommen und gehen können, während sie gleichzeitig hören, was gesagt wird. Größere Kinder können sich vom Gespräch entfernen, indem sie sich zum Beispiel mit ihrem Tablet beschäftigen. Es ist wichtig, dass das Kind nicht dazu aufgefordert wird, aktiv am Gespräch teilzunehmen, sondern dass ihm die freie Entscheidung überlassen wird. Eine direkte Einladung kann zum einen den möglicherweise bestehenden Loyalitätskonflikt in Bezug auf die Eltern verstärken, und zum anderen ist es wichtig, die gemeinsame Verantwortung der Eltern für das Finden von Lösungen und für den grundsätzlichen Umgang mit den Spannungen zwischen ihnen zu betonen. Allerdings werden viele Kinder spontan Kommentare zum Geschehen und Meinungen über konkrete Dinge im Alltag äußern. Auch in dieser Situation kann es für alle hilfreich sein, wenn Unstimmigkeiten und Differenzen zwischen allen Parteien offen und gemeinsam ausgetauscht werden können. Die Therapeutin fungiert dann in erster Linie als Garant dafür, dass alle gehört werden und dass der Ton respektvoll bleibt.

Wir werden später noch näher darauf eingehen, dass es Umstände geben kann, die dafür sprechen, dass das Kind nicht an allen Familiengesprächen teilnimmt, sondern dass die Eltern zu einem Teil der Gespräche ohne Kinder kommen. Das kann von Termin zu Termin mit den Eltern verabredet werden. Aber es ist unsere Erfahrung und Empfehlung, dass das Kind zumindest beim ersten und letzten Familiengespräch dabei ist. Beim letzten Gespräch bekommt das Kind die Gelegenheit, zu hören, was die Eltern denken, das sich verändert hat, sowie über seine eigenen Wahrnehmungen zu sprechen.

Perspektiven in der therapeutischen Arbeit mit Scheidungsfamilien

Viele der grundsätzlichen Perspektiven und Arbeitsweisen der Therapeutin sind dieselben wie vorher beschrieben. Es gibt bei der Arbeit mit Scheidungsfamilien jedoch auch Perspektiven, die sich von familientherapeutischen Gesprächen mit zusammenlebenden Familien unterscheiden.

Ganz grundlegend ist das Besondere bei Scheidungsfamilien, dass es nur die Kinder sind, die nach wie vor eine Verwandtschaft mit allen Anwesenden erleben. Die Erwachsenen haben sich ja gerade entschieden, keine Familie mehr zu sein, und einige werden ihre Zugehörigkeit in einer neuen Familie sehen. Obwohl die Eltern ihre Kindern lieben und obwohl sie sich ja aus dem Wunsch heraus, bessere geschiedene Eltern zu werden, entschieden haben, Hilfe für ihre Zusammenarbeit zu suchen, ändert das nichts daran, dass es die Kinder sind, die den Zusammenhalt im Raum tragen. Hinter den

Konflikten lebt die Liebe der Kinder zu ihren Eltern und umgekehrt, aber die Liebe der Eltern untereinander ist eben keine motivierende Kraft mehr. Das kann die Familientherapeutin spüren.

Wenn man es gewohnt ist, im Guten wie im Schlechten auf der Grundlage der Bedeutung, die die Erwachsenen füreinander haben, zu arbeiten, spürt man, dass der Wunsch nach Veränderung bei geschiedenen Paaren eher von Vernunft als von Bedürfnissen oder Sehnsüchten gesteuert ist. Die Liebe für und Rücksicht auf die Kinder sind natürlich meist die primär motivierenden Faktoren – abgesehen davon, wie gut es tun kann, wenn man sich im Spiegel selbst in die Augen schauen kann.

Für viele geschiedene Eltern, die um Hilfe bitten, gründen die Schwierigkeiten mit der Zusammenarbeit oft auf Wut, Traurigkeit oder Bitterkeit über teilweise lang zurückliegende Ereignisse. Verlassen zu werden oder sich endgültig dafür zu entscheiden, zu gehen, ist oft mit früheren Erlebnissen in der Ehe verknüpft – wie zum Beispiel mit dem Gefühl, im Stich gelassen worden zu sein, wenn die Frau bei der Geburt ihres tot geborenen Kindes vor zehn Jahren das Gefühl hatte, dass der Mann nicht genügend Anteilnahme zeigte. Oder wenn der Mann erlebt hat, dass seine Frau verhindert hat, dass er in den ersten Lebensjahren ihres Sohnes eine enge Beziehung zu diesem aufbauen konnte, indem sie ihn immer kritisiert hat, es nicht gut genug zu machen. Für einige ist so etwas ein Geheimnis, das sie allein getragen haben, für andere ist es ein wiederkehrendes Thema ihrer Streitereien gewesen.

Wir haben die Erfahrung gemacht, dass viele geschiedene Eltern nicht in der Lage sind, frühere Erfahrungen von Versäumnissen oder von anderen Formen von Frustration gemeinsam zu verarbeiten. Vielleicht können sie eigene Gedanken und Gefühle ausdrücken, aber es nur schwer aushalten, die Auffassungen der anderen Person anzuhören, ohne sich zu verschließen und in Verteidigung oder Angriff überzugehen. Andere erleben es vielleicht als Überschreitung ihrer Grenzen, sich mit dem Ex-Partner über verletzliche Gefühle auszutauschen, was natürlich respektiert werden sollte. Aus diesem Grund muss man als Therapeutin sehr sorgfältig prüfen, ob es eine realistische Basis für einen gemeinsamen Vertrag gibt, in dem es darum gehen soll, über Gefühle und Ereignisse aus dem gemeinsamen Leben zu reden. Wenn nur eine Partei wirklich Interesse daran hat und bereit dazu ist, ist es nicht möglich, therapeutische Gespräche mit einem solchen Fokus zu führen. Viele Geschiedene erleben allerdings, dass alte, ungelöste Konflikte immer wieder als Wut oder Traurigkeit auftauchen und dass dies eine konstruktive Zusammenarbeit blockiert. Gegebenenfalls stellt eine Einzeltherapie für eine oder beide Parteien eine Möglichkeit dar, alte Themen zu verarbeiten. Parallel dazu lassen sich gemeinsame Gespräche über die aktuelle und zukünftige Zusammenarbeit in Bezug auf die Kinder führen.

Bei der Arbeit mit Geschiedenen kann es notwendig sein, an eine wichtige Faustregel zu erinnern: Wenn man sich scheiden lassen hat, hat man sich gleichzeitig von dem Recht getrennt, sich in das Privatleben der jeweils anderen Person einzumischen.

Viele Paare hatten, als sie noch zusammenlebten, Meinungsverschiedenheiten in Bezug auf Werte und Einstellungen zur Kindererziehung. Diese Uneinigkeiten existieren natürlich nach der Scheidung weiter, doch Tatsache ist, dass man jetzt nur in seinem eigenen Zuhause bestimmen kann – auch in Bezug auf die Belange, die die gemeinsamen Kinder betreffen, wie Bettzeiten, Essgewohnheiten, Computerspiele und so weiter.

Allerdings ist es wichtig, daran zu erinnern, dass die Unterschiede zwischen den beiden Orten, die jetzt ihr Zuhause sind, selten das Hauptproblem für die Kinder darstellen. Kinder sind es in der Regel gewohnt, sich in verschiedenen Umgebungen und Zusammenhängen – bei Freunden, in Schulen und Institutionen – zu bewegen, wo die Forderungen und Regeln variieren. Die Probleme entstehen typischerweise aufgrund des Umgangs der Eltern mit ihren Meinungsverschiedenheiten. Das Wichtigste für das Wohlbefinden des Kindes ist, wie die Mutter und der Vater über- und miteinander reden.

Für viele Scheidungskinder ist es nicht die größte Belastung, dass sie jetzt an zwei Orten zu Hause sind – obwohl das allein für sich eine Herausforderung sein kann –, sondern die größte Belastung ist, mit der Stimmung zwischen den beiden Elternhäusern leben zu müssen.

Die Hauptperspektive in Familiengesprächen mit Scheidungsfamilien – mit und ohne Kinder –besteht daher darin, wie die Eltern jeweils zu einer besseren Zusammenarbeit in Bezug auf die Kinder beitragen können. Wie in der Familientherapie im Allgemeinen, ist es entscheidend, dass beide Parteien nach innen schauen, damit sie das finden, wofür sie selbst die Verantwortung tragen, und damit sie das auch ändern können. Der Inhalt der Therapie nimmt seinen Ausgangspunkt bei konkreten Situationen mit wiederkehrenden Konflikten, zum Beispiel: Wie soll die Übergabe stattfinden? Wie werden die Urlaube mit den Kindern geregelt? Wie weit soll der neue Partner miteinbezogen werden? Warum ist das Kind nach dem Wochenende mit entweder der Mutter oder dem Vater traurig? Über was alles und wie soll der andere Elternteil informiert werden?

Der Fokus der Therapeutin liegt mehr auf dem Prozess, also auf der Art und Weise, wie die Eltern sich absprechen, als auf dem Inhalt der Absprachen. Den Wünschen der jeweils anderen Person mit kleinen Schritten ein Stück weit entgegenzukommen, ist oft entscheidend dafür, eine Stimmung umzukehren. Je mehr Einsicht die Beteiligten gewinnen, wie sie selbst zu einer konstruktiven Kommunikation beitragen können, desto mehr Möglichkeiten haben sie, zu einer zukünftigen Zusammenarbeit beizutragen. Aufmerksamkeit zu schenken, klare Positionen und Wünsche ohne Vorwürfe zu äußern, offen und beweglich für andere als die eigenen Wahrheiten zu sein – all das sind wiederkehrende Themen in Scheidungsfamilien und auch in Familien, die zusammenleben.

Wenn Eltern miteinander Krieg führen

Man hat festgestellt, dass die Konflikte bei circa zehn Prozent aller geschiedenen Eltern festgefahren sind und dass die Zusammenarbeit bei zwanzig Prozent der Eltern konfliktreich ist (SFI-notat, 2016). Die sogenannten Hochkonfliktfamilien führen oft Gerichtsprozesse um Umgangs- oder Sorgerecht, was natürlich die Tendenz verstärkt, die andere Person als Gegnerin statt als Kooperationspartnerin zu sehen. Für Kinder ist es traumatisierend, in einer Kampfzone zu leben, in der die Eltern gegeneinander kämpfen und in der es darum geht, Recht zu bekommen und der anderen Person Unrecht zu geben.

Wenn die Konflikte wirklich festgefahren sind, ist die Motivation der Eltern, sich Hilfe zu holen, oft, dass es den Kindern dermaßen schlecht geht, dass sie im Alltag nicht funktionieren können. Die Kinder kommen zum Beispiel in der Schule nicht mit, sie isolieren sich oder geraten mit Freunden und Lehrern in Streit, sie werden depressiv und können Selbstmordgedanken haben. Die Schule hat den sozialen Behörden möglicherweise einen oder mehrere Berichte über ihre Sorge um das Kind geschickt, oder andere Menschen im Netzwerk des Kindes haben Warnungen ausgesprochen. Der eine oder beide Elternteile fühlen sich also unter Umständen unter Druck gesetzt, Hilfe zu suchen, weil es bereits eine indirekte oder direkte Warnung gab, dass sie das Umgangsrecht oder das Aufenthaltsbestimmungsrecht verlieren könnten, falls sie ihre Streitigkeiten nicht beilegen.

Obwohl die Eltern sehen können, dass die Kinder unter dem Krieg der Eltern leiden, kann der Drang, diesen Krieg zu gewinnen und damit das Recht auf die eigene Seite zu bekommen, schwerer wiegen. Zudem sind viele überzeugt davon, dass sie für das Wohl des Kindes kämpfen. Die Familientherapeutin muss deshalb den Mut haben, sich mitten in das Chaos oder die Kampfzone zu stellen und deutlich zu sagen, was sie sieht und was sie als notwendig erachtet, damit sich etwas verändert. Es muss ganz klar gemacht werden, dass der Kampf, bei dem sich die Eltern gegenseitig verletzen und kränken, ihren Kindern einen existenziellen Schmerz zufügt, und dass das Ergebnis dieses Kampfes – auch wenn die Eltern meinen, für das Wohlergehen ihrer Kinder zu kämpfen – das Gegenteil ist: Schaden für das Wohlergehen und die Entwicklung der Kinder. Hinzu kommt, dass auch die eigene zukünftige Beziehung zu den Kindern in Gefahr ist, Schaden zu nehmen. Den Eltern eine solche deutliche Botschaft zu übermitteln, und zwar am besten im Beisein der Kinder, erfordert Mut und Herz. Das Liebloseste sowohl gegenüber den Eltern als auch den Kindern wäre es, das nicht zu tun. Voraussetzung dafür, dass die Botschaft ankommen kann, ist, dass die Therapeutin diese neutral, ohne Wertung und ohne emotionale Distanz übermitteln kann. Die Therapeutin muss daher auch das fachliche Wissen haben, dass Eltern nie wählen würden, sich gegenseitig zu bekriegen, wenn sie andere Möglichkeiten sehen würden, denen sie zu vertrauen wagen.

Wenn der Krieg schon lange andauert, kann es unerträglich scheinen, sich im selben Raum aufzuhalten. Wir haben die Erfahrung gemacht, dass Einzelgespräche mit beiden Parteien im Wechsel mit gemeinsamen Gesprächen als ein Ventil funktionieren können, das es ermöglicht, nach und nach die Waffen niederzulegen, so dass eine gewisse Öffnung für Veränderung stattfinden kann. Es ist auch unsere Erfahrung, dass es hilfreich sein kann, wenn zwei Therapeutinnen zusammenarbeiten – am besten Therapeut und Therapeutin. Insbesondere wenn die Stimmung aufgeladen ist, kann es von Vorteil sein, wenn beide Parteien während des Gesprächs die Möglichkeit haben, sich an eine Person zu wenden, die das gleiche Geschlecht hat. Über längere oder kürzere Zeiträume mit gemeinsamen Gesprächen können die Parteien so erleben, wie ihnen ihre jeweils eigene Therapeutin begegnet, was allein für sich schon dazu beitragen kann, das Spannungsniveau zu senken.

Paradoxerweise ist das Verlieren der Hoffnung ein häufiges Thema dieser Gespräche. Im Einzelfall ist diese Hoffnung natürlich individuell verschieden, doch im Allgemeinen geht es oft um die Hoffnung, das Recht auf die eigene Seite zu bekommen, dass der Ex-Partner sich ändert und seine Fehler einsieht, dass das Umfeld klüger wird und so weiter. Die Hoffnung auf eine vermeintliche Gerechtigkeit – die es in solchen Situationen, in denen der Kampf nur Verlierer hat, gar nicht gibt – aufzugeben, kann ermöglichen, dass sich alle Beteiligten wieder dem Leben öffnen.

Ein anderes Thema kann die geteilte Verantwortung sein. Auch wenn man davon überzeugt ist, dass die andere Person die Hauptverantwortliche dafür ist, dass man sich hat scheiden lassen und dass es den Kindern nicht gut geht, haben beide ihren Anteil an dem Zusammenleben gehabt; aus diesem Grund sind auch beide dafür verantwortlich, dass die Familie dort steht, wo sie heute ist. In jedem Fall haben beide Parteien die Wahl, ob sie versuchen wollen, den Krieg zu beenden, oder ob sie ihn weiterführen wollen.

Voraussetzung für die Gespräche ist, dass beide einer Art Waffenstillstand zustimmen, der die notwendige Ruhe für friedlichere Gespräche ermöglicht. Wir haben die Erfahrung gemacht, dass manchmal einfache, klare Richtlinien in Bezug auf Struktur und Kommunikation während der Gespräche notwendig sind. Mit anderen Worten, der Vertrag ist sehr wichtig für das, was möglich ist, wenn der Kampf nicht einfach wieder aufgenommen wird. Die von der Therapeutin vorgegebenen Rahmenbedingungen und ihre Führung unterscheiden sich von anderen therapeutischen Zusammenhängen, in denen die Familie in größerem Maße dazu aufgefordert wird, selbst auf Entdeckungsreise in Bezug auf ihre gegenseitigen Reaktionen zu gehen.

Regeln können beispielsweise sein: Kritik vermeiden; nur für sich selbst sprechen und nicht davon ausgehen, dass man wüsste, wie der andere ist und was er denkt; es kommunizieren, wenn man sich zurückzieht und verschließt; einander ausreden lassen und so weiter. Die Regeln können je nach dem Bedarf der einzelnen Familie entwickelt und angepasst werden. Obwohl die Therapeutin hier mehr auf Dinge hinweist und mehr steuert als normalerweise, ist es gleichzeitig unbedingt notwendig, dass beide Parteien im Verlauf dazu Stellung beziehen und mit der Zeit zu erkennen lernen, wann sie selbst gegen die Regeln verstoßen und sich zum Beispiel abwertend ausdrücken. Ein wichtiger Meilenstein ist es typischerweise, wenn man in der Lage ist, den Unterschied zu spüren, den es ausmacht, wenn man selbst anders und respektvoller angesprochen wird. Die Arbeit mit Hochkonfliktfamilien ist, wie gesagt, sehr schwierig und manchmal selbst für erfahrene Therapeutinnen nicht möglich. Gleichzeitig haben wir die Erfahrung gemacht, dass kleine Schritte in Richtung einer Öffnung zwischen den Eltern für die Entwicklungsmöglichkeiten und das Wohlergehen der Kinder eine große Bedeutung haben. Wenn wir als Therapeutinnen nicht weiterkommen und die Kinder weiterhin unter dem Kampf der Eltern leiden, ist es wichtig, auf andere Fachleute zu verweisen und, wenn möglich, mit den öffentlichen Behörden zusammenzuarbeiten, um sicherzustellen, dass anderweitig für die Kinder gesorgt wird.

FAMILIENTHERAPIE UND NEUE FAMILIENFORMEN

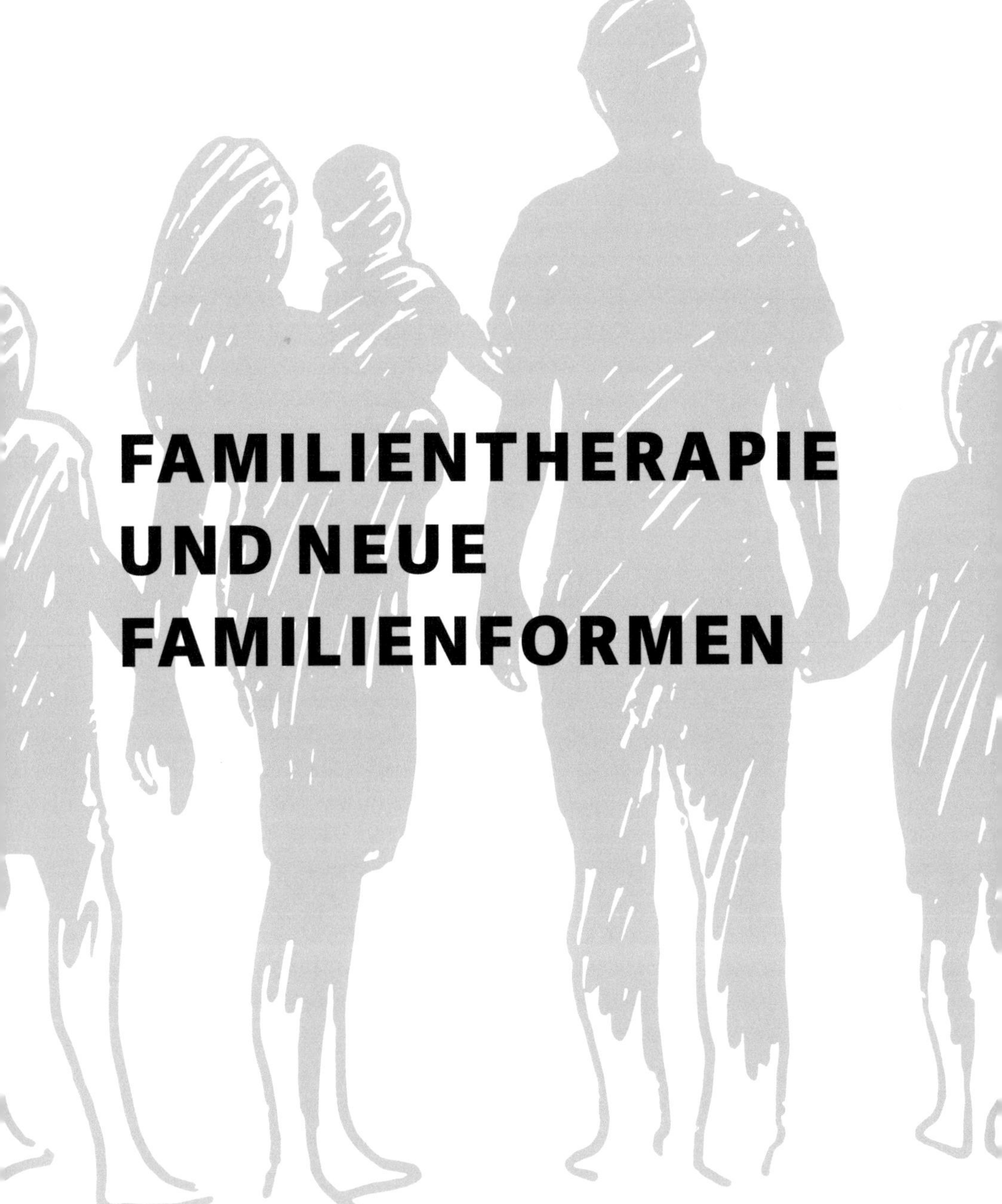

Stieffamilien, zusammengefügte Familien, Patchwork-Familien, Bonusfamilien – oder einfach nur neue Familien. Es gibt viele Möglichkeiten, wie wir die Familien, die wir nach der Auflösung der ersten Familie gründen, nennen können. Wir brauchen gute Begriffe, die der Tatsache Rechnung tragen, dass neue Familien immer verbreiteter und gewohnter werden. Uns fehlen Worte, die ohne moralischen Beigeschmack beschreiben können, in welcher Art von Familie wir leben und welche Beziehungen wir dadurch miteinander haben.

Wie in der Einleitung des Buches erwähnt, ist die Kernfamilie als eine aus Mutter, Vater und ein paar gemeinsamen Kinder zu verstehende Einheit heute nur noch eine von vielen Familienformen. Sie ist allerdings noch immer die weitverbreitetste Form, und etwa sechzig Prozent aller Familien bestehen aus den beiden, die ursprünglich als Paar zusammengefunden und miteinander Kinder bekommen haben. Die meisten Kinder leben also in ihrer ursprünglichen Familie, bis sie von zu Hause ausziehen.

In dem Buch *Familier og børn i en opbrudstid* (auf Deutsch: *Familien und Kinder in einer Aufbruchszeit)* wird der amerikanische Zukunftsforscher und Autor Alvin Toffler zitiert:

> *»(...) die Zukunft ist offener, als es vielleicht scheint. Es ist äußerst wahrscheinlich, dass die Familie weder verschwindet noch in ein neues goldenes Zeitalter eintritt. Tatsächlich ist es viel wahrscheinlicher, dass sie aufbrechen wird, erschüttert wird und danach wieder zusammenwachsen wird – aber auf ganz neue und seltsame Arten.«*
> (Toffler, 1981, S. 194; Jørgensen et al., 2008, S. 380, übersetzt von T. M.)

Diese Voraussage stimmt mit der Tatsache überein, dass zum Zeitpunkt des Schreibens dieses Buches in Dänemark sechsunddreißig unterschiedliche, über die Kernfamilie hinausgehende Familienformen erhoben worden sind (Danmarks Statistik). Die sechsunddreißig Formen haben gemeinsam, dass es Kinder in der Familie gibt. In dieser Erhebung sind nicht die auch vorhandenen Varianten von Paar- oder Liebesbeziehungen ohne Kinder mitgezählt. Auch die

Familien, in denen mehr als zwei Erwachsene zusammenleben, sind nicht mitgezählt.

Um ein repräsentatives Bild zu vermitteln, sind in den sechsunddreißig Formen alleinstehende Männer oder Frauen, die mit einem oder mehreren Kindern zusammenwohnen oder Umgangsrecht haben, miteinbezogen. Es kann sich auch um Paare handeln, bei denen entweder ein oder beide Partner Kinder aus früheren Beziehungen bei sich wohnen haben. Hier hat das Paar keine gemeinsamen Kinder, die Partner können aber Umgangsrecht mit Kindern aus früheren Beziehungen haben. Eine dritte Gruppe sind diejenigen, die neben den Kombinationen von aus früheren Beziehungen mitgebrachten Kindern noch ein oder mehrere Kinder miteinander bekommen haben. Schließlich gibt es noch die Gruppe von Paaren, die keine Kinder bei sich wohnen haben, sondern ausschließlich Umgangsregelungen mit ihren Kindern haben.

Der familientherapeutische Blickwinkel

Für uns als Familientherapeutinnen ist es jedoch nicht so sehr die Vielfältigkeit der neuen Familienformen oder die spezifische Konstellation der Menschen in der Familie, die uns interessiert. Unserer Meinung nach ist es nicht notwendig, durch ein biologisches Band miteinander verknüpft zu sein, um unter einem Dach zu wohnen und sich als eine Familie zu verstehen. Das Entscheidende ist, wie verbunden man ist und wie engagiert man in Bezug auf eine gemeinsame Beziehung ist.

Unser Blickwinkel auf die neuen Familienformen ist der familientherapeutische Ansatz. Wie können wir die Familien, die nach einer aufgelösten Beziehung gegründet worden sind und wo ein oder beide Erwachsene Kinder in das neue Zusammenleben mitbringen, verstehen; und wie können wir mit ihnen arbeiten. Trotz der großen Vielfalt an Familienformen sehen wir viele gemeinsame Themen in den Interaktionsmustern und in den Herausforderungen neuer und traditioneller Familien. Kommunikation, Konfliktlösung, persönliche Grenzen, Elternsein, Paarbeziehung und so weiter können in allen Familientypen Schwierigkeiten verursachen. Gleichzeitig werden die Schwierigkeiten um eine zusätzliche Dimension erweitert, weil die neue Familie aus Menschen besteht, die nicht alle Liebesbeziehungen miteinander haben und die ihre bisherigen Erfahrungen und Erwartungen in Bezug auf das Familienleben mit anderen Menschen als denjenigen, mit denen sie jetzt zusammenleben, geformt haben.

Es muss also betont werden, das zusammengefügte oder neu gegründete Familien einer sehr komplexen Aufgabe gegenüberstehen, für die es noch keine klaren und erprobten Modelle gibt. Sie nehmen an einem sozialen und liebesbasierten Experiment teil, bei dem sie selbst die Akteure sind. Wir wagen aber zu behaupten, dass es die Qualität der zwischenmenschlichen Prozesse ist, die die größte Bedeutung für das Funktionieren der Familie und für das Wohlergehen und die Entwicklung ihrer Mitglieder hat. Das bedeutet, dass unser beratender und therapeutischer Einsatz bei den neuen Familien in hohem Maße dem ähnelt, was wir sonst auch praktizieren – natürlich unter besonderer Berücksichtigung der unterschiedlichen zwischenmenschlichen Beziehungen.

Dass die Aufgabe, eine neue Familie zu gründen, sowohl komplex als auch kompliziert ist, wird durch die Tatsache unterstrichen, dass die Familie, die nach der ersten Scheidung gegründet wird, eine schlechtere Prognose als die erste hat. Mit anderen Worten, es besteht ein erhöhtes Risiko dafür, dass die neue Familie wieder auseinanderbricht (Dänische Zahlen dazu liegen nicht vor, aber amerikanische Untersuchungen zeigen ein deutlich höheres Risiko für eine erneute Scheidung. DuBois, 2007, S. 1–104).

Viele zusammengesetzte Familien suchen sich erfreulicherweise Hilfe, um ein gutes Familienleben zu schaffen. Wenn man bedenkt, wie groß die Aufgabe ist und wie viele der neuen Familien aufgeben, kann man durchaus dafür argumentieren, dass noch mehr Familien von einer Form von familientherapeutischer Starthilfe mit einem darauffolgenden, bereits beschriebenen Paar-Check profitieren würden. Es sind bei weitem nicht alle Familien, die eine Therapie brauchen, doch viele werden Hilfe benötigen, um sich den zahlreichen

Herausforderungen zu stellen, bevor diese zu groß und unüberwindbar werden.

Es gibt drei Aspekte, denen unserer Meinung nach eine besondere Bedeutung in den neu gegründeten Familien zukommt und die daher bei unserer Begegnung mit diesen Familien immer Teil unserer fachlichen Perspektive sind. Wenn man diese drei Perspektiven im Blick hat, ist man als Familientherapeutin oder -beraterin wahrscheinlich besser in der Lage, den Familien dabei zu helfen, einen Teil ihrer Schwierigkeiten als eine natürliche Konsequenz ihrer aktuellen komplexen Aufgabe zu sehen.

Der erste besondere Aspekt ist, dass Scheidung und Verlust eine grundlegende Bedingung dafür sind, eine neue Familie zu gründen.

Der zweite Aspekt ist, dass die Familie immer mit der vorherigen Familie verbunden ist. Das bedeutet, dass es sich um eine erweiterte oder zusammengesetzte Familie handelt, was größere Komplexität und oft ein Mehr an ambivalenten Gefühlen bedeutet.

Der dritte Aspekt ist, dass man über schwierigere Bedingungen als in der ersten Familie sprechen können muss.

Nachfolgend werden wir die drei Aspekte vertiefen.

Verlust ist eine grundlegende Bedingung für zusammengesetzte Familien

Zusammengesetzte Familie hat es schon immer gegeben, doch früher war ihr Ausgangspunkt oft, dass ein Ehepartner verstorben war. Daher stammt auch der Begriff Stiefelter für die Person, die anstelle der Person kommt, die nicht mehr da ist. Neue Familien werden heutzutage meistens auf der Grundlage einer Scheidung gegründet. Doch in beiden Fällen kann man sagen, dass die neue Familie einen früheren Verlust in sich trägt, den sie versuchen muss, in ihre Zukunft miteinzubeziehen.

Ein Todesfall wird oft als klarer und endgültiger Verlust benannt. Der Tod ist eine existenzielle Grundbedingung, was sich auch darin spiegelt, dass es für die Hinterbliebenen und ihr Umfeld viele altbewährte Rituale gibt, um ihn zu verarbeiten. Die Paarbeziehung ist definitiv beendet, und auch wenn es sowohl bei den Kindern als auch bei den Erwachsenen langjährige und möglicherweise andauernde Gefühle von Verlust und Trauer geben kann, ist klar, dass die Verantwortung für die Kinder ausschließlich bei dem verbliebenen Elternteil liegt. Eine Scheidung ließe sich dagegen als ein unklarer Verlust bezeichnen, der eine Grundlage der neuen Beziehung darstellt (Davidsen-Nielsen und Leick, 2004, Kap. 4).

Wie im vorherigen Kapitel beschrieben, ist das Durchleben einer Scheidung ein tiefgreifender und oft sehr komplizierter Prozess. Nicht nur die nahe Verwandtschaft, sondern auch der Freundeskreis wird beeinflusst, und alle Beteiligten müssen einen Prozess einleiten, um sich in der veränderten Situation zurechtzufinden. Wir können nicht genug betonen, wie wichtig es für den ganzen Prozess – von der Scheidung, über die Zwischenzeit, bis hin zu einer neuen Beziehung – ist, dass die Erwachsenen mit den grundlegenden Fragestellungen, die die Scheidung bei ihnen ausgelöst hat, gearbeitet haben. Die Einsicht in Bezug auf ihren eigenen Anteil daran, dass es gelaufen ist, wie es gelaufen ist, sowie ihre persönliche Arbeit daran, sicherzustellen, dass sie die alten Muster nicht wiederholen, sind entscheidend dafür, dass die neue Beziehung gelingen kann. Hinzu kommt, dass eine erfolgreich vollzogene Scheidung mit viel Zeit, sich in ein Leben als Alleinerziehende und Teilzeit-Elternteil einzufinden, die besten Chancen für die Gründung einer nachfolgenden Familie bietet.

Mit einem unklaren Verlust meinen wir unter anderem, dass sich der Verlust aus verschiedenen Elementen zusammensetzt. Oft finden sich bei den Erwachsenen verschiedene Grade von Ambivalenz in Bezug auf die Entscheidung – eine Art schmerzliche Erleichterung. Die Scheidung ist eine Entscheidung, und eine Entscheidung kann auch wieder geändert werden. Das bringt vor allem für die Kinder mit sich, dass sie oft jahrelang zwischen der Hoffnung und dem Aufgeben der Hoffnung, dass die Eltern wieder zusammenkommen, schwanken. Auch die Umgangsregelung kann sich ändern, so dass der Vater, den man über längere Zeit hinweg wenig gesehen hat, derjenige werden kann, mit dem man später die meiste Zeit zusammenlebt. Oder das Gegenteil: Die Zeit miteinander wird eingeschränkt, wenn ein Elternteil eine neue Familie gründet, wegzieht oder der Zeit mit dem Kind eine andere Priorität als früher einräumt. Wie ein achtjähriges Mädchen zu seiner Schwester sagte: »Jetzt bekommen Papa und Tine ein kleines Baby. Dann gibt es weniger Platz für uns.« Das ist eine nüchterne Feststellung, die genauso wichtig und realistisch sein kann wie die vielleicht erfreuliche Aussicht auf ein Halbgeschwisterchen.

Es gibt einen sehr großen Unterschied zwischen den bei einer Scheidung erfahrenen Verlusten der Kinder und der Eltern. Der Verlust, den die Kinder erleben, ist unfreiwillig und durch die Entscheidungen der Erwachsenen verursacht, und das ist eine Grundbedingung, mit der sie den Rest ihres Lebens leben müssen. Für die Kinder ist es ganz einfach so, dass jedes Zusammensein mit einem Elternteil die Abwesenheit des anderen Elternteils und somit immer eine neue kleine Trennung oder Trauer über die Situation beinhaltet.

Der Verlust der Kinder wird typischerweise an dem Tag wiederbelebt, an dem ein neuer Partner bei einem der Eltern auftaucht. Für das Kind bedeutet das, dass die Hoffnung, dass Mama und Papa wieder zusammenkommen, noch einmal stirbt. Über diese gescheiterte Hoffnung hinaus müssen die Kinder ihre Mutter oder ihren Vater an eine neue Person abgeben, die sie nicht ausgewählt haben und von der sie selbst auch nicht ausgewählt wurden. Gleichzeitig bedeutet das Bedürfnis der Erwachsenen, in ihre neu gefundene Liebe einzutauchen, natürlich weniger exklusive Zeit für die Kinder.

Wenn die natürliche Trauer der Kinder nicht direkt und auf eine Art und Weise, die deren Legitimität anerkennt, angesprochen wird, kann die Konsequenz davon schnell sein, dass die Kinder sie unterdrücken oder einen verschleierten Ausdruck für die eigenen Gefühle finden. Bei einigen Kindern wird sich die Trauer stattdessen als allgemeine Wut, Frustration und schlechtes Wohlbefinden oder als Abwehr gegen die neue Familie zeigen. Es kann schwer auszuhalten sein, dass das, was für die Erwachsenen Freude und Hoffnung bedeutet, für die Kinder Trauer und Ambivalenz bedeuten kann. Es kann auch leicht passieren, dass man daran appelliert, dass es eine geeinte Haltung gegenüber dem Neuen geben sollte, obwohl nicht alle hinter einer solchen stehen.

Auch bei den Erwachsenen gibt es Elemente von Verlust, wenn

sie eine neue Liebesbeziehung eingehen. Der Anfang einer neuen Beziehung bedeutet auch, sich von den verbliebenen Hoffnungen zu verabschieden, sein Leben mit nur einer einzigen Familie zu leben – mit einer Liebesbeziehung, die ein Leben lang hätte dauern können. Das bedeutet vielleicht auch den Abschied von der Vertrautheit, die man mit seinem Ex-Partner in Bezug auf die Kinder und ihre Zukunftsaussichten gehabt hat. Diese Vertrautheit kann mit der Zeit in der neuen Beziehung entstehen, aber das braucht Zeit und den Aufbau eines Zusammenlebens. Hinzu kommt, dass sie nie auf einer vergleichbaren Grundlage wie bei der ersten Familie – der Grundlage einer gemeinsamen Geschichte – aufbauen kann. Bei vielen erschüttert die Scheidung die Bindungserfahrungen der Beteiligten, und es kann ein großes Stück Arbeit bedeuten, bis man wieder wagt, sich einer Liebesbeziehung hinzugeben und sich zu binden.

Die therapeutische Arbeit mit neuen Familien bedeutet daher oft, Raum zu schaffen, in dem Verluste, Frustrationen und Unsicherheit offen gezeigt werden können. Nicht als etwas, das gelöst werden muss, sondern als etwas, das ganz natürlich zu dem Prozess, eine neue Familie zu gründen, dazugehört. Bei Verlusten gilt grundsätzlich, dass sie nicht gelöst oder beendet werden können oder sollen, sondern dass sie durchlebt werden müssen.

Die Tatsache, dass es also in der neuen Familie vieles zu verarbeiten gibt, bedeutet nicht zwangsläufig, dass das Familienleben selbst die Trauer, Wut oder Ambivalenz verursacht hat. Doch dass gerade diese eher schmerzhaften und schwierigen Gefühle Raum bekommen können, hat große Bedeutung für das Vertrauen, das sich in der neuen Familie bildet. Es mindert die Einsamkeit bei der Person, die diese Gefühle hat, und es ermöglicht wertvolle neue Erfahrungen in Bezug auf den Umfang dessen, was man miteinander teilen kann.

Jesper Juul schreibt im Nachwort des Buches *Børn på gule plader* (auf Deutsch: *Kinder mit gelbem Nummernschild)* unter anderem zu dem oben beschriebenen Thema:

»Deshalb ist es wichtig, dass die Erwachsenen in der neuen Familie von Anfang an den Verlust, den Schmerz und die Schuld als notwendige Mitglieder der Familie anerkennen. Nicht als dominante oder

dauernd laut rumschreiende Mitglieder, sondern als vollwertige und willkommene Mitglieder.«

(Poulsen, 2002, S. 130–131, übersetzt von T. M.)

Komplexität und offene Familiengrenzen

Die zusammengefügten Familien unserer Zeit müssen als eine ihrer wichtigsten Aufgaben und größten Herausforderungen mit der Bedingung leben lernen, dass die neue Familie komplex ist und dass sie offenere Grenzen als die frühere Familie haben muss. Die Familie kann nicht darauf begrenzt werden, dass sie aus zwei Erwachsenen mit ihren im Haushalt wohnenden Kindern besteht – egal, wie sehr das Paar davon träumt, seine ganz eigene Familie zu gründen. Es gibt mindestens drei Erwachsenen, die in der neuen Familie von Beginn an eine wichtige Rolle dabei spielen, die Kinder zu formen und zu beeinflussen. Was viele neue Familien frustriert und belastet, ist, dass die Person, mit der man eine Zusammenarbeit fortsetzen oder beginnen muss, die Person ist, der man mit der Scheidung erklärt hat, dass man nicht mit ihr zusammenleben kann oder will.

Wenn die Parteien ihre Streitigkeiten nicht beenden und nicht akzeptieren, dass sie ihre Kämpfe als geschiedene Eltern nicht fortführen sollten, werden die Meinungsverschiedenheiten und Kämpfe, die das Zusammenleben vor der Scheidung geprägt haben, oft in der neuen Familie weitergeführt. Sie können in Form von konfliktreichen Umgangsregelungen, mangelnder Kommunikation und gegenseitigen Anschuldigungen jahrelang weitergehen – oft mit dem neuen Partner als unfreiwilligem Beisitzer oder Mitverschwörer.

Die Hauptaufgabe der Eltern nach der Scheidung besteht darin, einen Raum dafür zu schaffen, dass ihre gemeinsamen Kinder eine Beziehung zu beiden aufbauen können. Die Aufgabe der neuen Erwachsenen besteht darin, das zu unterstützen. Die liebevollen Gefühle der Kinder für ihre Eltern hören nicht auf, weil die Liebe der Eltern zueinander verschwindet. Den Kindern geht es am besten, wenn sie spüren, dass besonders die Eltern, aber auch die neuen Erwachsenen, dieser Tatsache ihren Raum geben. Die Kinder leiden immer darunter, wenn sie merken, dass die Erwachsenen in ihrer Umgebung sich voneinander distanzieren. Es ist nicht nur wichtig, Raum dafür zu schaffen, dass beide Eltern fortan ein Teil des Lebens der Kinder sind. Dasselbe gilt für weitergehende Kontaktmöglichkeiten zu dem Rest der Familie – zu Großeltern, Tanten, Onkeln, Cousins und Cousinen. Es passiert häufig, dass sich Scheidungen auf den Rest der Familie ausbreiten, was zur Folge hat, dass die Kinder auch diese Kontakte verlieren.

Für die Kinder ist ein bedeutender Teil ihrer Familie nicht länger Teil ihres Familienalltags. Abgesehen von ihrer Mutter oder ihrem Vater können es auch Geschwister oder Halbgeschwister sein, die die meiste Zeit in einer anderen Familie leben. Wenn es Halbgeschwister gibt, gibt es in der betreffenden Familie auch ein Stiefelternteil. Damit erhöht sich die Komplexität zusätzlich, weil auch mit einer weiteren Scheidungsfamilie kooperiert werden muss.

Die Komplexität muss in erster Linie von den Erwachsenen getragen werden können. Wie wir an mehreren Stellen im Buch erwähnt haben, ist die Konsequenz der mangelnden Fähigkeit der Eltern, Verantwortung zu übernehmen, immer, dass diese Aufgabe bei den Kindern landet. Die Schwierigkeiten in Bezug auf ihre gemeinsamen Kinder, die die Eltern nicht gemeinsam lösen können, werden notgedrungen zu Bedingungen, mit denen die Kinder zu leben versuchen müssen. Das gilt nicht nur für die konkreten Bedingungen und Regelungen, sondern auch für die Stimmung und die Kommunikation, die die Zusammenarbeit der Eltern prägen. Aus diesem Grund ist es von großer Bedeutung, dass die Erwachsenen realistisch sind in Bezug auf die große Flexibilität, die das neue Familienleben von ihnen fordern wird. Es ist wichtig, dass beide Parteien nachspüren, ob sie es akzeptieren und aushalten können, dass es eine andere Familie gegeben hat, bevor sie einander kennengelernt haben, und dass das andere Elternteil ein Teil ihres gemeinsamen Lebens sein wird.

Die Größe der neuen Familie kann von Woche zu Woche variieren. Manchmal gibt es vielleicht nur zwei Erwachsene im Zuhause;

manchmal sind diese mit den Kindern zusammen, die dort primär leben; und manchmal sind auch die Kinder da, mit denen es Umgangsregelungen gibt. Die Kinder haben ihr Zuhause bei verschiedenen Erwachsenen – mit deren jeweiligen Normen, Vorstellungen und Verhaltensweisen. Sie haben eine »Geschwisterherde«, deren Größe variiert, und so haben sie auch wechselnde Positionen innerhalb der Herde – die große Schwester für meine eigene Schwester, im gleichen Alter wie mein Stiefbruder und die kleine Schwester für die Älteste.

Auf die gleiche Art und Weise müssen sich meist auch die Erwachsenen auf ganz unterschiedliche Bedingungen einstellen. Mit ihren eigenen Kindern teilen sie Liebe, Geschichte, Erfahrungen und Gewohnheiten, und gleichzeitig sind sie dabei, andere Kinder kennenzulernen. Es braucht mehrere Jahre, eine Beziehung zu den neuen Kindern aufzubauen, die stark genug ist, um diesen die Sicherheit zu geben, dass man auch für sie da ist, wenn man erzieht, Grenzen setzt oder sie betreffende Entscheidungen fällt. Eine der wichtigsten Aufgaben der Beratung besteht darin, den Erwachsenen dabei zu helfen, ihren Ehrgeiz zu zügeln. Oft versuchen diese zu eifrig, aus dem, was für die Kinder noch immer – und vielleicht auch für immer – zwei Familien sind, eine einzige »große und glückliche Familie« zu machen.

Alles in allem fordert das von allen Beteiligten eine nahezu unvorstellbare Anpassungsleistung. Wie bereits beschrieben, besteht, wenn die Kooperation sehr fordernd ist, immer das Risiko, dass Kinder und Erwachsene sich überfordern und unter dem Verlust ihrer Integrität leiden. Das Risiko einer übertriebenen Kooperation erwächst daraus, dass alle anfangs versuchen werden, guten Willen, Flexibilität und Entgegenkommen zu zeigen, und dass sie dabei riskieren, sich für den guten Zweck zu übernehmen. Das folgende kleine Beispiel zeigt einige der Dilemmas und Frustrationen, die in neu gegründeten Familien leicht auftreten können.

Beispiel:
Eine zusammengefügte Familie sucht nach etwa einem Jahr Zusammenleben Hilfe. Die beiden Erwachsenen haben viele Konflikte im Alltag, wovon ein anhaltender ist, dass die Frau sich zurückgesetzt fühlt, wenn ihr neuer Mann am Wochenende mit seinen Töchtern zusammen ist. Ihre eigenen Kinder leben primär bei ihr und ihrem neuen Mann.

Die Mutter der Mädchen ist immer noch wütend und verletzt wegen der Scheidung und weil der Mann so schnell eine neue Partnerin gefunden hat.

Der Frau fehlt die Bestätigung, dass sie – auch wenn die Töchter des Mannes da sind – geliebt wird und sie beide ein Paar sind. Sie möchte, dass er sie einlädt, an seinem Zusammensein mit den Töchtern teilzuhaben, und sie sieht es als problematisch an, wenn seine Töchter dicht neben ihm auf dem Sofa sitzen oder manchmal auch Zeit mit ihm allein verbringen wollen. Die Mädchen haben anfangs akzeptiert, dass alle zusammen sein sollten, haben aber auch gespürt, dass sich das unfrei anfühlt und dass ihr Vater in seinen Versuchen, alle zufrieden zu machen, nervös und fremd wirkt.

Allmählich fühlen sie sich in diesem Zuhause nicht mehr willkommen, und inzwischen wollen sie sich mit ihrem Vater lieber im Café oder draußen bei Spaziergängen treffen.

Als Beraterin oder Therapeutin ist es oft hilfreich, die neuen Familien daran zu erinnern, dass Probleme unvermeidbar sind. Ehrliche Aussagen in Bezug darauf, wer man ist, was man sich wünscht, womit man Schwierigkeiten hat oder wo die eigenen Grenzen verlaufen, helfen dabei, ein glaubwürdigeres Bild davon zu geben, mit wem die jeweils andere Person ein Zusammenleben beginnt. Das ist wichtig, auch wenn man früh Konflikte riskiert und der Prozess, sich zusammenzufinden, mehr Zeit in Anspruch nehmen kann. Unter Umständen fühlt es sich kleinlich, lieblos oder beschämend an, kritisch oder eifersüchtig gegenüber den Kindern des Partners zu sein. Da kann es hilfreich sein, sich an Folgendes zu erinnern:

> *»Die sogenannten negativen Gefühle entstehen nicht in uns, weil wir unreif oder primitiv sind, sondern weil wir lieben und in Bezug auf den anderen etwas riskieren. Ob wir tatsächlich unreif oder primitiv sind, zeigt sich erst an unserer Bereitschaft, Verantwortung für unsere eigenen Gefühle und Reaktionen zu übernehmen, und an unserer Fähigkeit, diese zusammen mit den Kindern und Erwachsenen, die sie in uns hervorrufen, zu kommunizieren und zu verarbeiten.«*
>
> (Juul, in Poulsen, 2002, S. 128, übersetzt von T. M.)

Die notwendigen Gespräche

Es ist nichts Überraschendes daran, dass ein neues Zusammenleben viele komplizierte Gefühle bei allen Beteiligten verursacht. Man hat nicht – wie in der ersten Familie – die Möglichkeit, sich von einem gemeinsamen Anfang an, der unter anderem von einer bedingungslosen Liebe zwischen Kindern und Erwachsenen gekennzeichnet ist, kennenzulernen. Das neue Zusammenleben muss gelernt werden, und alle bringen eine Geschichte mit, die sowohl Erwartungen als auch Vorbehalte gegenüber dem Zusammensein in einer Familie erzeugt hat.

Alle neuen Familien haben die schwierige und heikle Aufgabe, ihre Rollen untereinander zu finden. Wer hat das Recht, sich einzumischen oder Forderungen an wen zu stellen? Wann ist es okay, seine Grenzen zu setzen? Und geht das überhaupt – den Kindern des Partners Grenzen zu setzen, wenn diese sehr wahr und sehr nachdrücklich darauf aufmerksam machen können, dass man nicht ihr richtiger Vater beziehungsweise ihre richtige Mutter ist? Alltagsrhythmen und die ganze Familienkultur können zwischen den aufeinander folgenden Familien sehr unterschiedlich gewesen sein, und keine Einzelperson hat das Recht, zu definieren oder zu diktieren, wie das Neue gestaltet werden soll.

Die neue Familie muss das Zusammenleben über die Erfahrungen, die sie miteinander macht, lernen, und es braucht viele Gespräche, um aus diesen Erfahrungen zu lernen und ein gemeinsames Verständnis zu finden. Im Gegensatz zu der ersten Familie ist es jetzt so, dass alle – Kinder wie Erwachsene – bereits Erfahrungen mit dem Familienleben haben.

Nehmen wir ein paar Beispiele:

Die eine Hälfte der Familie ist samstags immer früh aufgestanden, hat gegessen und etwas zusammen unternommen: Schwimmbad, Ausflüge, Spielverabredungen oder anderes.

Die zweite Hälfte genießt es, den Tag langsam zu beginnen, einen Vormittag im Schlafanzug zu verbringen, sich mit der Zeitung hinzusetzen und das Wochenende kommen zu lassen. Die Kinder stehen spät auf, holen sich manchmal das Essen aus der Küche, trinken aus dem Saftkarton und lassen Käse, Marmelade, Krümel und benutztes Besteck unaufgeräumt liegen, nachdem sie sich wieder in ihr Zimmer zurückgezogen haben.

In der einen Familie hat der Vierzehnjährige die Erlaubnis erhalten, mit Freunden das Roskilde Festival zu besuchen, während der Fünfzehnjährige der anderen Familie zu hören bekommen hat, dass das nicht in Frage kommt.

In der einen Familie hat man den Alltag und die entstandenen Konflikte sehr detailliert besprochen, während man sich in der anderen Familie zurückgezogen hat und sich jeder für sich allein auseinandergesetzt hat, bevor man wieder in Kontakt gegangen ist.

Alle Familienmuster sind im Laufe der Zeit herangewachsen, und sie müssen jetzt in die Gewohnheiten einer anderen Familie integriert werden. Das braucht Verhandlung, Geduld, Flexibilität und den Glauben daran, dass es möglich ist, die Umgangsformen zu finden, mit denen sich jeder zu Hause fühlt und die allen den notwendigen Raum ermöglichen.

Beispiel:
Während eines Gesprächs mit einer zusammengefügten Familie, die seit ungefähr sechs Jahren zusammenlebte, machte der vierzehnjährige Junge seinen Stiefvater darauf aufmerksam, dass er von ihm gern eine deutlichere Rückmeldung hätte, wenn ihn irgendetwas störte. Gleichzeitig zog er es vor, das gemeinsam mit dem Stiefvater zu klären – ohne Einmischungs- und Vermittlungsversuche seiner Mutter. Diese waren zu Beginn ihres Zusammenlebens wichtig und angemessen gewesen, doch inzwischen waren sie ein Hindernis für ihre Beziehung und eine überflüssige Fürsorge ihrerseits.

Der gangbare und notwendige Weg besteht darin, besser in der Lage zu werden, miteinander darüber zu sprechen, wie die neue Familie sein soll und welche Anpassungen auf dem Weg notwendig sind. In diesen Gesprächen ist der Beitrag jeder einzelnen Person notwendig, und für die Ausbildung der Eigenschaften und Merkmale der neuen Familie hat eher das Verhandlungsklima – und nicht die konkreten Ergebnisse – eine Bedeutung. Wir empfehlen oft, dass die Erwachsenen schon vor ihrer endgültigen Entscheidung für das Zusammenziehen untersuchen, wie sich dieses gegebenenfalls auf alle Beteiligten auswirken wird. Das bedeutet nicht, dass die Kinder bestimmen sollen, ob oder wann dieses möglich ist, doch es ist wichtig, dass ihre Reaktionen darauf bekannt sind und von allen anerkannt werden. Jede Person wird etwas sehen, dass für das zukünftige Familienleben Bedeutung hat, und alle sollen erleben, dass dies in die allgemeinen Überlegungen und Erwägungen miteinbezogen wird.

Als Familientherapeutinnen können wir dabei hilfreich sein, dass die Gespräche untersuchend, offen und differenziert werden und dass die Erwachsenen nicht in Versuchung kommen, den Kindern schnelle Lösungen anzubieten. Schnelle Lösungen haben die gleiche Wirkung wie Bagatellisierungen und Schlussfolgerungen. Sie geben das Gefühl, nicht ernst genommen zu werden, und sie können

Prozesse verhindern oder verzögern, die oft von selbst kommen können, während die Kinder sich an den Gedanken eines radikal veränderten Lebens gewöhnen.

Oft besteht die therapeutische Aufgabe auch darin, den emotionalen Unterschieden, die in der Familie Realität sind, ihre Legitimität zuzusprechen. Die Liebe zu den eigenen Kindern unterscheidet sich natürlich von Anfang an sehr von den Gefühlen für die Kinder des Partners. Die eigenen Kinder kennt man, man weiß, wie man ihre Mimik, Körpersprache und bloße Ausstrahlung deuten kann, und man hat eine ganz besondere Liebesbeziehung zu ihnen aufgebaut. Dieser Unterschied in der Liebe kann sich mit der Zeit verändern und zu einem gewissen Grad ausgeglichen werden, insbesondere, wenn Emotionen einen natürlichen Platz im Zusammenleben haben können. Viele neue Familien versuchen, diesen Unterschied herunterzuspielen. Das geht manchmal so weit, dass die Erwachsenen sich in dem fehlgeleiteten Versuch, für alle gleich zu sein, mit ihren eigenen Kindern beschneiden. Stiefeltern problematisieren mitunter die Liebe des Partners zu seinen eigenen Kindern und sind zum Beispiel der Meinung, dass sie sich zu nah sind. Kinder mit einer Umgangsregelung brauchen ganz besondere Aufmerksamkeit, um sich willkommen zu fühlen. Oft fühlen sie sich wie zu Gast bei Menschen, die im Alltag zusammenleben. Darüber hinaus ist es natürlich, dass sie Zeit und Raum allein mit ihrem eigenen – richtigen – Elternteil brauchen. In der Familientherapie streben wir an, Akzeptanz für die vorhandenen unterschiedlichen Gefühle und Bedürfnisse und für die Tatsache, dass Beziehungen für ihre Entwicklung Zeit brauchen, zu schaffen. Wenn die Familie zusammengezogen ist, ist es meist von Vorteil, regelmäßige und feste Haustreffen oder Familien-Checks durchzuführen, bei denen sich alle beteiligen und davon berichten, wie es ihnen in der Familie geht. Sowohl die erfreulichen als auch die schwierigen Seiten des Zusammenlebens sollen eingeladen und willkommen geheißen werden. Alle spüren immer mal wieder, dass es schwierig ist, und wenn das nicht gesagt werden darf, wird es zum Problem der einzelnen Person und kann leicht Distanz und das Gefühl, falsch zu sein, erzeugen.

Je ehrlicher die Erwachsenen damit umzugehen schaffen, dass es auch für sie mit Schwierigkeiten verbunden ist, auf eine neue und andere Art zusammenzuleben, desto einfacher wird es für die Kinder, ebenfalls ehrlich von sich zu berichten.

Es ist keine sichere Tatsache, dass alle neuen Familien wirklich professionelle Hilfe benötigen, aber es ist sicher von Vorteil, von Anfang an die Entscheidung zu treffen, dass, wenn nur eine Person in der Familie eine solche Hilfe für nötig hält, alle dies unterstützen und ausprobieren, ob sie davon profitieren können.

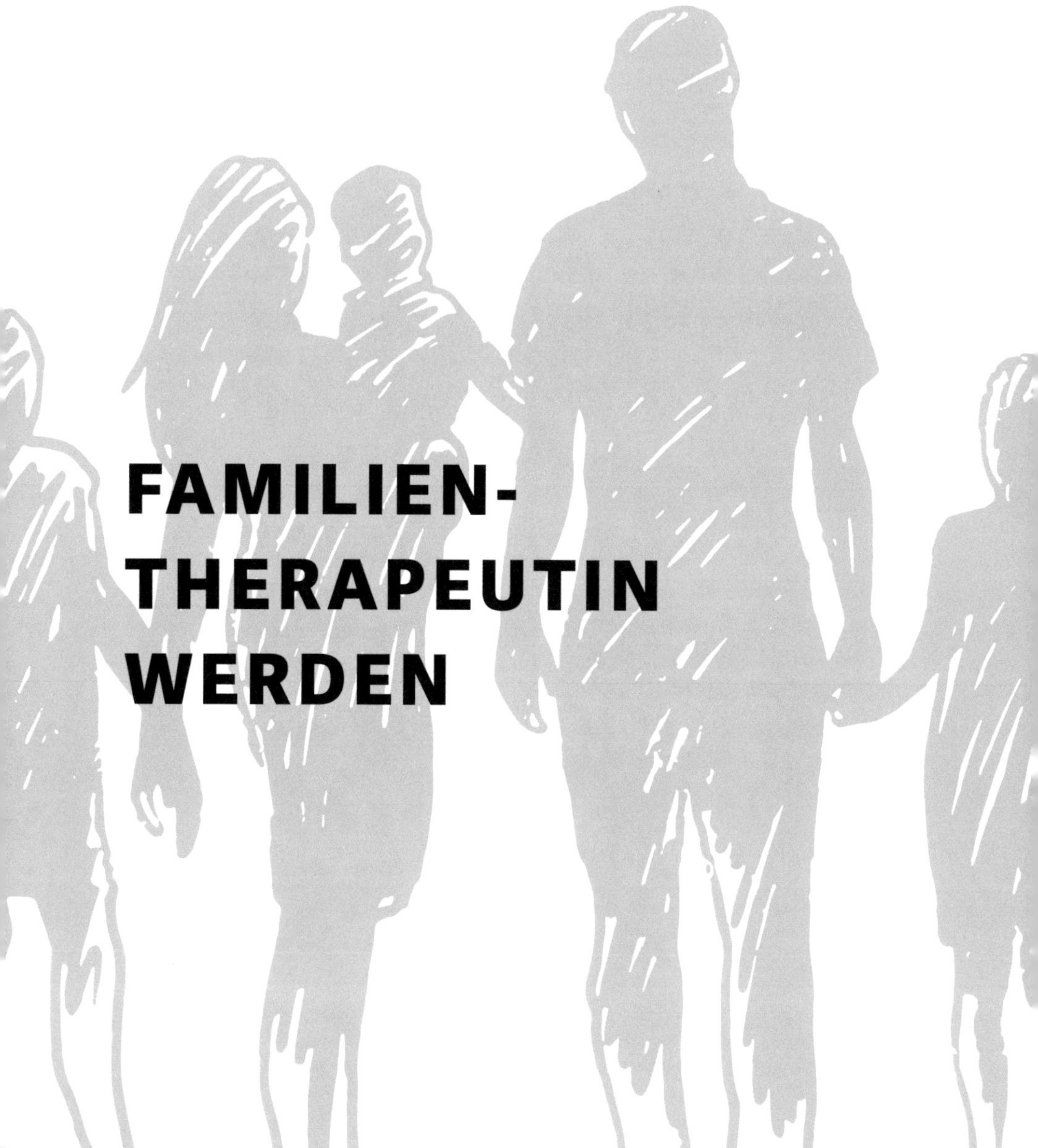

FAMILIEN-THERAPEUTIN WERDEN

Psychotherapie und Psychotherapeutinnen stellen in den Augen vieler Menschen eine fremde Welt und eine schwer zu definierende Fachrichtung dar.[1] Zwar empfinden viele Menschen Respekt für den Wert, denn das berufliche Helfen anderer Menschen hat, doch das ist natürlich weit entfernt von einem wirklichen Einblick darin, was diese Arbeit beinhaltet und voraussetzt.

Muss man nicht dafür gemacht sein, das zu können? Könnt ihr die Leute einfach durchschauen? Ist es nicht hart, all diese Probleme zu hören? Wie vermeidet ihr es, das mit nach Hause zu nehmen? Diese Art von Fragen taucht oft in Gesprächen über die praktische Arbeit von Familientherapeutinnen auf.

All diese Fragen machen Sinn und spiegeln wichtige Aspekte der psychotherapeutischen Arbeit mit anderen Menschen wider.

Yalom (1999) hat beschrieben, wie es in seinem langen Arbeitsleben kontinuierlich sowohl innerlich als auch äußerlich arbeitet. Seine eigenen Lebensthemen lassen sich oft mit denen der Klientinnen vergleichen, und er ist permanent damit beschäftigt, seine Selbsterkenntnis zu verbessern, während er gleichzeitig versucht, anderen dabei zu helfen, ihre Selbsterkenntnis zu verbessern. Er beschreibt offen seine Gegenübertragungen und zeigt, dass man nie an den Punkt gelangt, an dem diese nicht länger auftauchen.

Wir glauben, dass alle Therapeutinnen das Phänomen kennen, dass man regelmäßig erlebt, wie das, mit dem man sich selbst be-

1 Hinweis der Übersetzerin: In Dänemark ist die Bezeichnung Psychotherapie nicht geschützt, und die Leistung wird auch nicht vom dänischen Gesundheitssystem bezahlt; daher die Bemerkung, dass Psychotherapie vielen Menschen fremd ist. Die *Dänische Vereinigung der Psychotherapeuten (Dansk Psykoterapeutforening)* ist ein Teil des *World Council for Psychotherapy* und Mitglied der *European Association for Psychotherapy (EAP)* und hat Qualitätskriterien für die Ausbildung festgelegt, die sich an den Qualitätskriterien für private psychotherapeutische Ausbildungen ausrichten, die 2004 in Kooperation mit den entsprechenden dänischen Ministerien ausgearbeitet worden sind.

Die Ausbildung als Familien- und Psychotherapeutin am *Dänischen Institut für Familientherapie (DFTI)*, das von den Autorinnen dieses Buches geleitet wird, ist eine von der *Dänischen Vereinigung der Psychotherapeuten* anerkannte Ausbildung. Familien- und Psychotherapeutinnen, die beim DFTI ausgebildet und durch die bestandene Abschlussprüfung zertifiziert worden sind, dürfen sich in Dänemark als *Psychotherapeutin MPF* bezeichnen.

sonders befasst, zufällig mit den jeweils aktuellen Themen der Klientinnen zusammentrifft.

Es ist wahr, dass sich unser Beruf oft mit vielen existenziellen Lebensthemen befasst, da diese in dem Wunsch vieler Klientinnen nach Hilfe immer wieder auftauchen. Es ist wohl eine natürliche Folge, dass man sich als Therapeutin mehr oder weniger mit den gleichen Fragen in Bezug auf sein eigenes Leben beschäftigt. Tatsächlich erzählen viele Therapeutinnen, dass sie einen großen Teil ihres Lebens an Themen und Fragen in Bezug auf Sinn, Beziehungen, Glück und das Sein im Allgemeinen interessiert gewesen sind. Sie haben instinktiv bemerkt, wie es anderen Menschen geht, sind empfindlich gegenüber Stimmungen, und viele haben immer gewusst, dass sie es sehen oder spüren konnten, wenn es anderen Menschen eigentlich anders ging, als sie sagten – dass es noch eine Ebene gab, die nicht zum Vorschein kam, die für sie aber trotzdem spürbar war. Das hat nichts mit mystischen Wahrnehmungen oder einer speziellen Fähigkeit zu tun, die nur einige Menschen besitzen. Alle ganz kleinen Kinder verfügen über diese Sensibilität. Bei einigen tritt sie mit der Zeit in den Hintergrund, während sie bei anderen bestehen bleibt und zu einem Teil ihrer Art, in der Welt zu sein, wird.

Man kann Psychotherapeutinnen also als Menschen beschreiben, die die Fähigkeit bewahrt oder weiterentwickelt haben, hinter die Fassade zu blicken und einen differenzierteren Blick für Interaktion und Wohlergehen zu haben als Menschen im Allgemeinen. Das ist nicht anders als bei einem Tischler, der bemerkt, ob ein Carport gut gebaut ist – und zwar nicht, weil er danach schaut, sondern weil es ihm einfach ins Auge springt.

Ist es nicht hart, von all diesen Problemen zu hören, und lässt es sich vermeiden, die Arbeit mit nach Hause zu nehmen?

Die Frage müsste wahrscheinlich mit einem »ja und nein« beantwortet werden. Es kann emotional belastend sein, mit Klientinnen und Familien zu arbeiten, sowohl aufgrund ihrer Schwierigkeiten als auch aufgrund des damit verbundenen Schmerzes. Auch passieren erhoffte Fortschritte und Entwicklungen nicht immer so schnell und eindeutig, wie man es sich wünscht. Es kommt auch vor, dass manche Menschen ihre Frustrationen gelegentlich gegen die Therapeutin richten, zum Beispiel in Form von Kritik, Wut oder Misstrauen. Gleichzeitig haben wir jedoch in vielen Jahren Arbeit als Ausbilderinnen und Supervisorinnen die Erfahrung gemacht, dass es oft die Arbeitsbedingungen sind, die wirklich belastend sein können. Alle Therapeutinnen wissen, dass die Arbeitt häufig schwierig und persönlich herausfordernd ist. Sie wissen aber ebenfalls, dass es – auch wenn Einzelfälle sogar sehr belastend sein können – oft möglich ist, diese Belastung zu verarbeiten, wenn die nötigen Möglichkeiten für Sparring, Supervision und Unterstützung durch Kolleginnen und die Leitung vorhanden sind. Es sind diese fachpersönlichen Unterstützungsmaßnahmen, die verhindern, dass die Arbeit in der freien Zeit Raum einnimmt und zur Belastung wird.

Das Problem ist, dass gerade Weiterbildung, professionelles Sparring und Supervision oft von Sparmaßnahmen betroffen sind. Das kann bedeuten, dass die Zeit, die man dieser Arbeit zuteilt, aus Gründen gekürzt wird, die mehr mit finanziellen Prioritäten als mit fachlicher Relevanz und Verantwortlichkeit zu tun haben. Die Gesamtzahl der Fälle wächst für viele, und wenn man seine Arbeit nicht für sich selbst zufriedenstellend ausführen kann, leidet der fachliche und persönliche Selbstrespekt darunter.

Das verursacht Unkosten – nicht nur für die einzelne Therapeutin und Klientin, sondern auch für die Institutionen und die Gesellschaft.

Die Frage spiegelt sicherlich auch etwas allgemein Menschliches, nämlich unsere natürliche empathische Fähigkeit, uns von dem Schmerz anderer Menschen berühren und beeinflussen zu lassen. Die Frage birgt vielleicht ein Sich-Wundern, wie man das ertragen kann, ohne dabei von den fremden und eigenen Gefühlen verschlissen und belastet zu werden. Und als Laiin ist das, was man zu bieten hat, eben: die eigenen Erfahrungen, Mitgefühl und gute Ratschläge. Es versteht sich von selbst, dass es als mühselig empfunden werden kann, wenn man immer wieder daraus schöpfen muss. Jette Fog (1998) hat den Unterschied zwischen der Hilfe der Laiin und dem Einsatz der Fachperson sehr treffend definiert, indem sie gesagt hat, dass letzterer als sachliche Mitmenschlichkeit ausgeübt wird. Dieses Kapitel befasst sich damit, wie man die dazugehörigen Kompetenzen entwickeln kann.

Psychotherapie und Familientherapie

Bevor wir uns die eigentliche Ausbildung zur Familientherapeutin anschauen, werden wir einige kurze Bemerkungen dazu, was Psychotherapie im Allgemeinen ist, wiedergeben. Der Psychotherapie-Fond schreibt auf seiner Internetseite:

> *»Die meisten Menschen entscheiden sich für eine Behandlung von Problemen, die ihre Lebensqualität verringern. Andere machen eine Psychotherapie, um Hilfe bei der persönlichen Entwicklung oder bei der Klärung existenzieller Fragen zu bekommen. Das Ziel der Psychotherapie besteht im Allgemeinen darin, dem Klienten dabei zu helfen, mehr Freiheit in seinem Leben zu erlangen und weniger an irrationale Bedürfnissen oder Symptome gebunden zu sein.«*
>
> (»Hvad er psykoterapi?«, auf Deutsch: »Was ist Psychotherapie?«, übersetzt von T. M.)

Allen formuliert es ähnlich, wenn er darüber spricht, welche Freude und Befriedigung damit verbunden sein kann, ein allgemein praktizierender Psychotherapeut zu sein, der traditionelle Therapie ausübt:

> »(...) der Hauptzweck der Psychotherapie ist nicht die Lösung spezifischer Probleme, sondern dem Patienten dazu zu verhelfen, besser Probleme lösen zu können.«
>
> (Allen, 2014, S. 237, übersetzt von T. M.)

Familientherapie ist eine besondere Form der Psychotherapie. Familientherapie arbeitet in vielerlei Hinsicht mit den gleichen Themen wie Einzeltherapie, tut dies jedoch im Allgemeinen aus einer Beziehungsperspektive heraus. Es gibt unterschiedliche Richtungen, und

Familientherapie kann auf viele unterschiedliche Arten praktiziert werden. Sie alle haben aber gemeinsam, dass das Verständnis der Therapeutin auf die Beziehungen zwischen den Familienmitgliedern gerichtet ist und dass ihr Einsatz in der Regel auf die Paarbeziehung beziehungsweise auf die Beziehung zwischen den Eltern fokussiert ist. Auch wenn es einem Familienmitglied oft am deutlichsten anzusehen ist, dass es ihm nicht gut geht, ist damit nicht gesagt, dass diese Person auch die Klientin ist oder am dringendsten Hilfe oder Behandlung benötigt. Das Familiensystem als solches ist »Klient« und Fokusbereich. Das basiert auf einem einfachen Grundverständnis, das von Murray Bowen wie folgt benannt wird: »That which is created in a relationship can be fixed in a relationship.« Übersetzung: »Was in Beziehung entsteht, kann in Beziehung geheilt werden.« (übersetzt von N. M.)

Der Zweck der Familientherapie ist quer über die unterschiedlichen Richtungen, dem System als Ganzem dabei zu helfen, bessere Interaktionen zu schaffen und damit das Wohlergehen all seiner Mitglieder zu verbessern. Die Therapeutin kann in gewisser Weise mit einem Katalysator in einem chemischen Prozess verglichen werden. Ein Katalysator wird zugesetzt, um zu bewirken, dass Prozesse schneller und mit weniger Energieverbrauch als sonst ablaufen, oder um Stoffe zum Reagieren zu bringen, die sonst nicht reagiert hätten. Was bei der Therapeutin natürlich anders ist, ist, dass sie im Gegensatz zum Katalysator selbst beeinflusst wird und während des Prozesses neues Wissen und Erfahrung akkumuliert; ihre katalysierenden Fähigkeiten entwickeln und erweitern sich also, so dass sie sich zukünftig noch präziser an noch mehr Zusammenhängen beteiligen können. Im Idealfall hat die Familie mit Hilfe der Therapie die neuen Qualitäten verinnerlicht, die die Therapeutin mitgebracht hat oder inspiriert hat, so dass diese zukünftig in die Interaktion und das allgemeine Verhalten der Familie mit einfließen können.

Allgemeine Voraussetzungen für Familientherapeutinnen

Viele der folgenden Aussagen gelten allgemein für Psychotherapeutinnen. Wenn wir von nun an die Bezeichnung Therapeutin verwenden, meinen wir Familientherapeutinnen. Wo es wichtig ist, zwischen Psychotherapeutinnen und Familientherapeutinnen zu differenzieren, wird dies aus dem Text hervorgehen.

Die Voraussetzungen für die Familientherapeutin setzen sich aus einer Reihe von miteinander interagierenden fachlichen und methodischen Fähigkeiten und entsprechenden persönlichen Merkmalen, Eigenschaften und Qualitäten zusammen. Ein wesentlicher Teil der Voraussetzungen hat ganz einfach sein Zuhause in unserer Persönlichkeit und unserem Verhalten. Dieser Anteil kann durch Persönlichkeitsarbeit reifen und sich weiterentwickeln. Andere eher methodische Voraussetzungen müssen gelernt, geübt und durch Training und Supervision angepasst werden. Dieser Abschnitt behandelt beide Aspekte: die fachpersönliche Entwicklungsarbeit und die zu ihrer Erreichung angewendeten Arbeitsformen. Als wir seinerzeit die Konzepte der Fachperson und der fachpersönlichen Entwicklung eingeführt haben, geschah dies, um zu betonen, dass das Fachliche und die Persönlichkeit als eine integrierte Ganzheit funktionieren müssen, um optimal wirken zu können. Jede Person, die mit Menschen arbeitet, ist Teil der Interaktionen, wird persönlich beeinflusst und beeinflusst andere aufgrund ihrer Persönlichkeit.

> ***Sich beeinflussen zu lassen und sich selbst und die eigene Persönlichkeit ins Spiel zu bringen, ist kein Zeichen mangelnder Professionalität. Wir sehen es als zentralen Aspekt unseres Berufes.***

Man kann sagen, dass das Arbeiten mit Menschen – über Therapie, Pflege, Lehre oder Entwicklung – Beziehungsarbeit ist. Doch es gibt kaum ein Fachgebiet, wo das so ausgeprägt ist wie in der Familientherapie. Hier sehen wir die Schwierigkeiten der einzelnen Person als eine Spiegelung der Prozesse und Dynamiken, die sich zwischen Menschen abspielen. In der Familientherapie besteht die Aufgabe darin, die Beteiligten zusammenzubringen und direkt mit ihnen zusammenzuarbeiten, um ihre Beziehungen untereinander zu verbessern.

Als Familien- und Psychotherapeutin arbeitet man oft mit komplizierteren psychologischen Problemstellungen als in einer Reihe von anderen Fachgebieten, die auch mit der Entwicklung von Menschen zu tun haben. In diesen anderen Fachgebieten soll die Beziehungskompetenz zum Beispiel Pflege, Pädagogik, Unterricht oder anderes unterstützen.

In der Familientherapie stehen die Beziehungen und Dynamiken im Mittelpunkt, und damit sind die Beziehungskompetenzen an sich ein zentraler und tragender Teil des Fachlichen. Diese Art der Arbeit stellt besonders große Anforderungen an die Fähigkeiten der Therapeutin, Beziehungen zu verstehen und mit ihnen zu arbeiten – also natürlich auch selbst Beziehungen mit den Familien eingehen und entwickeln zu können.

Wir sehen Familientherapie als ein kreatives Handwerk, das am besten und vielleicht ausschließlich durch irgendeine Form von Lehre vermittelt werden kann. In welchem Umfang dies gelingt, hängt von der Fähigkeit der Lehrkraft ab, Talent zu entdecken und zu entwikkeln, sowie von der Beharrlichkeit der Studierenden während, neben und nach der Ausbildung. Es wurde schon so oft gesagt, dass es fast banal klingt, doch das Examenszeugnis, das man nach abgeschlossener Ausbildung erhält, ist wie ein neuer Führerschein: Die Routinen und die Sicherheit muss man sich aneignen, indem man sich in den Straßenverkehr begibt.

Das Arbeiten mit Familientherapie bringt die Konfrontation mit einer langen Reihe von oft schmerzlichen Beispielen dafür, wie das Leben sein kann, mit sich. Gleichzeitig erfährt man von den vielen überraschenden und lebensbejahenden Ideen, mit denen Menschen versuchen, mit ihrem Leben zurechtzukommen.

Es gibt kein Rezept für ein gutes Leben oder ein gelungenes Familienleben, das man an die Klientinnen weitergeben könnte. Jeder Mensch muss seinen eigenen Weg finden, und als Familientherapeutinnen müssen wir versuchen, dasselbe zu tun, wie das, was wir die Klientinnen zu lehren versuchen. In den Therapien müssen wir es wagen, unsere Möglichkeiten zu erforschen und zu testen, und wir müssen versuchen, unsere Begrenzungen zu akzeptieren und mit ihnen zu leben.

Im Gegensatz zu anderen Berufen gibt es in der Psychotherapie nicht viele Routineaufgaben, die mit vorhersagbarem Ergebnis gelöst werden können, indem man irgendwelchen vorgegebenen Instruktionen oder Handbüchern folgt. Erfahrene Therapeutinnen haben zu allen Zeiten betont, dass man als werdende Therapeutin zwar das Fach und seine Theorien und erprobten Methoden erlernen muss, dass man sich aber auch darauf einstellen muss, für jede Patientin eine maßgeschneiderte Therapie zu entwickeln beziehungsweise zu erschaffen (siehe zum Beispiel Fog und Hem, 2009).

Die erlebnisorientierte Familientherapie hat wie alle anderen therapeutischen Richtungen ihre Theorien und Praktiken, die werdende Therapeutinnen kennen müssen und mit denen sie sich vertraut machen müssen. Gleichzeitig hat man jedoch in dieser Tradition immer großen Wert darauf gelegt, die Fähigkeit der Therapeutinnen zu verbessern, sich von diesem Hintergrundwissen zu lösen, so dass sie den Fachbereich auf eine so authentische, integrierte und kreative Art wie möglich entwickeln und gestalten können.

Eines der wichtigsten Dinge, auf die sich die werdende Therapeutin einstellen muss, ist, dass Theorie und methodischer Unterricht zwar eine gute und notwendige Ausgangsposition schaffen können, dass die Praxis jedoch immer einen selbstständigen und kreativen Ansatz für den Fachbereich erfordert.

Für die neue Studierende, die versucht, Sicherheit zu erlangen, indem sie nach Systemen, Richtlinien, guten Formulierungen oder

Antworten auf die »was mache ich, wenn-Fragen« sucht, kann dieser Ansatz als frustrierend erlebt werden.

Für erfahrene oder vielleicht etwas anarchistischer eingestellte Menschen, die von vornherein besser damit zurechtkommen, eigene Wege zu gehen und auf dem Weg eigene Antworten zu finden, kann es eher eine Erleichterung bedeuten, etwas Neues zu erforschen. Gleichzeitig wird auch diese Studierende den Beruf erlernen und lernen, sich auf das Wissen und die Erfahrung zu beziehen, die über viele Praxisjahre hinweg gesammelt wurden. Unabhängig vom persönlichen Lernstil müssen beide Typen von Studierenden einen dynamischen Austausch zwischen dem Stoff oder Pensum und der therapeutischen Eigenart, die sie entwickeln müssen, durchlaufen.

Wir können nicht von den Voraussetzungen der Therapeutin schreiben, ohne die Bedeutung der Lehrkräfte, Supervisorinnen und Therapeutinnen, denen man während der Ausbildung begegnet, zu erwähnen. Diese müssen natürlich über solide Erfahrung innerhalb ihres Fachs verfügen, sowohl als Therapeutinnen als auch als Supervisorinnen und Lehrende. Darüber hinaus müssen sie über pädagogische Fähigkeiten und Beziehungskompetenzen verfügen, die sie in die Lage versetzen, ein inspirierendes Lernumfeld zu schaffen. Sie müssen mit Entwicklung arbeiten können, sowohl auf individueller Ebene, als auch auf Familien- und auf Gruppenprozess-Ebene. Diese Entwicklungsorientierung sollte sich am besten auch intern innerhalb einer Gruppe von Lehrenden wiederfinden. Die Gruppe sollte anstreben, einen sicheren und gleichzeitig herausfordernden Raum für Sparring und kollegialen Austausch zu schaffen. Es sollte möglich sein, sich gegenseitig bei der Arbeit zu erleben, damit die wichtige gegenseitige Resonanz oder Supervision unter den Lehrenden und den Supervisorinnen so präzise wie möglich sein kann.

Doch selbst mit diesen Qualifikationen und diesen Versuchen, die eigenen fachpersönlichen Kompetenzen zu entwickeln, kann keine Lehrende alle Studierenden mit gleich gutem Ergebnis unterrichten. Die Studierenden müssen daher auch ihrerseits versuchen, sich unterschiedliche Inspirationen von ihren verschiedenen Lehrkräften und Supervisorinnen zu holen. Es ist immer möglich, etwas zu lernen – Formulierungen zu übernehmen, die gut wirken, oder zu beobachten, wie die Lehrende die vielen verschiedenen und teilweise herausfordernden Situationen, die während der Ausbildung entstehen, handhabt. In jedem Fall kann man sich klarer darüber werden, was einem passt und was nicht, und man kann Inspirationen dazu bekommen, wie man selbst arbeiten möchte. Nicht zuletzt ist es wichtig, zu entdecken, das Lehrende, Supervisorinnen und Therapeutinnen auch Fehler machen. Das hört nie auf. Die Idee ist nicht, fehlerfrei zu werden, sondern lehrreiche Erfahrungen zu machen.

Wir denken, dass es sich mit einer Lehrtätigkeit in der Familientherapie so verhält wie beim Aufwachsen von Kindern. Was wir tun, zählt viel mehr als das, was wir sagen.

Der Therapeutinnen-Effekt

Es ist jetzt mehr als sechzig Jahre her, dass Carl Rogers seine einfachen und klaren Punkte in Bezug auf die therapeutischen Kernbedingungen formulierte: bedingungslose positive Anerkennung und empathisches Verständnis der Klientin sowie die Übereinstimmung von Authentizität und Wortwahl der Therapeutin (Rogers, 1951). Rogers meinte, dass diese Kernbedingungen sowohl notwendig als auch ausreichend seien, um als Therapeutin die natürlichen konstruktiven Potentiale, über die die Klientinnen in ihrem Inneren verfügen, zu fördern.

Man kann sagen, dass die ursprünglich genannten Qualitäten einen überwiegend fürsorglichen, umfassenden, verständnisvollen und in gewissem Sinne femininen Zugang widerspiegeln. Manche Menschen sehen die Psychotherapie auch als einen Frauenberuf, was sie statistisch gesehen auch ist. Wir finden es aber wichtig, zu betonen, dass andere Qualitäten oder Ansätze genauso wesentlich sind. Therapeutische Arbeit hat auch eine maskuline Seite, die als Festigkeit, Handlungskraft und ein ruhiges Anschieben in Richtung des neu anstehenden Schrittes zum Ausdruck kommen kann.

Es wird über das Fürsorgliche hinaus auch analytischer Sinn und mentale Klarheit benötigt, und Therapeutinnen müssen mit Autorität auftreten und die Selbsterkenntnis, das Verhalten oder die Interaktionsmuster der Klientinnen konfrontieren und herausfordern können.

Sie müssen in der Lage sein, sich auf klare Perspektiven ihrer Arbeit zu fokussieren und diese in Worte zu fassen, und sie müssen maskuline Werte vertreten können, damit Frauen, Männer und Kinder wahrnehmen können, dass auch diese Werte zu der Interaktion zwischen Menschen dazugehören. Das sagt nicht zwangsläufig etwas über das Geschlecht der Therapeutin aus, weil natürlich sowohl Männer als auch Frauen beide Arten von Qualitäten in sich tragen. Gleichzeitig ist deutlich, dass das Vorhandensein von mehr Männern innerhalb des Fachgebiets mehr konkrete Rollenvorbilder mit sich bringt und für die Klientinnen Möglichkeiten schafft, sich auf andere Art und Weise in dem jeweiligen Therapeuten zu spiegeln. Es geht um das gleiche Thema, wenn immer wieder der Ruf nach mehr männlichen Pädagogen und Sachbearbeitern ertönt.

Diese Kernbedingungen wurden lange Jahre etwas abschätzig als unspezifische Faktoren kategorisiert. Yalom (1998) vergleicht sie mit den geheimen Gewürzen, die der erfahrene Koch mit lockerer Hand und mit präzisem Sinn den wohlschmeckenden Gerichten hinzufügt und die kein Rezept oder Kochbuch wiedergeben kann. Der Begriff bezeichnet die interdisziplinären, gemeinsamen Faktoren, die innerhalb verschiedener therapeutischer Schulen und Traditionen zu finden sind.

Die Dänische Vereinigung der Psychologen (Dansk Psykologforening) schreibt in einem Bericht über Psychotherapie und Wissenschaft (2003):

> *»Die neuere Therapieforschung weist darauf hin, dass Beziehungskompetenzen ein zentraler Teil der unspezifischen oder gemeinsamen Faktoren sind, die eine zentrale Bedeutung für einen therapeutischen Wandel haben.«*
>
> (S. 30, übersetzt von T. M.)

Die Vereinigung empfiehlt in dem gleichen Bericht:

> *»(...) langfristige psychotherapeutische Ausbildungen sollten verpflichtend eine Dokumentation erstellen, die beschreibt, wie man die Entwicklung solcher unspezifischen, typischerweise mit Beziehung verknüpften Kompetenzen der Kandidatinnen im Verlauf der Ausbildung sicherstellt.«*
>
> (ebenda, S. 24, übersetzt von T. M.)

Man hat erst in den letzten Jahren ernsthaft damit begonneün, eine ausgewogenere Forschung zu etablieren, indem man nicht länger vorrangig Patienten-Variablen und standardisierte Behandlungsmethoden gewichtet hat, um die Wirkung von Psychotherapie zu untersuchen und zu verstehen.

> *»As a rule, the study of psychotherapies has been favored over the study of psychotherapists – as if therapists, when properly trained, are more or less interchangeable.«*
>
> (Orlinsky und Rønnestad, 2009, S. 5)
>
> Übersetzung: *»Im Regelfall hatte die Forschung zu Psychotherapien gegenüber der Forschung zu Psychotherapeuten Vorrang – als ob Therapeuten mehr oder weniger austauschbar sind, wenn sie nur vernünftig ausgebildet wurden.«*
>
> (übersetzt von N. M.)

Der erwähnte Wechsel vom Methoden-Effekt zum sogenannten Therapeutinnen-Effekt bringt uns neues und bekräftigendes Wissen über die Bedeutung der menschlichen und persönlichen Unterschiede der Therapeutinnen. Die Forschung weist heute darauf hin, dass eher fähige Therapeutinnen als bestimmte Methoden für ein gutes therapeutisches Ergebnis entscheidend sind. Der Therapeutinnen-Effekt scheint also größer und damit wichtiger als der Methoden-Effekt zu sein (2009, S. 450).

Klientinnen haben das immer gewusst. Wie auf der Internetseite des Psychiatrie-Fond erwähnt wird: Wenn man die Klientinnen fragt, was für sie in ihrer psychotherapeutischen Behandlung am meisten bedeutet hat, weisen sie nicht auf eine spezielle Technik oder Methode hin, sondern auf die Beziehung zu ihrer Therapeutin.

Therapeutinnen scheinen gut darin zu sein, therapeutische Allianzen zu erzeugen, die das Engagement der Klientin in Bezug auf ihre eigene Situation unterstützen.

Sidney Blatt zeigt seine eigenen sowie die Ergebnisse einer Reihe anderer Forscherinnen zu Untersuchungen der Wirksamkeit und der Fähigkeiten von Therapeutinnen auf:

> *»(...) that therapeutic outcome is significantly influenced by the interpersonal dimensions of the treatment process – by personal qualities of patients and therapists and their ability to establish an effective therapeutic relationship – rather than by the techniques and tactics describes in treatment manuals.«*
>
> (2010, S. 233)
>
> Übersetzung: *»(...) dass die zwischenmenschlichen Dimensionen des Behandlungsprozesses signifikanten Einfluss auf das therapeutische Ergebnis haben – also die persönlichen Eigenschaften der Patienten und Therapeuten und ihre Fähigkeit, eine effektive therapeutische Beziehung zu schaffen, und weniger die Techniken und Taktiken, die in Therapie-Handbüchern beschrieben werden.«*
>
> (übersetzt von N. M.)

Da die Beziehung von so entscheidender Bedeutung ist, ist die Fähigkeit der Therapeutin, Beziehungen aufzubauen, aufrechtzuerhalten und weiterzuentwickeln, vielleicht die wichtigste therapeutische Voraussetzung von allen.

Wenn wir über die persönlichen Voraussetzungen der Therapeutin sprechen, möchten wir betonen, dass wir diese als allgemeine soziale und menschliche Lebenskompetenzen betrachten, die hauptsächlich über Interaktionen im Heranwachsen mit Eltern und anderen Bezugspersonen entwickelt wurden.

Sie sind in dem Sinne persönlich, dass es die einzelne Therapeutin ist, die sie besitzt, doch sie beruhen auf Beziehung und sind über Interaktionen entstanden. Gleichzeitig haben sie Bedeutung dafür, wie die Therapeutin später in der Lage ist, mit ihren Klientinnen Kontakt herzustellen und mit ihnen zu interagieren.

Orlinsky und Rønnestad stimmen völlig mit Rogers überein,

wenn sie eine Reihe grundlegender zwischenmenschlicher Eigenschaften oder Merkmale beschreiben, die bei angehenden Therapeutinnen wünschenswert wären, und sie weisen in Übereinstimmung mit dem Obengenannten darauf hin, dass die genannten Qualitäten die Therapeutinnen bereits charakterisiert haben, bevor diese ihre therapeutische Ausbildung begonnen haben.

> *»A composed, responsive personal presence; a capacity for empathizing with a broad range of human experiences; and an ability to feel and communicate genuine concern for others.«*
>
> (Orlinsky und Rønnestad, 2009, S. 183)
>
> Übersetzung: *»Eine gelassene und aufgeschlossene persönliche Präsenz; die Fähigkeit, sich in ein weit gefächertes Spektrum menschlicher Erfahrungen hineinzuversetzen; und die Befähigung, echte Anteilnahme für andere Menschen zu fühlen und auszudrücken.«*
>
> (übersetzt von N. M.)

Es wäre einfach, wenn das Heranwachsen und die Lebenserfahrung von allein dazu führen würden, dass solche persönlichen Eigenschaften und Kompetenzen zu ihrem vollen Potential reifen. Das ist allerdings nicht der Fall. Während des Heranwachsens orientieren wir uns an den Bedingungen unserer nahen Beziehungen, und diese bringen immer sowohl Möglichkeiten als auch Begrenzungen mit sich. So entwickeln und benutzen wir unsere grundlegenden Kompetenzen und entwickeln gleichzeitig andere Strategien, bei denen es eher um Anpassung und Begrenzung als um Entfaltung geht.

Die therapeutische Ausbildung und das Training basieren auf grundlegenden Eigenschaften, und für die meisten von uns bedeutet es eine größere persönliche Arbeit, sich von den angelernten Begrenzungen, die wir auch mitbringen, zu befreien. Eigenschaften und Voraussetzungen werden durch diese Arbeit von Veranlagungen und Fähigkeiten, die primär bei den Interaktionen im privaten Leben eine Rolle spielen, zu fachlich wertvollen Kompetenzen, die anderen Menschen in professionellen Zusammenhängen zugutekommen können. Diese Eigenschaften können und müssen in die Theorie und in eine zielgerichtete Trainingsarbeit mit Klientinnen integriert werden, bevor aus ihnen die zuvor erwähnte sachliche Mitmenschlichkeit werden kann.

Beziehungskompetenzen

Juul und Jensen (2002) haben die pädagogische Beziehungskompetenz ursprünglich als einen fachlichen Begriff definiert, der für Fachpersonen einige wesentliche Voraussetzungen für die respektvolle und qualifizierte Arbeit mit Kindern beschreibt. Dabei legen sie besonderen Wert auf zwei Dimensionen. Die eine ist das pädagogische Handwerk, das sich beschreiben lässt als: die Fähigkeit der Fachperson, das einzelne Kind zu dessen eigenen Bedingungen wahrzunehmen und das eigene Verhalten damit abzustimmen, ohne die Führung abzugeben; sowie die Fähigkeit, im Kontakt authentisch zu sein. Die andere Dimension bezieht sich auf die fachliche Ethik, die hier als die Fähigkeit und der Wille, die volle Verantwortung für die Qualitäten der Beziehung zu übernehmen, verstanden wird (S. 128).

Zusammen tragen beide Aspekte dazu bei, Kontakt, Austausch und Entwicklung zwischen Menschen schaffen zu können. Der Begriff und seine Implikationen gehen weit über die pädagogische Welt hinaus, und sie haben auch anderen Dienstleistungs-, Hilfe- und Fürsorgebereichen, bei denen der menschliche Kontakt zwischen Fachleuten und Klientinnen, Schülerinnen, Bürgerinnen oder Patientinnen ebenfalls entscheidend für ein gutes Ergebnis ist, wertvolle Inspirationen geliefert.

Wir schließen uns der Ansicht an, dass die Beziehungskompetenzen, über die Juul und Jensen sprechen, auch in einem familientherapeutischen Kontext von Bedeutung sind.

Beziehungskompetenzen entfalten sich als ein Zusammenspiel einer Reihe von menschlichen Eigenschaften. Es geht um Freundlichkeit, Entgegenkommen und Interesse gegenüber anderen Menschen. Es geht auch um unsere Fähigkeit, Gefühle, Bedürfnisse und Grenzen selbstverantwortlich auszudrücken – dazu gehört auch die Fähigkeit, unsere eigenen Frustrationen zu ertragen, ohne anderen die Verantwortung für diese zu übertragen. Und es geht in hohem

Maße darum, die Freude und Bereicherung zu entdecken, die Unterschiedlichkeit mit sich bringt.

Das bedeutet, dass man als angehende Therapeutin die eigene menschliche Kapazität und Flexibilität erweitern muss, um den vielen, sehr unterschiedlichen Kindern beziehungsweise Klientinnen mit Sinn und Respekt für ihre Individualität und Eigenart begegnen zu können.

Als Therapeutinnen und Behandelnde werden wir in unserem Arbeitsleben im Allgemeinen entdecken, dass unserem Einfühlungsvermögen oder unserer Fähigkeit, Kontakt herzustellen, Grenzen gesetzt sind, oder wir werden entdecken, dass wir manchmal auf Arten und Weisen reagieren, die Distanz erzeugen und die Lernen oder Entwicklung erschweren. Indem wir dies zu unserer eigenen Arbeit machen – und insbesondere indem wir die Verantwortung für die unzulänglichen oder fehlgeschlagenen Interaktionsprozesse übernehmen –, halten wir als Fachpersonen die Verantwortung von dem Kind fern, das keineswegs qualifiziert oder lebenserfahren genug ist, um diese zu tragen.

Das gleiche gilt natürlich für die Arbeit mit erwachsenen Klientinnen. Sowohl die Klientin als auch die Therapeutin müssen, jede mit ihren Voraussetzungen, zu der Zusammenarbeit beitragen, doch die Verantwortung für den Prozess muss ganz klar und konsequent von der Fachperson getragen werden. Von dieser kann man in diesem Zusammenhang erwarten, dass sie die meiste Erfahrung und das größte Reflektionsvermögen in Bezug auf das Durchschauen und die Leitung von sowie die Arbeit mit Interaktionsprozessen hat.

Mit dieser Haltung wird auch klar, dass die Fachperson anstreben muss, die Verantwortung für die eigenen Begrenzungen und damit auch für die eigenen Lern- und Entwicklungsmöglichkeiten zu behalten beziehungsweise zu übernehmen. In dem Abschnitt über Supervision werden wir noch einmal auf dieses kontinuierliche Lernen zurückkommen.

Psychotherapeutinnen entwickeln ihre Professionalität und die dazugehörigen Beziehungskompetenzen in einer therapeutischen Ausbildung. Es gibt natürlich Unterschiede, wie direkt die verschiedenen Richtungen oder Ausbildungen den Fokus auf die unspezifischen Faktoren im Verhältnis zu den fachmethodischen und theoretischen Qualifikationen richten. Innerhalb der erlebnisorientierten familientherapeutischen Tradition sind die unspezifischen Faktoren jedoch immer als eines der Ziele des therapeutischen Trainings und als entscheidend für die Entwicklung von therapeutischer Persönlichkeit und therapeutischem Verhalten hervorgehoben worden.

Der theoretische Unterricht und das Verständnis

Traditionell sind therapeutische Ausbildungen auf drei Säulen aufgebaut, diese sind: 1. der theoretische Unterricht und das Verständnis, 2. Selbstreflexion und eigene Therapie sowie 3. unter Supervision ausgeübte Praxis.

Familien- und Psychotherapeutinnen müssen ein gutes theoretisches Fundament haben und über aktuelles und fundiertes Wissen zu dem Fachgebiet, mit dem sie arbeiten wollen, verfügen. Die Ausbildung zur Familientherapeutin bedeutet, dass die Studierenden, über ihre grundlegende Professionalität als Psychologinnen, Ärztinnen, Pädagoginnen, Lehrerinnen, Sozialpädagoginnen oder anderes hinaus, eine zusätzliche Professionalität aufbauen müssen.

Die Grundlage der psychotherapeutischen Fächer bildet ein generelles Wissen über Psychologie, Pädagogik, Beziehungen und Veränderungsprozesse. Darüber hinaus haben die Fächer ihre jeweils eigene Entwicklungsgeschichte, die zu der Entwicklung unterschiedlicher Haltungen und Schulen geführt haben. Die Studierenden müssen einen gewissen Überblick über die Entwicklung haben, die das Fach durchlaufen hat, das heißt, sie müssen auch die Wurzeln und die Entwicklung der Familientherapie kennen.

In der Familientherapie geht es in hohem Maße um Kommunikation, Beziehungen, Interaktionsverständnis und Familiendynamik, und die Studierenden müssen einen guten und differenzierten Einblick in die Theorien zu diesen Themen haben. Darüber hinaus gibt es eine Reihe von Teilbereichen, wie zum Beispiel Mentalisierung, Bindungstheorie, Verlust- und Trauerprozesse sowie existenzielle

Grundbedingungen, die alle Teil der theoretischen Voraussetzungen der Therapeutin sind.

Auch Allgemeinwissen und Interesse für soziologische Aspekte, wie zum Beispiel Familienleben, Erziehung und Geschlechterrollen, geben der therapeutischen Arbeit Gewicht und verbinden das Leben der einzelnen Klientinnen und Familien mit der Gegenwart und der Kultur, in denen dieses sich entfaltet.

Im Anhang des Buches stellen wir die Literatur vor, von der wir aktuell vor allem inspiriert sind, die wir aktiv verwenden und auf die wir uns in unserer familientherapeutischen Ausbildung stützen. Die Psychotherapie blickt auf eine etwa hundertzwanzigjährige Geschichte zurück, während die Familientherapie erst seit siebzig Jahren als eigenständiges Fachgebiet existiert. Obwohl ständig neue Fachbücher, Theorien und Modelle zum Thema auftauchen, kann nur die Zeit zeigen, ob diese etwas Neues und Wesentliches beisteuern. Die alten Therapeutinnen und Therapeuten, zu denen – neben unserem Walter Kempler – Virginia Satir, Salvador Minuchin, Carl Whittaker, Murray Bowen, Jay Haley und Gregory Bateson gehören, beweisen ihre Relevanz, indem ihre bahnbrechende Arbeit noch immer das Fundament der meisten neueren Arbeiten ist. Ihre Veröffentlichungen verfügen oft über besondere Qualitäten des Schreibens und über eine Mischung aus tiefem, lebenslänglichem persönlichen Engagement und Forschungsleidenschaft, die nur inspirieren kann.

Im Internet gibt es eine große Anzahl von Videos mit Vorträgen oder Therapiesitzungen, in denen man einige dieser Pionierinnen des Fachgebiets erleben kann. Diese sind sehr interessant anzuschauen, unter anderem, weil sie illustrieren, dass es spannende und lehrreiche Unterschiede gibt, wie die psychotherapeutische Arbeit ausgeführt beziehungsweise erlebt wird und wie man diese in einem Buch beschreiben kann. In großen Teilen ihrer Arbeit kann man eine nahezu instinktive Sicherheit und Einfachheit beobachten, und es ist interessant zu lesen, wie experimentell sie waren und wie sehr sie daran gearbeitet haben, das in ihrer klinischen Arbeit Gelernte zu integrieren – unter anderem durch den intensiven Austausch, den es innerhalb ihres fachlichen Kollegenkreises gab.

Darüber hinaus können auch Autobiografien, die Verlust, Krankheit, Identitätsstörung, Missbrauch, Kindheitsbedingungen und vieles mehr behandeln, ein sehr direktes Einfühlen in Lebensumstände und Problemstellungen geben, die weit von der Erfahrungswelt der Therapeutin entfernt sind. In diesem Zusammenhang müssen wir auch erwähnen, wie wertvoll das Lesen der großen – zeitgenössischen und klassischen – Autorinnen der Belletristik sein kann. Diese vermitteln komplizierte psychologische und existenzielle Themen eben oft auf eine originelle und tiefgründige – und von der Fachliteratur schwer zu leistende – Art und Weise. Das Gleiche gilt im Übrigen für Philosophie und für große Kunst im Allgemeinen.

Das Lesen und das Aneignen von Theorien sollen dabei helfen, ein umfassendes Verständnis von den psychologischen und mit Interaktionen verbundenen Schwierigkeiten, mit denen Therapeutinnen arbeiten werden, sicherzustellen. Fachliteratur hilft, die eigenen persönlichen Erlebnisse, Erfahrungen und Erkenntnisse aus einer größeren und differenzierteren beziehungsweise präziseren Perspektive zu betrachten, sie kann natürlich ebenso dazu beitragen, die eigene Aufmerksamkeit gegenüber den und das Verständnis für die einzelnen Klientinnen oder Familien zu schärfen.

Die Kommunikation mit Kolleginnen und öffentlichen Institutionen setzt voraus, dass Therapeutinnen sich fachlich präzise und relevant ausdrücken können und dass sie in der Lage sind, für das Fachgebiet geltende und bezeichnende Terminologien und Wissen einzusetzen. Die Teilnahme an Lesekreisen und Studiengruppen sowie der kontinuierliche fachliche Austausch mit Kolleginnen oder Supervisorinnen können in ihrer Gesamtheit dazu beitragen, die Theorien mit den Arbeitsaufgaben, bei denen sie angewendet werden, zu verknüpfen.

Theorien und Konzepte müssen kontinuierlich in Praxiserfahrungen integriert werden, und zwar so umfassend, dass sie sowohl mit Kolleginnen als auch mit Klientinnen – mit Kindern und mit Erwachsenen – angewendet werden können. Wenn die Theorien ausreichend in die Perspektive und das Verhalten der Studierenden integriert sind, können sie ihrem Hauptzweck dienen – Kontakt und Verständnis zwischen Therapeutin und Klientin sowie zwischen den

Klientinnen untereinander zu schaffen.

Wir sind also völlig im Einklang mit Fog und Hem, die darauf hinweisen, dass theoretisches Wissen auf ethische Art und Weise verwaltet werden muss, so dass die Therapeutin jederzeit offen dafür sein kann, das Besondere oder Einzigartige des Individuums zu erleben, statt die jeweilige Person durch generalisierende Theorien und Konzepte zu sehen (Fog und Hem, 2009).

Wenn ausgebildete Therapeutinnen gefragt werden, was für ihre fachliche Entwicklung am wichtigsten war und ist, sprechen sie nicht vom Lesen von Theorien oder von der Kenntnis von Konzepten. Sie betonen stattdessen fast ausnahmslos, dass die eigene Therapie und die Supervision zu ihren Praxiserfahrungen die entscheidendste Bedeutung haben (Rønnestad und Orlinsky, 2005, S. 136 und 155).

Eigene Therapie und Selbstreflexion

Wenn angehende Psychotherapeutinnen in Therapie gehen, dient dies einem übergeordneten Zweck und unterscheidet sich von der Motivation der Privatpersonen, dies zu tun. Im Privatleben geht es um die Suche nach Möglichkeiten für ein besseres Leben für sich selbst, in den Kontexten, zu denen man gehört. Für die Therapiestudierenden geht es gleichzeitig und in erster Linie darum, sich auf einen anspruchsvollen Beruf vorzubereiten, der den Einblick in und das Arbeiten mit einer Reihe von Schicksalen und Lebensumständen beinhaltet, die sehr weit von der eigenen Erfahrungswelt entfernt sein können. Das setzt voraus, dass man persönlich reift und an der Entwicklung der eigenen fachlichen und menschlichen Voraussetzungen arbeitet. Doch die eigene Therapie allein reicht nicht aus. Sie muss durch weitere Ansätzen der Selbsterkenntnis und Selbstreflexion ergänzt werden, und sie wird sich im Verlauf der Ausbildung in einer dynamischen Wechselwirkung mit diesen befinden.

Wenn man die eigene Lebensgeschichte im Allgemeinen kennt und Einsicht in die Bindungsmuster und familiendynamischen Prozesse des eigenen Heranwachsens hat, kann man sich selbst besser verstehen. Manchmal entsteht natürlich auch das Bedürfnis, sich weiter zu vertiefen und die gewonnene Einsicht durch eine eigene Therapie zu verarbeiten.

Schön (2001) hat das Konzept des reflektierenden Praktikers eingeführt. Es bezeichnet die Fähigkeit und Bereitschaft von Therapeutinnen und anderen Fachleuten, während und nach der Praxis zu reflektieren. Damit trainieren sie die notwendige mentale und fachliche Flexibilität und Kreativität, die der Wirklichkeit und den Arbeitsaufgaben entsprechen, die sich nicht auf Standardprobleme und -lösungen reduzieren lassen. Dies geschieht über Selbsteinsicht, fachliche Reflexion mit Kolleginnen und Mentalisierung (Schön, 2001).

Man kann sagen, dass man es als Studierende auf sich nimmt, eine persönliche Entwicklung einzuleiten, die man nicht notwendigerweise gebraucht hätte, wenn man ein anderes Berufsleben gewählt hätte. Diese Entwicklung entspricht den Anforderungen, die von den Ausbildungsstellen und der Vereinigung der Psychotherapeutinnen oder anderen Berufsorganisationen für Therapeutinnen, Psychologinnen und Psychiaterinnen gestellt werden. In all diesen Bereichen werden Anforderungen an persönliche Entwicklung sowie an fachliche und theoretische Aktualisierung von Wissen und Kompetenzen gestellt.

Untersuchungen haben gezeigt, dass Therapeutinnen aus drei übergeordneten Motiven in Therapie gehen: Wunsch nach persönlichem Wachstum, allgemeine Probleme im Leben und Verbesserung der therapeutischen Kompetenzen. Obwohl sich der Inhalt der Therapien also häufig auf private Umstände bezieht und nicht direkt an die Arbeit mit Klientinnen anknüpft, schätzen die Therapeutinnen ein, dass ihr individueller therapeutischer Prozess große Bedeutung für ihre gesamte fachpersönliche Entwicklung hat. Er erhöht ihr Einfühlungsvermögen, ihre Selbsterkenntnis und ihre Fähigkeit, Raum zu geben, und er führt zu mehr Wärme und Akzeptanz auch in der Begegnung mit den Klientinnen (Orlinsky und Rønnestad, 2005, S. 189).

Die Möglichkeit einer eigenen Therapie wird von den meisten

über ihr gesamtes Berufsleben und Leben hinweg immer wieder genutzt.

Die Idee, die persönliche therapeutische Arbeit fortzusetzen, spiegelt nicht die Vorstellung wider, dass es möglich oder sogar wünschenswert sei, zu einer Art endgültigen Klärung zu gelangen, bei der man ein für alle Mal alles geregelt hat. Unserer Ansicht nach sollte die Arbeit mit sich selbst stattdessen zu einer Akzeptanz der Veränderlichkeit des Lebens und zu einem Sich-zurecht -Finden mit den eigenen Zweifeln und der eigenen Unsicherheit führen. Sie kann gleichzeitig dazu verhelfen, dass man sich die Bereitschaft erhält, in der Interaktion mit anderen offen und untersuchend zu sein.

Man kann sagen, dass das Ziel darin besteht, ein konstruktives Verhältnis zu den eigenen Begrenzungen zu bekommen. Wir wissen, dass eine Voraussetzung für ein Gelingen therapeutischer Arbeit ist, dass die Klientin ihre Selbstakzeptanz verbessert und es schafft, sich selbst und den eigenen Schwierigkeiten mit Toleranz und Milde zu begegnen. Das gilt natürlich auch für den Blick der Psychotherapeutinnen auf sich selbst.

Für Therapeutinnen ist dieser Aspekt gleichzeitig eine wichtige Qualität für die Arbeit mit den Klientinnen, weil er die mentalisierende Haltung in Bezug auf die Arbeit unterstützt. So schafft die Therapeutin es, offen und reflektierend in Bezug auf ihre Eindrücke von den Klientinnen und auf die eigenen, in ihr angestoßenen inneren Gedanken und Prozesse zu sein. Allen (2014) schreibt:

> *»Therapeuten, die eine solche Haltung bewahren, können damit ihre Patienten anregen, diese Haltung zu teilen: Mentalisierung erzeugt Mentalisierung, das gilt auch für Entwicklung.«*
>
> (S. 279)
>
> Und weiter: *»Der Patient muss mit Hilfe von mentalen Prozessen, die beim Therapeuten ablaufen, zu sich selbst finden, und auf die gleiche Weise muss der Therapeut sich selbst über die mentalen Zustände des Patienten verstehen, wenn sie gemeinsam einen Mentalisierungsprozess entwickeln sollen. Sie müssen beide erleben, dass ein Geist durch einen anderen Geist verändert wird.«*
>
> (ebenda, S. 280, beide Zitate übersetzt von T. M.)

Neuere Forschung bestätigt die Erfahrungen, die wir über Jahre gemacht haben: dass gerade der Wille der Therapeutin, sich selbst in Frage zu stellen, eine positive therapeutische Allianz fördert und das Risiko mindert, dass Konflikte mit Klientinnen nur als Manifestationen von Unausgeglichenheit oder tatsächlichem psychischen Ungleichgewicht der Klientinnen gesehen werden. Wenn wir es als Therapeutinnen schaffen, weniger Besser-Wissen und einen eher erforschenden Zugang zu der Interaktion zwischen uns und den Klientinnen an den Tag zu legen, hilft das den Klientinnen im wörtlichen Sinne, sich selbst auf dieselbe Art und Weise zu begegnen. Also eher mit Selbstakzeptanz, Selbstfürsorge und einer wohlwollenden Erforschung der eigenen Person statt mit Kritik und Distanzierung (Safran und Muran, 2000; Nissen-Lie, 2012, S. 75).

Es ist interessant, dass sehr erfahrene Therapeutinnen mit über zwanzig Jahren Berufszugehörigkeit trotz ihrer umfassenden Erfahrungen und großen Kompetenzen bei der Einschätzung ihrer Bedeutung für ihre Klientinnen oft bescheiden sind (Jacobsen et al., 2010, S. 698).

Wir haben zuvor über den ethischen Aspekt der Beziehungskompetenz geschrieben, dass dieser impliziert, dass die Therapeutin die Hauptverantwortung für die Qualität der Interaktion mit den Klientinnen übernimmt. Das bedeutet auch, dass sie zu ihrer Fehlbarkeit steht und bereit ist, zu untersuchen, wie man als Therapeutin manchmal die Interaktion unangemessen beeinflusst.

Wenn das gelingt, kann die Therapeutin zu sich selbst stehen und für sich selbst Verantwortung übernehmen, während sie gleichzeitig den Kontakt und die Beziehung zu der Klientin aufrechterhält.

In der erlebnisorientierten und existentialistischen Tradition kann man sagen, dass die therapeutische Aufgabe hauptsächlich darin besteht, sich gemeinsam mit den Menschen den grundlegenden Bedingungen und Dilemmas des Seins zu stellen.

Im therapeutischen Raum stehen die Schwierigkeiten, die es bedeuten kann, mit den Gegebenheiten zu leben und den eigenen Weg zu finden, im Fokus. Das impliziert, dass im Zusammensein mit den Klientinnen oft emotionaler Druck vorhanden ist. Wir haben es mit

Schmerz, Trauer, Wut, Ohnmacht, Verlust und Sehnsucht zu tun – um nur einige der Gefühle zu nennen. Manchmal rührt der Druck daher, dass die Gefühle expressiv sind und den Raum füllen. Zu anderen Zeiten rührt er daher, dass Gefühle zurückgehalten werden und dass die Therapeutin spürbar damit konfrontiert wird, was es bedeutet und wie es sich anfühlt, allein zu sein und keinen Kontakt zu haben.

Für uns als Therapeutinnen bedeutet das natürlich, dass wir immer wieder dazu aufgefordert werden, in Kontakt mit unseren eigenen Haltungen zu den gleichen großen Fragen zu kommen. Wir werden mit unserer eigenen Haltung zum Tod in Berührung kommen, wenn wir mit Familien mit Verlusten oder mit chronischer Erkrankung arbeiten. Wir werden uns die von uns getroffenen Entscheidungen anschauen müssen, wenn wir anderen dabei helfen, zu sehen, wo ihre Verantwortung und ihre Handlungsoptionen liegen können oder wo es scheint, als wäre es unmöglich, eine Entscheidung zu treffen, weil alle Türen verschlossen wirken oder jede Entscheidung unvorhersehbare Konsequenzen mit sich bringen würde. Wir werden daran erinnert, welche Bedeutung es hat, einen Sinn zu finden und einen Sinnverlust zu erleben, wenn wir andere Menschen bei furchtbaren Schicksalen und Ungerechtigkeiten wie Folter, verstorbenen Kindern, Übergriffen oder ähnlichem begleiten. Und wir werden natürlich mit dem Thema Zusammengehörigkeit kontra Alleinsein konfrontiert sein, wenn sich unser Fokus die ganze Zeit auf Familien und Beziehungen richtet. Wenn es zum Beispiel um den Verlust von Beziehungen und Liebesbeziehungen geht: Wie haben wir selbst solche Verluste erlebt, und wie sind unsere Erfahrungen oder Vorstellungen in Bezug auf das überwältigende Gefühl, ganz allein da zu stehen, das einen treffen kann? Die Therapeutin muss diesen Druck aushalten und in einem therapeutischen, also sachlich mitmenschlichen Austausch bleiben können.

Die Therapeutin sollte in jedem Fall präsent sein und eine Form von menschlichem Kontakt bieten und ermöglichen, so dass die Isolation und das Gefühl, allein da zu stehen, für die Klientinnen zumindest teilweise verringert werden können. Wie schwer es auch sein mag – die eigene Präsenz genau da anzubieten, wo es den anderen Menschen schwerfällt, das Sein zu ertragen, ist immer etwas Wertvolles. Mit Hilfe von eigener Therapie und Supervision kann man damit arbeiten, die eigenen Voraussetzungen kennenzulernen und dem Risiko für Gegenübertragung entgegenzuwirken.

Reflexion und Selbsteinsicht können auch auf andere Arten und Weisen als in der traditionellen Sitzung mit einer Klientin und einer Therapeutin erworben werden. So zum Beispiel durch die Entwicklung, die im Rahmen einer therapeutischen Ausbildung durch die Teilnahme an gruppendynamischen Prozessen stattfindet. Hier werden viele der Muster aktiviert, die die einzelne Studierende mitbringt, und diese spielen sich in einem Zusammenhang ab, wo sie durch Austausch und Spiegelung zum Gegenstand für das Verständnis und das Lernen der einzelnen Person und der Gruppe von Studienkolleginnen werden können.

Durch die Arbeit mit den Gruppenprozessen bekommt jede Teilnehmerin die Möglichkeit, ihre Verhaltensmuster, Schwierigkeiten und Kompetenzen in der Interaktion zu spüren. Gleichzeitig entsteht die Möglichkeit, manches aufzulösen, weil die Interaktion in einem Lernkontext stattfindet, der unter anderem genau für diesen Zweck die Rahmenbedingungen bietet. Es kann auch von Bedeutung sein, dass die Prozesse in Interaktionen mit Menschen passieren, an die man nicht über die eigene Kindheit oder über das Zusammenleben gebunden ist. Das kann dazu beitragen, dass die Projektionen, die natürlich entstehen, leichter durchschaut und zum Gegenstand des Lernens und der Selbsterkenntnis aller Beteiligten gemacht werden können. Gruppenprozesse stellen somit eine sehr konkrete und erlebnisorientierte Beziehungsarbeit dar, und sie beinhalten großes Potential in Form von persönlichem Lernen und von Inspiration für die Arbeit mit Familiendynamiken.

Selbstreflexion kann auch stattfinden, wenn man eine Mitstudierende entweder als Therapeutin oder als Klientin erlebt.[2] Das Sich-Hineinfühlen in deren Situation bewirkt bei den anderen, dass sie selbst in Kontakt mit vergleichbaren Dilemmas, Gefühlen und Reaktionen kommen. So profitieren alle voneinander. Solche Lernsituationen bieten die Möglichkeit einer Kostprobe in Hinblick darauf, wie man selbst in einer ähnlichen Situation mit Klientinnen reagieren würde.

Die auf diese Weise stattfindende Selbstreflexion trägt auf wertvolle und organische Art und Weise zur Entwicklung der Studierenden bei. Gleichzeitig ist auch die tatsächliche eigene Therapie notwendig, um in einen tieferen Kontakt mit sich selbst zu kommen. Ein Leben ohne Schwierigkeiten und entstandene Muster, für die eine Verarbeitung notwendig und hilfreich sein würde, ist schwer vorstellbar. Gleichzeitig ist es undenkbar, dass jemand ausschließlich aufgrund der eigenen Lebenserfahrungen auf die Begegnungen mit der Vielfalt an Schwierigkeiten, Lebensschmerz und Komplikationen, denen man in seiner Arbeit als Familien- und Psychotherapeutin begegnen wird, vorbereitet sein kann.

Es ist daher notwendig, dass man den Fokus in Bezug auf die eigenen Schwierigkeiten – mit denen man später arbeiten werden muss – systematischer vertieft. Das heißt auch, dass es ganz einfach eine wichtige und notwendige Erfahrung für eine angehende Therapeutin ist, zu verstehen, was es bedeutet, mit sich selbst zu arbeiten.

Psychotherapie bedeutet für uns nicht, die großen und klar definierbaren emotionalen oder kognitiven Durchbrüche zu erlangen. Diese können natürlich passieren, und es ist faszinierend, eine solche therapeutische Auflösung zu erleben, doch wir sehen sie nicht als Selbstzweck oder als von entscheidender Bedeutung für eine gelungene Therapie und eine persönliche Entwicklung.

Die Schwierigkeiten und potentiellen Traumata, die man mit sich bringt, bleiben ein Teil der Lebensgeschichte, und sie haben daran

2 Anmerkung der Übersetzerin: Ein Teil der Ausbildung ist das unter Supervision Arbeiten mit den Mitstudierenden und ihren realen Themen. Dann ist eine Studierende die Therapeutin, und die andere ist die Klientin. Die anderen Studierenden sind als Beisitzerinnen dabei.

mitgewirkt, die jeweilige Person zu formen, zu begrenzen oder reifen zu lassen. Es ist jedoch möglich, sich von ihren begrenzenden Wirkungen zu befreien und so die menschliche Lern- und Lebenserfahrung zu ernten, die sie gleichzeitig beinhalten.

In der Therapie geht es in jedem Fall darum, zu erleben, dass es möglich ist, die eigene Geschichte mitzuteilen. Wenn man Verständnis findet und auf Empathie trifft, schafft das die Voraussetzung, zu einer ganzheitlicheren und besser integrierten Version seiner selbst zu werden.

Selbst Klientin zu sein, ermöglicht den Einblick in das, was im Kontakt und in der Arbeit von Bedeutung ist. Man erlangt dabei auch Einblick und Verständnis in Bezug auf die Balance zwischen der Methode und der Person der Therapeutin sowie auf deren Bedeutung für den Nutzen der Therapie. Diese Art von Erfahrungen stärkt das Vertrauen, dass es möglich ist, Hilfe zu bekommen, und dass Beziehungen an sich ein heilender Faktor in der therapeutischen Arbeit sind.

Mit dieser Aussage stimmen wir mit der Zusammenfassung von Jacobsen und anderen (in ihrer Bearbeitung von Orlinsky und Rønnestad) überein:

> *»Die dauerhafteste Lehre, die die Therapeuten aus der eigenen Therapie ziehen, ist die Bedeutung, die es hat, in einer persönlichen Beziehung mit Wärme und Empathie präsent zu sein; die Erfahrung zu machen, wie es als Patient ist, sowie die Bedeutung von Übertragung und Gegenübertragung.«*
>
> (Orlinsky, Norcross, Rønnestad und Wiseman, 2005, Jacobsen et al., S. 705, übersetzt von T. M.)

Selbstreflexion und eigene Therapie sind im Verlauf der Ausbildung notwendig – gleichzeitig denken wir, das diese für die Ausbildung zur Familientherapeutin nicht ausreichen. Die Studierende sollte auch selbst die Erfahrung gemacht haben, in Familientherapie zu sein. Diesen Punkt werden wir im Folgenden vertiefen.

Die Studierende in einer Familientherapie

Einzeltherapie kann starke, entscheidende und unvergessliche Begegnungen schaffen, und trotzdem kann zurecht gesagt werden, dass sie bestenfalls erfolgreiche Generalproben für wirkliche Liebesbegegnungen oder für Begegnungen mit anderen bedeutsamen Personen im echten Leben – außerhalb des schützenden Rahmens und der genau definierten Beziehung innerhalb der Therapie – ermöglicht. Wie Allen schreibt:

> *»Es ist jedoch nach wie vor nicht sicher, ob die größere Geborgenheit, die in der Beziehung zwischen Patient und Therapeut vermutlich erreicht wird, sich auch auf die Beziehungen zu zentralen Bindungspersonen wie Liebespartnern und Familienmitgliedern ausweiten lässt.«*
> (Allen, 2014, S. 271, übersetzt von T. M.)

Einzeltherapie beinhaltet einen unmittelbaren Geborgenheitsfaktor. Man ist mit seiner Therapeutin allein und bekommt von ihr ungeteilte Aufmerksamkeit und Verständnis für die eigene Geschichte. Das ist eine Analogie zu dem Zusammensein mit einem verständnisvollen Elternteil, das Raum und Geborgenheit gibt. Wenn man mit seiner Partnerin in Therapie geht, gibt es meist zwei Wirklichkeiten, die beide einen Wahrheitswert haben und die die gleiche Aufmerksamkeit und Anerkennung verdienen. Oft werden diese sich in einer Art Widerspruch oder in direktem Konflikt miteinander befinden, oder sie werden sich – positiver formuliert – ergänzen.

> *»Ich bin inzwischen äußerst skeptisch, wenn Eheleute das zu verurteilende Verhalten der Ehepartner schildern. Immer wieder habe ich erlebt, dass ich Ehepartnern begegnet bin und beeindruckt war von dem Mangel an Übereinstimmung zwischen der Person, die ich vor mir hatte, und der Person, von der ich so viele Monate gehört hatte. Was bei der Beschreibung der ehelichen Scharmützel normalerweise fehlt, ist die eigene Rolle des Patienten im Prozess. Es ist viel klüger, wenn wir uns an zuverlässigeren Daten orientieren, die nicht durch die Sichtweise des Patienten gefärbt sind.*

Es gibt zwei besonders gut geeignete Quellen für objektivere Beobachtungen, nämlich die Paartherapie, bei der der Therapeut die Interaktion zwischen den Parteien beobachten kann; und den Fokus auf die Situation der therapeutischen Beziehung im Hier und Jetzt, in der der Therapeut sieht, wie der Patient zu seinen zwischenmenschlichen Beziehungen beiträgt.«

(Yalom, 2009, S. 177. übersetzt von T. M.)

Wir legen besonderen Wert darauf, dass die angehende Familientherapeutin Erfahrungen damit macht, selbst in Paar- beziehungsweise in Familientherapie zu sein. Das soll sie auf die größere Komplexität dieser Arbeit im Vergleich zu der Arbeit mit einzelnen Klientinnen vorbereiten. Und natürlich soll es auch ganz persönliche Erfahrungen mit der therapeutischen Arbeitsform, die sie zukünftig mit ihren Klientinnen anwenden wird, ermöglichen.

Als Familientherapeutin wird man nicht nur mit der einzelnen Klientin und deren herausfordernden und schmerzlichen Begegnungen konfrontiert. Man ist zusammen mit einem Paar oder einer Familie und ihren gemeinsamen Schwierigkeiten, miteinander und jeder einzeln einen Weg zu finden. Diese Schwierigkeiten spielen sich hier und jetzt, im Raum mit der Therapeutin ab, und die emotionale und dynamische Intensität kann schnell zunehmen, wenn das Paar oder die Familie beginnt, aufeinander zu reagieren, und seine oder ihre Dynamik vor den Augen der Therapeutin abläuft.

Wenn die Studierende keine eigenen Erfahrungen damit gemacht hat, Teil einer solchen Komplexität zu sein, weder als Klientin noch als Therapeutin, kann diese ihr leicht erschreckend und unüberschaubar vorkommen. Das Erleben der Studierenden, wenn sie anderen – und natürlich in erster Linie der eigenen Familie – die eigene Verletzlichkeit zeigt, kann mit einem Schlag einige der Grundannahmen verändern, die viele typischerweise mitbringen. Eine dieser Grundannahmen besagt, dass es ganz eigene, individuelle Probleme gibt und dass es eine individuelle, persönliche Angelegenheit ist, mit diesen zu arbeiten. Diese Ansicht ist in den meisten von uns tief verankert, und um diese Einschätzung unserer selbst loszulassen, brauchen wir deutliche Erfahrungen damit, dass es nicht so sein muss.

Eine andere und sehr wesentliche Annahme, die für viele durch die Familientherapie herausgefordert wird, ist, dass Kinder davon verschont werden können oder sollten, einen Einblick in die Schwierigkeiten der Eltern oder der Familie zu bekommen. Viele Menschen können sich, wenn sie an ihre Kindheit zurückdenken, daran erinnern, dass die Ungewissheit und die Fantasien darüber, was los sein könnte, wenn sie die Stimmungen und unverständlichen Reaktionen der Erwachsenen spürten, schlimm und beunruhigend waren. Trotzdem glauben viele Fachpersonen noch immer, dass es schonender für die Kinder ist, die Wirklichkeit nicht zu kennen.

Wenn Studierende unserer Ausbildung ihre Familien zu den Familienmodulen mitbringen, erleben sie immer wieder, wie genau die Kinder schon gespürt haben, dass die Familie oder die Eltern Hilfe brauchen. Die Kinder sind vielleicht nervös in Bezug auf das Thema, um das es geht, aber sie haben eine beeindruckende Bereitschaft und großen Willen, sich der Wirklichkeit zu stellen. Oft erleben wir, dass es die Kinder sind, die ihre Eltern sehr deutlich auffordern, über die Angelegenheiten in der Familie zu sprechen. Das kann ein Neunjähriger sein, dem es in der Schule nicht gut geht und der seine Mutter und seine älteren Geschwister darum bittet, gemeinsam Hilfe zu suchen, oder eine Jugendliche, die sich zwischen ihrem Wunsch, selbst Verantwortung zu übernehmen, und der Art und Weise, wie sich ihre Eltern in ihr Leben einmischen, gefangen fühlt.

Beispiel:
Ein Studierender ist mit seiner Familie in Therapie – diese kleine Sequenz aus einem Gespräch der Familie veranschaulicht, wie genau Kinder und Jugendliche sowohl Schwierigkeiten als auch Dynamiken auf eine sehr deutliche und fürsorgliche Art lesen: In dem Gespräch geht es zu diesem Zeitpunkt darum, wie die Eltern miteinander darüber sprechen, was sie im All-

tag belastet. Die Familie besteht aus der Mutter, Majbritt, dem Stiefvater, Morten, und dem sechzehnjährigen Sohn der Mutter, Troels.

Morten: *Ja. Ich finde auch, dass ich das sage …*

Majbritt: *Ja, ich finde eigentlich, dass wir generell gut darin sind, darüber zu sprechen. Aber wir haben auch nur einander, um darüber zu sprechen.*

Morten: *Ja. Es ist lustig, dass du das mit dem Stillsein erwähnst, weil ich oft, wenn du still bist, glaube, dass es irgendetwas gibt, mit dem du kämpfst, oder dass du müde bist oder einen doofen Tag hattest …*

Therapeutin: *Troels, du siehst aus, als ob du etwas sagen willst?*

Troels: *Ja, kann das nicht damit zu tun haben, dass du nicht so scharf darauf bist, deine eigenen Probleme zu thematisieren, und dass du lieber möchtest, dass Mamas Probleme gelöst werden, als deine eigenen; also wenn du einen schlechten Tag hast, möchtest du nicht, dass sich das auf Mama überträgt.*

Morten: *Doch. Ja, es ist Rücksichtnahme.*

Troels: *Ja, das hört man deutlich, dass es dann zu sehr um Mama geht statt um dich. Du wirst dabei irgendwo so ein bisschen vergessen, aber du kannst auch nicht anders vergessen werden, weil es gibt nur euch beide, wir anderen sind ja nicht da.*

Nach dem Input von Troels wird das Gespräch fortgesetzt, und die Eltern konzentrieren sich mit Hilfe der Therapeutin verstärkt darauf, über ihr gegenseitiges, unausgesprochenes Rücksichtnehmen zu sprechen, so dass sie klären können, für wen dieses eigentlich ist.

Zu erleben, wie erleichternd es für die Kinder ist, wenn die Wirklichkeit für alle offen sein darf, und was für einen großen und hilfreichen Beitrag die Kinder leisten, wenn sie sich eingeladen und gehört fühlen, fügt der Professionalität der Therapeutin ein hohes Maß an persönlicher Überzeugung hinzu. Dies gilt natürlich insbesondere, wenn man das mit seinen eigenen Kindern erlebt, doch auch zu sehen, wie Kinder und Erwachsene in anderen Familien zusammenarbeiten, macht einen großen Eindruck. Wir haben oft gesehen, wie sich die Familien auf diese Art gegenseitig inspirieren, Gespräche zu führen, vor denen sie sonst gezögert hätten.

Nicht alle Studierenden haben einen Partner oder Kinder in der Familie. Diese können mit einer anderen nahen Beziehung zu entweder Geschwistern, Eltern oder engen Freunden arbeiten. Das Entscheidende ist, das jede einzelne Studierende ihre ganz persönlichen Erfahrungen damit sammelt, welchen Unterschied es macht, zusammen mit einer nahen Bezugsperson in Therapie zu sein.

Die Schwierigkeiten, die man im Leben erlebt, sind nicht notwendigerweise durch Interaktionen erzeugt, und die Familie ist nicht an allem schuld. Aber die eigene Fähigkeit, mit Schwierigkeiten zu leben oder sie zu überwinden, ist immer verknüpft mit der Qualität der nahen Beziehungen, von denen man ein Teil ist.

Die gesamte Familientherapie beruht auf der Prämisse, dass wir über die Liebe »ja« zu unserem Zusammensein sagen – auch in Bezug auf Schwieriges – und dass die aktuellen Beziehungen das Potential in sich tragen, die Begrenzungen, die frühere Beziehungen verursacht haben, aufzulösen. Wenn man dies als Studierende am eigenen Körper erfahren hat, bekommt die fachliche Perspektive bei der Begegnung mit Klientinnen eine neue Sicherheit und Autorität. Statt diese nur als Individuen zu sehen, werden sie als Familienmitglieder gesehen, die durch Beziehungen miteinander verbunden sind. Es wird selbstverständlich, dies miteinzubeziehen, denn die Beziehungen spielen eine Rolle und stellen eine Ressource für die Arbeit dar.

Es gibt noch einen Grund dafür, dass eigene Therapieerfahrung im Rahmen von Paar- und Familientherapie ein integrierter Teil der Ausbildung zur Familientherapeutin ist. Indem die Familie direkt in den Ausbildungsverlauf einbezogen wird, versuchen wir, dabei zu unterstützen, dass die persönliche Entwicklung in Einklang mit der Familie stattfindet und nicht zu Distanz zwischen den Beteiligten führt.

Wenn man über den Zeitraum von vier Jahren oder mehr intensiv mit sich selbst arbeitet, bringt das auf jeden Fall Herausforderungen für die Familie und für enge Bezugspersonen mit sich. Diese haben sich nicht unbedingt gewünscht, ihre eigene oder die Entwicklung der Familie zu beschleunigen, und es ist für die Familie eine herausfordernde Aufgabe, Schritt zu halten und gemeinsame Wege zu finden. Die Entwicklung, die das einzelne Familienmitglied durchläuft, beeinflusst zwangsläufig die ganze Familie. Das Familienleben der Studierenden wird unter die Lupe genommen, und als natürliche Folge wird unweigerlich eine Reihe von Überlegungen aufkommen.

Wie geht es uns als Familie miteinander? Wie geht es den Kindern und Erwachsenen miteinander, wie sprechen wir miteinander, und was machen wir mit den unterschwelligen Unterschieden? Wie und warum haben wir uns füreinander entschieden, und wie denken wir über unsere Zukunft als Familie? Viele von diesen Fragen tauchen sicher auch in anderen Familien auf, doch der Fokus wird oft deutlicher und die Themen dringlicher, gerade weil das eine Familienmitglied so systematisch mit Dynamik, Entwicklung und der Bedeutung von Beziehungen arbeitet.

Die Notwendigkeit der selbsttherapeutischen Arbeit bleibt, wie gesagt, bestehen, wenn die therapeutische Ausbildung abgeschlossen ist. Daher gilt für die Mehrzahl der Therapeutinnen, dass sie insgesamt mehr Therapiestunden in Anspruch nehmen als die übrige Bevölkerung. In einer neuen amerikanischen Untersuchung liegt der Durchschnitt bei ungefähr dreihundertfünfzig Stunden während der gesamten Karriere, verteilt auf verschiedene Phasen. Das bedeutet sicher nicht, dass Therapeutinnen mehr mit sich herumschleppen oder ein unglücklicheres Leben als andere haben. Es zeigt eher, dass man die Arbeit mit Gegenübertragungen und der eigenen Befreiung von diesen ernst nimmt, und es spiegelt auch ein grundlegendes Vertrauen in die Möglichkeit, Hilfe für die Arbeit mit den Problemstellungen und Herausforderungen des Lebens zu bekommen.

Die eigene Lebensgeschichte kennen

Als Lehrende der Familientherapie legen wir besonderen Fokus darauf, dass die Studierenden ein Verständnis für die dynamischen Kräfte bekommen, die die Zeit ihres Heranwachsens begleitet haben. Für die angehende Therapeutin ist es wichtig, dass es konkret und spürbar wird, wie sie – genau wie die Klientinnen – von den Beziehungen und Interaktionsmustern, von denen sie ein Teil war, geformt wurde. Die eigene Lebensgeschichte zu erzählen, kann eine Möglichkeit sein, einen Überblick über einige der wesentlichen an der Prägung der eigenen Person beteiligten Ereignisse und Dynamiken zu bekommen. Das kann zu dem Gefühl oder der Erkenntnis beitragen, dass es gute Gründe dafür gibt, dass man so ist, wie man ist – mit der darin enthaltenen Chance auf Selbstakzeptanz. Die Lebensgeschichte kann dazu beitragen, innerhalb des eigenen Selbstverständnisses ein Gefühl von Zusammenhang beziehungsweise von einem roten Faden zu erzeugen.

Mit der eigenen Lebensgeschichte zu arbeiten, ermöglicht einen Einblick darin, wie man bisher einigen der grundlegenden, zwischenmenschlichen und existenziellen Themen – mit denen auch die Klientinnen zurechtzukommen versuchen – begegnet ist.

Für die einzelne Studierende wird die Arbeit mit der Lebensgeschichte zwischen der bloßen Erkenntnis als Folge des Teilens der eigenen Geschichte mit anderen Menschen und der Vertiefung in einzelne bedeutungsvolle Elemente der Lebensgeschichte wechseln. Das kann über die eigentlichen therapeutischen Prozesse, bei denen wichtige Ereignisse und Muster bearbeitet und integriert werden können, passieren. Oft betreffen diese Therapien vorteilhafterweise die gegenwärtige Familie, sie können aber auch Eltern oder Geschwister miteinbeziehen.

Es lohnt sich, zu betonen, dass das Ziel nicht ist, alles aufzuarbeiten und aufzulösen. Es wird der einzelnen Person überlassen, selbst zu spüren und zu entscheiden, wie ihr biografisches Material am besten integriert werden kann. Für die angehende Therapeutin ist es wichtig, eine überschaubare Landkarte ihres Lebens zu haben, nicht unbedingt ein Maßblatt, auf dem jedes Detail dargestellt ist.

Gleichzeitig ist es ein Ziel, dass die Arbeit mit der Lebensgeschichte die Erfahrung mit sich bringt, dass es möglich ist, bedeutungsvolle prägende Ereignisse und Erfahrungen mit anderen Menschen zu teilen und Verständnis zu erfahren.

Wenn man die eigene Geschichte wiederholt mit anderen Menschen teilt, wird man entdecken, wie man sie im Laufe der Zeit annimmt und so zunehmend Klarheit erlangt, wer man ist. Auf diese Weise unternimmt man wichtige Schritte, um sich selbst immer mehr kennenzulernen und anzuerkennen – so, wie man eben ist.

Wie in dem Abschnitt über eigene Therapie beschrieben, erfüllt das Erzählen der eigenen Lebensgeschichte mehrere Zwecke. Einerseits geht es darum, sich selbst kennenzulernen, und andererseits geht es um die zukünftige Arbeit mit den Klientinnen, für die die Einsicht in die eigenen Lebenserfahrungen oft eine bessere Voraussetzung schafft.

Es ist wichtig, dass man bei der Arbeit als Therapeutin nicht auf einfache Ursache-Wirkung-Erklärungen hereinfällt. Die Wirklichkeit ist viel komplizierter, und es gibt nie nur eine Geschichte oder nur ein Verständnis, die Sinn machen oder die aktuellen Herausforderungen erklären können. Alle Beteiligten haben ihre eigenen Erinnerungen und ihr eigenes Verständnis in Bezug auf das, was die Vergangenheit bedeutet, und diese können sich im Laufe des Lebens verändern. Ereignisse, die zu einem Zeitpunkt sehr belastend schienen, können aus einer anderen Perspektive oder zu einem anderen Zeitpunkt als wichtige Lebenserfahrungen gesehen werden, die ein Gefühl von persönlichem Wachstum geben.

Es ist wichtig, dass auch angehende Therapeutinnen ihre eigenen Lebensgeschichten wiederholt angeschaut haben, so dass sie erfahren können, dass dies auch für sie gilt.

Wenn man die eigene Lebensgeschichte mehrmals oder aus verschiedenen Blickwinkeln erzählt, wird man entdecken, dass man eine Reihe von Lebensgeschichten hat. Sie beinhalten alle einen Teil der Wahrheit, doch keine von ihnen reicht aus. Wenn man mit seinen Geschwistern, Eltern oder anderen damals anwesenden Personen über seine Lebensgeschichte spricht, wird man entdecken, dass diese die Welt auf ihre Art und mit anderen Schwerpunkten und Bedeutungen derselben Situationen erlebt haben. Das kann auf der persönlichen Ebene helfen, sich nicht zu sehr mit einer bestimmten Erinnerung und Selbstwahrnehmung zu identifizieren, und auf der fachlichen Ebene kann es lehren, dass es immer mehrere parallele Wirklichkeiten gibt.

Die mentale und emotionale Flexibilität, die daraus resultieren kann, ist sowohl für die eigene Selbstwahrnehmung als auch für die Fähigkeit, zu mentalisieren, wichtig. Man erlebt oft, dass sich die Bedeutung der Vergangenheit relativiert oder vermindert, und man entdeckt oft, dass die definierende Bedeutung der Vergangenheit nicht so groß sein muss. Das kann Freiheit und Platz schaffen, in der Gegenwart präsenter zu sein; mit mehr Möglichkeiten, für sein eigenes Leben Verantwortung zu übernehmen. Wie einer unserer alten Kollegen, Mogens A. Lund, es formuliert hat: »Was man nicht angenommen hat, kann man nicht loslassen.«

Dies ist gleichzeitig wichtig für die respektvolle und anerkennende Arbeit, beispielsweise mit einem Paar, wenn jede Person aus ihrer Wirklichkeit spricht. Es ist für uns alle von großer Bedeutung, unsere Lebensgeschichte zu differenzieren. Ein oft übersehener Aspekt ist die Erinnerung an die eigenen Ressourcen des Heranwachsens. Das könnte die Ressource sein, an anderen festzuhalten und Liebe zu empfinden – auch gegenüber den unzulänglichen und unsicheren Eltern. Man hat sie trotzdem geliebt. Es kann darum gehen, wie man Freundschaften eingegangen ist, wie man Fürsorge gegenüber Tieren gezeigt hat oder wie man Freude verspürt hat, mit seinen Großeltern zusammen zu sein. Diese Art von Erinnerungen kann helfen, die Teile der Lebensgeschichte auszugleichen, die natürlich auch Schwierigkeiten, Mängel oder das Gefühl, nicht gesehen, verstanden und geliebt zu werden, beinhaltet haben. Der Punkt ist, dass die eigene Fähigkeit, etwas für andere zu fühlen und für andere da zu sein, nicht zwangsläufig verschwunden ist, weil man weniger bekommen hat, als man sich gewünscht oder gebraucht hätte. Das zu entdecken, ist wichtig für die Selbstwahrnehmung der Therapeutin, und es kann gleichzeitig eine sehr sinnvolle Art und Weise sein, den

Klientinnen zu begegnen, die in einem eher defizitären Selbstbild gefangen sind.

Je nachdem, ob man sich auf ein bestimmtes Thema bezieht, wird sich etwas zeigen, gleichzeitig passt anderes nicht in diesen Zusammenhang. Die aktuelle Lebensgeschichte klingt unterschiedlich, je nachdem, ob sie auf Verlust fokussiert sein soll oder auf die jeweiligen Liebesbeziehungen, die es gegeben hat. Auch die Laune und die Tagesform hat einen Einfluss darauf, ob man sich an warme, endlose Sommer erinnert oder an triste Regentage auf dem Fahrrad.

Der Rückblick wird sich sicherlich zuerst an markanten und konkreten Ereignissen festmachen – dass man mit sechs Jahren einen Bruder oder eine Schwester verloren hat, dass die Eltern geschieden wurden oder dass man lange im Krankenhaus lag.

Doch ein anderer und wesentlicher Teil der Erinnerungen beinhaltet vielleicht, wie stolz man am ersten Schultag war; die erste Freundin und die Blicke der Eltern, als sie von ihr erfahren haben; wie es war, als der Vater einem das Tanzen beibrachte; oder das Gefühl, wenn man abends zwischen Mama und Papa auf dem Sofa saß. Wenn man sich also auch an die belebenden und lebensbejahenden Elemente in seiner gesamten Geschichte erinnert und sich mit diesen identifiziert, hat man die Möglichkeit, mehr über sich selbst zu lernen. Oft sind es diese Erinnerungsaspekte, die zeigen, woher man seinen Lebensmut geholt hat und vielleicht immer noch holt und wie man es schafft, dem Leben einen Sinn zu geben.

Die tatsächlichen oder eher objektiven Bedingungen sind natürlich auch ein Teil der Lebensgeschichte, doch langfristig hat unser Umgang mit dem, was passiert ist, meist die größere Bedeutung. Wie sah unser emotionaler Umgang mit den Umständen und Ereignissen, mit denen wir zu tun hatten, aus? Wer hat füreinander gesorgt, wie haben die Eltern miteinander interagiert, und wie haben wir unsere Erfahrungen mitgenommen – so, dass sie zu einem anerkannten und integrierten Teil unserer gemeinsamen Geschichte wurden, oder so, dass sie zu einem dunklen und verschlossenen, von Unbehagen und Verleugnung umgebenen Kapitel wurden?

Für die angehende Therapeutin ist es besonders wichtig, zu wissen, welche Rolle sie als Kind hatte und wie diese durch die in der Familie vorhandenen Dynamiken entstanden ist. Die Dynamiken sind mindestens genauso bedeutungsvoll wie die konkreten Ereignisse in der Kindheit. Das Wissen über die Dynamiken trägt zu einem eher systemischen Verständnis bei und kann auch dabei helfen, einen wertvollen Einblick in die Interaktionsprozesse zu gewähren, von denen man selbst ein Teil war. Es ist außerdem wichtig, um einige der eigenen, eher unbewussten Reaktionsweisen in privaten Beziehungen zu durchschauen sowie um die eigene Aufmerksamkeit in Bezug auf Dynamiken und Prozesse der Klientinnen-Familien und auf die eigenen Interaktionen mit den Klientinnen zu aktivieren. Es finden sich also auch hier Möglichkeiten, Gegenübertragungen vorzubeugen.

Andere Fragen der eigenen Lebensgeschichte, mit denen man sich beschäftigen kann, können sein: Was hat man über Geschlechterrollen, über die Aufteilung von Verantwortung und Zusammenarbeit zwischen zwei Elternteilen und über die gemeinsame Aufgabe, die es bedeutet, eine Familie zu gründen, gelernt? Wie haben die Eltern ihre Rechte verhandelt, und wie sind sie mit ihren Differenzen umgegangen? Wie hat man die Offenheit in Bezug auf Schwierigkeiten in der Familie erlebt? Wurde man in die Überlegungen der Eltern miteinbezogen, und wusste man, wie es ihnen ging? Gab es Raum dafür, Kind zu sein, oder wurde einem die Verantwortung für das Wohlbefinden und die Familie übertragen, weil die Erwachsenen nicht geschafft haben, diese zu übernehmen?

Bei dieser biografischen, sich selbst erforschenden Arbeit entdeckt man, dass man während des Prozesses etwas, das wir Kooperations- und Überlebensstrategien nennen, entwickeln musste. Und es zeigt sich oft, dass diese einen hohen Preis haben und dass sie die neuen Kontexte, an denen man im späteren Leben teilhat, verkomplizieren. Sie wurden sozusagen auf das Aufwachsen zugeschnitten – mit großer Notwendigkeit und Präzision, aber auch mit möglichen begrenzenden Konsequenzen für die Zukunft. Es folgt ein Beispiel für eine solche Erkenntnis:

Beispiel:
Ein Pädagoge und werdender Therapeut entscheidet sich, eine Therapie zu machen, nachdem er seine Lebensgeschichte erzählt hat. Er arbeitet seit zehn Jahren damit, Kindern und Jugendlichen in schwierigen Lagen zu helfen. Er arbeitet mit großem Engagement, geht dabei aber zu sich selbst auf emotionale Distanz. Letztere hatte insbesondere für die Paarbeziehungen, die er zu führen versucht hat, Konsequenzen. Nur im Verhältnis zu seinem Sohn kann er sich hingeben und ohne Vorbehalt liebevoll sein.

Er wuchs mit einer unreifen, alleinerziehenden Mutter auf. Ihre eingeschränkte Fähigkeit als Elternteil und ihr Drang, zuerst die eigenen Bedürfnisse zu befriedigen, bedeutete unter anderem, dass er meist sich selbst überlassen war – dass er allein auf der Straße spielte, weil seine Mutter, die immer zu Hause war, glaubte, dass er es nicht nötig hätte, wie die anderen im Kindergarten oder im Hort der Schule zu sein – und dass er sich um sich selbst kümmern und sich selbst trösten musste, wenn die Mutter neue Liebhaber zu Besuch hatte. Nähe konnte am besten dann entstehen, wenn die Mutter sich verlassen fühlte und ihn brauchte.

Dadurch dass die Therapeutin aufmerksam und verständnisvoll zuhörte und den Schmerz und die Einsamkeit spiegelte, die sich während seines Erzählens für kurze Momente in seinem Ausdruck zeigten, kam er auf behutsame Weise in Kontakt mit der Gefühlstaubheit, die er erlernt hatte, um den Schmerz und die Einsamkeit auf Abstand zu halten.

Als die Therapeutin ihn bat, sich vorzustellen, wie er sich seinem Sohn nähern würde, wenn dieser sich in einer ähnlichen Situation befände, wurde deutlich, dass er tief im Inneren wusste, wie sehr ein solches Kind Fürsorge und Verständnis braucht. Gleichzeitig entwickelte er ein neues Verständnis dafür, warum er so engagiert darin war, den vernachlässigten

Kindern, mit denen er arbeitete, zu helfen. Alles in allem bedeutete das auch, dass er eine mildere und umfassendere Einstellung zu sich selbst bekam.

Individualität und Gemeinschaft

Unter dieser Überschrift werden wir einen besonderen Aspekt der Lebensgeschichte betrachten. Dieser hängt mit dem sehr grundlegenden Umstand zusammen, dass wir Bindung suchende Beziehungswesen sind. Durch Beziehungen werden wir zu den Menschen, die wir sind, und wir sind wortwörtlich von anderen abhängig, um wir selbst werden zu können. Das führt zu einer andauernden Aufgabe in unserem Leben, bei der es darum geht, wie wir – zusammen und in tiefgehenden Beziehungen mit anderen – wir selbst sein können. Wir nennen das den Zusammenhang und das Gleichgewicht zwischen Integrität und Kooperation. Die Untersuchung dieses grundlegenden Dilemmas ist ein zentraler Teil der Arbeit der Therapeutin, wenn sie ihre eigenen Voraussetzungen kennenlernt.

Mit diesem Dilemma haben sich im Laufe der Zeit verschiedene Familientherapeutinnen beschäftigt. Unter ihnen ist Murray Bowen, der das Konzept der Differenzierung des Selbst als ein zentrales Element in das Verständnis der Familie als einem System einbrachte. Das Konzept beschreibt die Bedeutung, die es hat, emotional abgegrenzte Individuen sein zu können – und zwar in einer engen Gemeinschaft, in der die jeweiligen Gefühle einer Person die Gefühle der anderen Person nicht anstecken beziehungsweise vorgeben.

Wir sprechen davon, in Gemeinschaft mit anderen man selbst sein zu können. Bowens Konzept richtet sich direkt auf die emotionale Verschmelzung, die eine Lebensbedingung zwischen dem Säugling und seinen Bezugspersonen, vielleicht vor allem der Mutter, ist. Im Laufe des Aufwachsens muss nach und nach eine Trennung zwischen den jeweiligen emotionalen Systemen und Wirklichkeiten stattfinden, und damit das gelingen kann, ist die Fähigkeit der Bezugspersonen, zu mentalisieren, sehr zentral. Die Trennung oder die Differenzierung des Selbst schützt davor, wie ein emotionaler Domino-Stein umzufallen, wenn man von anderen beeinflusst wird. Es versteht sich von selbst, dass genau diese Fähigkeit wichtig ist, um sich als Therapeutin von den emotionalen Schwankungen der Klientinnen abgrenzen zu können.

Nur die heranwachsende Jugendliche kann den letzten Schritt, der die Trennung vollendet, machen. Egal, wie sehr die Eltern damit aufhören, »Eltern« zu spielen – das Kind wird dadurch nicht erwachsen. Es sind die Jugendlichen selbst, die ihre Selbstwahrnehmung und ihr Verhalten ändern und die sich damit als gleichberechtigte Erwachsene auszeichnen müssen. Laut Bowen muss ein Bruch mit der alten Dynamik stattfinden, damit die Beteiligten eine neue und gleichwürdige Beziehung eingehen können.

Ein besonderer Fokus bei dem Befreiungsprozess angehender Therapeutinnen wird daher sein: Wie war ich emotional mit den anderen Personen in meiner Familie verbunden? Waren die Gefühle ansteckend, und war ich den Stimmungen der anderen derart ausgeliefert, dass meine eigene Stimmung durch sie definiert wurde und dass sie dadurch bedingt war, wie es den anderen ging? War es möglich, meine eigene gute Laune zu bewahren, auch wenn andere wütend, traurig oder aufgeregt waren?

Ob diese Selbst-Abgrenzung möglich war, hängt in hohem Maße davon ab, inwieweit die eigenen Eltern es geschafft haben, für sich selbst und ihre eigenen Gefühlen zu sorgen. Je weniger

sie dazu in der Lage waren, desto mehr haben sie ihre emotionalen Schwierigkeiten wahrscheinlich in Form von Appellen, Projektionen oder Bindungen auf andere übertragen. Wie wir schon erwähnt haben, sind Kinder nicht in der Lage, sich gegen die unerträglichen Gefühle der Eltern zu schützen oder deren dringliche Bedürfnisse zurückzuweisen. Sie müssen sich dem, was die Eltern vorgeben, in hohem Maße anpassen – und sie werden sich dementsprechend entwickeln. Wir haben über viele Jahre Arbeit mit der Ausbildung von Therapeutinnen beobachtet, dass sehr viele der Studierenden schon als Kinder eine große Verantwortung für das Wohlergehen und die Bedürfnisse anderer Menschen auf sich genommen haben. Manchmal geschah das aus purer Notwendigkeit, weil niemand anders es tat, in anderen Fällen war das ein Weg, Aufmerksamkeit, Bestätigung und Zugehörigkeit zu bekommen. Das kann die Form gehabt haben, dass man mit Geschwistern mit besonderen Bedürfnissen oder mit einem oder zwei Elternteilen, die es nicht geschafft haben, ausreichend für sich selbst, füreinander oder für die Familie zu sorgen, aufgewachsen ist.

Viele unserer Studierenden haben durch die Arbeit mit ihrer Lebensgeschichte entdeckt, dass ihr Umgang mit ihrem Partner und ihrer Familie, mit Kolleginnen und sogar mit ihrer Arbeitsgruppe während ihrer Ausbildung alte Kindheitsmuster des Aufwachsens widerspiegelt. Nach der ersten Erkenntnis und der persönlichen Bearbeitung des Musters entscheiden sich viele, darüber mit ihren Eltern zu reden. Die Absicht dieser Gespräche besteht nicht in Schuldzuweisungen, im Dampfablassen oder darin, sich zum Opfer einer schlimmen Kindheit zu machen. Die Absicht besteht darin, Unabhängigkeit beziehungsweise Differenzierung zu erlangen und die Dynamiken der Eltern sich selbst zu überlassen.

Beispiel:
Eine Frau war in ihrer Kindheit die Botin der Eltern, wenn diese immer wieder nicht miteinander kommunizierten. Sie hatte auch die Aufgabe, das fröhliche Kind zu sein, das die Stimmung aufhellte und es für alle angenehm machte, sich zu Hause aufzuhalten. Später setzte sich das fort, als die Schwester den Kontakt zur Familie abbrach. Die Frau übermittelte Botschaften, vor allem zwischen der Schwester und der Mutter, und sie trug dazu bei, dass für die Personen, die einen Konflikt miteinander hatten, keine Notwendigkeit bestand, miteinander zu reden. In ihrer eigenen Familie war sie sehr beunruhigt,

wenn ihr Mann mit einem der Kinder einen Konflikt hatte, und es fiel ihr schwer, sie das allein regeln zu lassen. Auf der Arbeit war sie diejenige, der sich viele anvertrauten, doch sie musste auch vertrauliche Informationen darüber, wer von wem genervt war, für sich behalten. In ihrer Ausbildungs-Arbeitsgruppe hielt sie sich oft zurück, weil sie lieber andere zu Wort kommen ließ, und sie war sehr betroffen, wenn andere aus der Gruppe wütend aufeinander oder im Konflikt miteinander waren. Das hatte nachteiligen Einfluss auf den Gewinn, den sie aus der Ausbildung ziehen konnte, und sie war weder in der Lage, zu thematisieren noch auszuhalten, dass die anderen das nicht unter sich regelten.

Als sie einen Überblick darüber bekam, in wie vielen Situationen sich dieses Muster wiederholte, stellte sie ihre Eltern und ihre Schwester zur Rede und sagte ihnen, dass sie jetzt damit aufhören würde, ihr Bote zu sein. Ihre Probleme mussten von nun an bei ihnen bleiben, und sie wollte nicht länger ein Teil davon sein. Das hat ihr Verhalten auf der ganzen Linie geändert – auf der Arbeit, in der Ausbildung und nicht zuletzt in der Familie, wo die anderen endlich die Möglichkeit bekamen, Verantwortung zu übernehmen und ihre Auseinandersetzungen selbst auszutragen. Besonders in ihrer eigenen Familie war das für alle eine Erleichterung.

Wenn es so gelingt wie in diesem Beispiel, hat die Person sich in einer bewussten Entscheidung von der Rolle, die sie als Kind hatte, gelöst und sich damit von einer Dynamik befreit, die mit der Zeit festgefahren und auch begrenzend geworden war. Nicht nur für die Betroffene, sondern für alle Beteiligten. Passiert das nicht, können aktuelle Interaktionsmuster noch immer eine Wiederholung von Rollen und Dynamiken sein, die zu einer anderen Zeit gehören und die eine freiere und der aktuellen Situation angemessenere Beziehung zwischen erwachsenen und in sich selbst ruhenden Menschen verhindern.

Als Kind war es vielleicht ein Notwendigkeit, sich selbst zur Seite zu stellen, um einem kranken Bruder Raum zu geben, der besondere Aufmerksamkeit brauchte. Oder man hat gelernt, sehr aufmerksam für die Stimmungen der Eltern zu sein, um so möglichst viel Sicherheit für sich selbst zu erlangen. Hilfsbereitschaft und Selbstaufopferung waren vielleicht der vertraute und sichere Weg, um einen Platz und eine Daseinsberechtigung in der Familie zu bekommen.

Auf der anderen Seite haben viele Studierende erzählt, dass andere Menschen sich ihnen oft anvertrauen, dass sie gute Zuhörer sind und dass sie es immer als natürlich empfunden haben, hilfsbereit zu sein, wo sie konnten. Sie hatten ein Gespür für andere Menschen, auch für diejenigen, die ausgeschlossen waren oder es schwer hatten, und das hat sich nicht wie eine Pflicht angefühlt, sondern eher als eine natürliche Konsequenz ihrer Persönlichkeit. Sie hatten zum Teil schon die inkludierende und verständnisvolle Persönlichkeit und Haltung, die als wünschenswerte Qualitäten von Therapeutinnen hervorgehoben werden.

In den Voraussetzungen, die man hat – und die man in der Kindheit entwickeln musste –, verbergen sich also sowohl ein Talent als auch eine mögliche Fallgrube. Manchmal sind Neigung oder persönliche Eigenschaften vorhanden gewesen, die andere bemerkt haben und von denen sie angezogen wurden. Andere haben ihre Ressourcen in Lebensbedingungen, die mehr auf das Überleben ausgerichtet waren und aus der Not entstanden sind, entwickelt. Später lassen sich solche Muster als unterschwellige Motive, anderen zu helfen, entdecken.

In den Fällen, in denen die Gründe, anderen zu helfen eher kompensatorischer Natur sind – zum Beispiel, zu helfen, um selbst etwas zu bekommen –, kann man damit arbeiten, den Mut zu fassen, das entsprechende Bedürfnis in die privaten Beziehungen zu verlagern, so dass es an dem Ort erfüllt werden kann, an dem mehr Gegenseitigkeit in der Beziehung vorhanden ist.

Beispiel:
Eine Therapeutin entdeckte in der Supervision einen sehr direkten Zusammenhang zwischen den Schwierigkeiten, mit denen sie regelmäßig konfrontiert war, weil sie nicht in der Lage war, Klientinnen, Arbeitsaufgaben oder Arbeitgeberinnen eine Absage zu erteilen, und den Umständen ihres Aufwachsens. Sie konnte diese Schwierigkeiten nicht mit ihrem Mann besprechen. Teils war er der Meinung, dass sie einfach besser darin werden sollte, abzusagen, oder dass sie den Job wechseln sollte; teils wollte sie sich nicht beklagen und schlechte Stimmung ins Haus bringen. Der Zusammenhang resultierte daraus, dass sie seit früher Kindheit sehr große Verantwortung auf sich genommen hatte, um einen Ausgleich für ihre drogensüchtige Schwester, die in vielerlei Hinsicht in Schwierigkeiten steckte, zu schaffen. Das Bedeutsame für sie war nicht die Drogensucht der Schwester, sondern dass die Eltern mit dieser so sehr beschäftigt waren, dass sie sie sowohl direkt als auch indirekt spüren ließen, dass es gut war, dass sie alles so gut schaffte und nie Hilfe brauchte. Der Mangel an Verständnis für ihre Bedürfnisse lehrte sie, dass sie kein Recht auf Hilfe hatte und dass für sie keine Aufgabe zu groß war, um sie zu übernehmen. Nach der Supervision wurde es ihr möglich, mit ihrem Mann darüber zu sprechen, so dass das Dilemma zwischen persönlichen Grenzen und dem Gefühl, ein gleichberechtigtes Familienmitglied zu sein, von ihnen beiden anerkannt werden konnte.

Sowohl in dem Beispiel des Pädagogen in dem vorangegangenen Abschnitt als auch in dem eben genannten Beispiel kann man das zweischneidige Element sehen – beide haben sich eine Sensibilität und ein Verständnis für die Bedürfnisse anderer, gesehen zu werden und Hilfe zu bekommen, angeeignet. Gleichzeitig mussten beide sich selbst in zu hohem Maße zur Seite stellen. Das hatte sowohl auf existenzieller Ebene als auch bezogen auf ihre Arbeit schmerzliche Konsequenzen. In beiden Beispielen wurde die Selbsterkenntnis des Therapeuten beziehungsweise der Therapeutin durch die Therapie differenzierter. Es wurde deutlich, dass Überlebensstrategien oft ein konstruktives und kreatives Potential enthalten, das zur Entwicklung und Bereicherung des privaten und beruflichen Lebens der jeweiligen Person führen kann. Das kann allein für sich eine andere Sichtweise auf das, was vielleicht als eine Belastung und als harte Lebensbedingungen erlebt wurde, schaffen. Diese ressourcenorientierte Haltung wird sich bei der zukünftigen Arbeit mit Klientinnen natürlich als hilfreich erweisen. Wie bereits bei dem Thema Übertragung und Gegenübertragung beschrieben, müssen wir als Therapeutinnen immer davon ausgehen, dass die Muster, von denen die Klientinnen sich befreien wollen und bei denen sie Hilfe suchen, sich auch in der Begegnung mit uns zeigen werden, und dass unsere Erfahrungsmuster manchmal unglücklich mit denen der Klientinnen interagieren werden. Je besser wir daher unsere eigenen Muster kennen und verantworten können, desto geringer ist das Risiko, in Gegenübertragungen gefangen zu werden und so nur unsere eigenen alten Muster zu wiederholen.

Es ist eine menschliche Grundbedingung, mit anderen in Beziehung zu sein und Wege zu suchen, die die Sehnsucht nach Gemeinschaft und Zusammengehörigkeit stillen und die die notwendige Rücksicht auf die Bedürfnisse und Verhaltensweisen anderer Menschen nehmen. Gleichzeitig müssen wir uns entsprechend unserer Eigenart entwickeln, differenzieren und entfalten. Was uns von anderen Menschen unterscheidet und was nur wir selbst wirklich kennen und ausdrücken können, ist gleichzeitig das, was unseren individuellen und einzigartigen Beitrag zu den Beziehungen, von denen wir ein Teil sind, ausmacht. Sidney Blatt formuliert es so:

»Every person throughout life confronts two fundamental psychological developmental challenges:
(a) to establish and maintain reciprocal, meaningful, and personally satisfying interpersonal relationships, and

(b) to establish and maintain a coherent, realistic, differentiated, integrated, essentially positive sense of self.«

(2008, S. 3)

Übersetzung: *»Jeder Mensch ist über die gesamte Dauer seines Lebens mit zwei fundamentalen entwicklungspsychologischen Herausforderungen konfrontiert:*
(a) wechselseitige, bedeutsame und persönlich erfüllende zwischenmenschliche Beziehungen aufzubauen und aufrechtzuerhalten sowie
(b) ein zusammenhängendes, realistisches, differenziertes, integriertes und in seiner Essenz positives Selbstgefühl aufzubauen und aufrechtzuerhalten.«

(übersetzt von N. M.)

Die beiden Aspekte – Beziehungen und individuelles Selbstgefühl – sind miteinander verbunden, und es gibt einen dynamischen Zusammenhang zwischen ihnen. Indem unser Verständnis für uns selbst sowie unsere Selbstakzeptanz tiefer und differenzierter werden, schaffen wir Möglichkeiten, uns auf reifere und mehr auf Gegenseitigkeit beruhende Beziehungen einzulassen. Mit größerer Einsicht und Eigenverantwortung werden wir in geringerem Maße Akteurinnen in unbewussten oder emotionalen Spielen mit anderen Menschen sein. Dementsprechend stellen Interaktionen und Beziehungen Informationen und Material für Selbsteinsicht und Klärung der Frage, wer wir sind, zur Verfügung. Spiegelungen und Reaktionen der Umwelt helfen uns dabei, unser Selbstbild zu differenzieren und bewirken eine größere Übereinstimmung zwischen dem, wie wir glauben, zu sein, und dem, wie wir von anderen erlebt werden.

Man kann die beiden Außenpole in dieser Balance zwischen Gemeinschaft und Individualität auch als Angst erzeugend sehen – an dem einen Pol steht die Angst, von der Gemeinschaft verschlungen zu werden und sich selbst zu verlieren, und an dem anderen steht die Angst, endgültig isoliert und ohne Verbindung zu irgendeinem anderen Menschen zu sein.

Kooperation und Integrität

Jesper Juul hat diese existenzielle Grundbedingung in seinen umfangreichen Schriften differenziert und illustriert. Er formuliert sie als die Aufgabe, zwischen Kooperation und persönlicher Integrität zu balancieren. Da man diese Aufgabe als eine Grundbedingung ansehen kann, wird sie natürlicherweise das ganze Leben andauern. Sie wird ihren Charakter verändern und mehr oder weniger präsent sein, doch als Thema wird man sie in vielen Konfliktbereichen, mit denen man sowohl im Rahmen der eigenen Therapie als auch in der professionellen Arbeit mit den Konflikten von anderen Menschen zu tun hat, wiedererkennen. Das gilt auch für die Einzeltherapie, doch in der Paar- und Familientherapie ist es oft deutlicher erkennbar, weil sich die Dynamik in diesem Fall direkt im Therapieraum abspielt.

Jesper Juul hat nicht zuletzt darauf hingewiesen, wie wichtig es für Eltern und Fachleute ist, zu wissen, wie zentral und bedeutsam dieses Dilemma im Leben der Kinder ist. Es ist ein Dilemma, das sie allein und ohne Verständnis und Hilfe der Umwelt nicht auf gesunde Art und Weise lösen können (Juul, 1995, 2002, 2004, 2013).

Die Unterstützung, die das Kind grundsätzlich braucht, bekommt es, wenn die Erwachsenen in seinem Umfeld verstehen, dass eine gut entwickelte persönliche Integrität notwendig ist, um die vielen schwierigen Entscheidungen treffen zu können, die das Leben erfordert. Diese Entscheidungen müssen aus einer Art innerer Autorität getroffen werden. Und sie müssen mit unserem tieferen Wissen darüber, was für uns das Richtige ist, übereinstimmen, damit wir wirklich die Verantwortung für unsere Entscheidungen und Handlungen übernehmen können. Für Eltern und Fachleute kann es allerdings eine Herausforderung bedeuten, die Integrität der Kinder zu unterstützen und zu fördern, weil diese oftmals durch Verschiedenheit gekennzeichnet ist. Die Integrität kennzeichnet, wer *ich* bin, und diese Kennzeichnung allein provoziert oder bedroht manchmal das Gefühl, das andere Menschen zu Gemeinschaft und Zusammengehörigkeit haben. Das kann dazu führen, dass diese Angst haben, dass eine zu deutlich und gut entwickelte Integrität zu Konflikt und Distanz beziehungsweise Trennung führen könnte. Das ist einer der

Gründe dafür, dass viele Eltern und Erzieherinnen oft dazu neigen, eher die Kooperationsfähigkeit statt die persönliche Integrität der Kinder zu fördern.

Persönliche Integrität steht jedoch nicht im Widerspruch zu Kooperation und zu der Bereitschaft, Kompromisse für die Gemeinschaft einzugehen. Im Gegenteil, sie ist die Voraussetzung dafür, dass die Kompromisse ehrlich sind und dass die Gemeinschaft echt und verlässlich wird. Wir erleben oft, dass Eltern und Fachleute sich in zähe Konflikte mit Kindern begeben, wenn sie Kooperation verlangen und nicht merken, dass die Art und Weise, wie das Kind kooperiert, auch Raum für seine eigene Integrität lassen muss.

Beispiel:
Ein Vater steht mit seinem Fahrrad da. Ein kleines Mädchen sitzt auf dem Gehweg neben seinem Fahrrad. Es weint laut und versucht immer wieder, dem Vater etwas zu sagen.

Der Vater bleibt stehen und sagt immer wieder: Schatz, Papa kann nicht hören, was du sagst, wenn du so weinst.

Mehr Tränen und mehr vergebliche Versuche des Mädchens, zu sprechen – mit der gleichen Reaktion: Papa kann überhaupt nicht verstehen, was du sagst, wenn du so laut weinst.

Der Weg nach unten auf den Gehweg und zu dem Kind ist so kurz. Und vielleicht passt eher ein Satz wie: Ich weiß nicht, warum du so traurig bist, aber irgendetwas muss es geben, dass du so weinst. Lass mich einen Moment bei dir sitzen, dann können wir es vielleicht bald herausfinden.

Oder: Ich weiß schon, dass du keine Lust hattest, die Geburtstagsfeier zu verlassen, ich wusste nur nicht, dass es dir so viel bedeutet hat.

Es ist in dieser Situation unerheblich, ob der Vater versteht, was das Kind beschäftigt. Was er ihm zeigen muss, ist, dass er versteht, dass es in einem Maße mitgenommen ist, dass es das selbst nicht mehr verstehen kann. Passiert das nicht, wird der Versuch des Mädchens, sein Problem zu lösen, falsch gemacht, und das wird es als eine Schwächung von oder einen Angriff auf seine Integrität erleben.

Integrität nutzen wir unter anderem, um mit schwierigen Gefühlen umzugehen, und wie das Beispiel zeigt, versucht das Mädchen, die Beziehung aufrechtzuerhalten, indem es dem Vater aus seinen Emotionen heraus etwas sagt.

Hier ein Beispiel für das Gegenteil:

Beispiel:
Ein Vater hat einen Konflikt mit seiner dreijährigen Tochter. Sie hat in ihrer Wut den Raum verlassen und die Tür zu ihrem Zimmer zugeknallt. Ein paar Blicke in das Zimmer werden beantwortet mit: Geh raus!

Nach einiger Zeit kommt sie heraus. Der Vater schaut sie an und sagt: Ich bin nicht mehr wütend – wie ist es bei dir? Das Mädchen schüttelt den Kopf, scheint sich aber nicht wirklich wohl zu fühlen, also sagt der Vater: Es muss dir ja nicht genauso gehen wie mir, oder? Antwort: Dann bin schon noch wütend!

Wieder geht es darum, man selbst sein zu können – im Miteinander mit anderen Menschen. Das bedeutet, dass man innerhalb von Beziehungen in Kontakt mit seiner persönlichen Integrität bleibt, und das ist eine der großen Herausforderungen in Beziehungen nicht nur innerhalb der eigenen Familie, sondern generell mit anderen Menschen. So wie bei den anderen existenziellen Grundbedingungen kann es schwierig sein, zu bemerken, wann und wie solche Herausforderungen auftauchen. Das ist ein fester Bestandteil der zwischen

Menschen immer vorhandenen Dynamik. Wir sind so abhängig von Gemeinschaft und Zusammengehörigkeit und so angezogen von diesen, dass uns selten bewusst ist, dass das Teilhaben an der Gemeinschaft regelmäßig auf Kosten der anderen Seite des Dilemmas – nämlich der Entfaltung der Eigenart oder Integrität – passiert.

Unsere Voraussetzungen, um diese Dynamiken und Bedürfnisse in Einklang bringen zu können, gründen sich im Allgemeinen auf unsere frühen Erfahrungen mit Kooperation. Wir sprechen von einem lebenslangen Balanceakt, der, da er lebendige Menschen und unvorhersehbares Leben miteinbezieht, immer wieder verändert und neu etabliert werden muss. Es werden immer wieder neue Situationen entstehen, in denen wir mehr oder weniger bewusst abwägen, ob wir die Rücksicht auf die Gemeinschaft oder die Rücksicht auf uns selbst mehr gelten lassen wollen. Oft passiert das so schnell, dass wir nicht einmal bemerken, worauf wir reagieren und wonach wir unser Verhalten abstimmen, und so sind wir dann auch nicht in der Lage, einen Dialog oder eine Verhandlung in Bezug auf den Zweifel zu beginnen. Stattdessen werden wir bemerken, dass sich einige der typischen Reaktionen oder Signale melden, die uns daran erinnern, dass wir es nicht geschafft haben, wirklich Stellung zu beziehen, oder dass wir Entscheidungen getroffen haben, hinter denen wir doch nicht stehen konnten.

Die ersten und meist nicht so auffälligen Signale sind zum Beispiel Unwohlsein oder leichte Gereiztheit. Die Dinge gehen einem vielleicht nahe, oder man ist ein bisschen schlecht gelaunt, ohne eine wirkliche Erklärung dafür zu finden. Man erlebt nur, dass die eigene Grundstimmung etwas negativer ist und dass es nicht viel braucht, um das Gefühl zu haben, traurig zu sein oder dass der eigenen Person zu nahe getreten wurde. Man wird typischerweise damit anfangen, Beispiele dafür zu sammeln, wie das wieder und wieder passiert, und finden, dass das nicht fair ist und so fort. Bei den daraus entstehenden Konflikten geht es oft um kleine konkrete Sachen wie Abspülen, Putzen und kleinere Erziehungsfragen oder um andere Dinge des Alltags, und man weiß oft selbst, dass das nicht wirklich das ist, worum es geht. Es ist, als ob man nur eine Möglichkeit sucht, Frustration loszuwerden. Wenn man es schafft, über das zu sprechen, was darunter liegt, entdeckt man oft, dass es darum geht, dass man schon einige Zeit lang nicht nachgespürt hat, was man braucht, um wirklich die eigene Position einnehmen zu können. Dass man es um des Hausfriedens willen vermieden hat, seinen Wünschen oder Haltungen Ausdruck zu verleihen – das heißt, weil man vermeiden wollte, andere zu verletzen oder Konflikte entstehen zu lassen. Wir haben bereits beschrieben, wie ein therapeutisches Gespräch die unter den unmittelbaren Konflikten liegenden Ebenen aufdecken kann (siehe Kapitel *Die eigene Perspektive erweitern*).

Als Familientherapeutinnen haben wir wahrscheinlich auch die Art von undurchschaubaren Prozessen erlebt, bei denen die eigenen Bedürfnisse und die Bedürfnisse andere Menschen sich vermischt haben und es schwierig war, herauszufinden, wer was meint und für wessen Wohlbefinden die Dinge sind, wie sie sind. Viele haben in der Kindheit erlebt, dass Kooperation definiert wurde als: sich selbst zurückstellen, Kompromisse für die Gemeinschaft machen und Hilfsbereitschaft zeigen. Dadurch bestätigte man die Gemeinschaft und konnte Wertschätzung, Akzeptanz, Zugehörigkeit oder sogar Liebe bekommen. Das Gegenteil – an sich selbst zu denken und die eigenen Bedürfnisse auszudrücken – wurde oft eher als egoistisch und asozial gesehen, und es konnte dazu führen, dass man sich damit aus der Gemeinschaft ausschloss beziehungsweise dass man ausgeschlossen wurde.

Wenn man in der Kindheit nicht das notwendige Verständnis für die Bedeutung der Integrität erlebt hat, musste man notgedrungen andere Wege finden, den Konflikt zu lösen. Das kann zum Beispiel bedeuten, dass man zwischen Anpassung und Rebellion hin und hergependelt ist. Gute Miene zu zeigen, so lange das möglich war, und sich dann zu dem Gegenpol zu bewegen und die Gemeinschaft zu verlassen und woanders nach Gemeinschaft zu suchen – wo die Möglichkeiten, sich wertvoll zu fühlen, besser waren. Es ist manchmal sehr wichtig, dass man sich bewegt hat und außerhalb der Familie nach Wert gesucht hat. Nichtsdestotrotz war das nicht immer gesund für die Integrität, weil Anpassung und Rebellion beide nicht in unserem eigenen Gefühl oder in unserer eigenen Richtung verankert sind, sondern entweder entsprechend den Erwartungen anderer oder gegen die Erwartungen anderer passieren.

Wenn wir als Therapeutinnen mit der Zeit mehr Einsicht gewinnen, wie wir selbst von diesem Dilemma geprägt wurden und wie wir gelernt haben, es zu lösen, oder wie wir noch immer darin gefangen sind, verbessern sich unsere Möglichkeiten, Zusagen zu geben, Grenzen zu setzen und Schwierigkeiten zu verhandeln. Das hilft uns dabei, mit Authentizität und persönlicher Autorität zu arbeiten, und es trägt dazu bei, dass wir die persönliche Flexibilität an den Tag legen können, die ein so wichtiger Teil der therapeutischen Beziehung ist.

Es ermöglicht uns gleichzeitig, die vielen Varianten des Dilemmas, die sich bei den Klientinnen entfalten, öfter wiederzuerkennen. So verbessern sich unser Verständnis und unser Einfühlungsvermögen für das, was Menschen zu dem Eingehen unhaltbarer Kompromisse bringt, sowie für dessen Erscheinungsformen.

Es kann eine Herausforderung für uns bedeuten, den sich aufopfernden Menschen zu erleben, der auf Gemeinschaft hofft, indem er sich selbst aufgibt; und es kann eine Provokation für uns sein, wenn Menschen auf ihrer Suche nach der verlorenen Integrität Umwege über Wut, Trotz und selbstzerstörerische Handlungen gehen müssen. Oder wenn der Kontakt, den wir anbieten, abgewiesen wird.

Das Entscheidende ist, ob wir es schaffen, zu bemerken, wenn das passiert, so dass konstruktive Interaktionen möglich werden, die frei sind von Manipulationen und emotionalen Tauschgeschäften, bei denen man nur auf bestimmte Art und Weise sein darf, um existieren zu können. Klientinnen und Familien müssen erleben können, dass sie – mit uns zusammen – sie selbst sind.

Bindung in der therapeutischen Beziehung

Bei der Bindungstheorie handelt es sich kurz gesagt um zwei wesentliche Erfahrungen, die wir als Kinder mit unseren Eltern oder Bezugspersonen machen. Die eine ist, wie und inwieweit uns in der Kindheit mit dem Vertrauen und der Unterstützung begegnet wurde, die dazu ermuntert und die es erlaubt, mit der Erkundung und Entdeckung der Welt zu beginnen. Diese wird sichere Basis genannt. Die andere Erfahrung gründet darauf, wie stabil und zuverlässig die Bezugspersonen sind, wenn das Erkunden der Welt unsicher wird und das Kind zurückkehrt, um Trost, Verständnis und Fürsorge zu bekommen. Das wird als sicherer Hafen bezeichnet. Die Interaktion zwischen der Basis und dem Hafen sollte für das Kind am besten sowohl flexibel als auch vollkommen verlässlich sein. Die Rolle der Eltern sollte sich von Situation zu Situation anpassen können – im Gleichklang mit dem wachsenden Spielraum und Bedürfnis nach Lebensentfaltung des Kindes sowie entsprechend der Veränderung seines Bedürfnisses nach Trost oder Sicherheit. Während das kleine Kind die Eltern vorzugsweise sehen können sollte, bedeutet es für die Jugendliche genug Sicherheit, zu wissen, dass die Eltern bei Bedarf verfügbar und anwesend sind. Im Idealfall internalisieren wir die Bezugspersonen mit zunehmendem Alter und werden zunehmend in der Lage, anderen Menschen zu vertrauen sowie unsere eigene Unsicherheit auszuhalten und uns um sie zu kümmern.

Die sichere Bindung hängt damit zusammen, wie das Kind den konstruktiven und flexiblen Wechsel zwischen Trennung und Zusammensein, den wir im vorherigen Abschnitt beschrieben haben, erlebt hat. Bei der sicheren Bindung geht es also auch darum, dass die Eltern in der Lage sein müssen, die Unterschiede, die das Kind ihnen gegenüber hat, anzunehmen. Ihre Fähigkeit, die Wirklichkeit des Kindes durch seine Augen beziehungsweise zu seinen Bedingungen zu sehen, zeigt sich darin, inwieweit sie fähig sind, zu mentalisieren und damit im Kind eine Art innere Basis und innere Autorität aufzubauen. Bei der Entwicklung der persönlichen Integrität geht es um dasselbe: dass die Eltern beim Kind den ihm eigenen Ausdruck seines Selbst unterstützen und dass sie das Kind kontinuierlich ermutigen, selbst nachzuspüren und Reaktionen und Antworten bei sich selbst zu finden – das heißt, dass das Kind Unterstützung beim Aufbau seines inneren Kerns und seiner Authentizität bekommt.

Bindung, Zugehörigkeit und Trennung können so als Elemente eines Kontinuums gesehen werden und als das erlebt werden, was sie sind – nämlich als sich gegenseitig bedingende Voraussetzungen.

Psychotherapie ist, wie bereits erwähnt, zu großen Teilen Beziehungsarbeit. Das beinhaltet und erfordert ein hohes Maß an Gegenseitigkeit und aktiviert damit auch die Bindungserfahrungen der Therapeutin. Das gilt natürlich auch für den fürsorglichen Teil der Interaktion. Dieser soll der sichere Hafen sein, der den Schwierigkeiten der Klientin über Empathie, Anerkennung und Mentalisierung Raum und Verständnis bieten soll. Dieser Teil hat oft Vergleiche zwischen der Therapeutin und dem guten, verständnisvollen, das Kind annehmenden Elternteil evoziert. Sowohl Rogers (1951) als auch Bowlby (1988) haben diese naheliegende Parallele deutlich gemacht.

Es spielt allerdings auch eine Rolle, wie die Therapeutin generell nahe Beziehungen eingeht. Behandelnde und Therapeutinnen haben ja – genau wie andere Menschen – komplexe Bindungsmuster. Das bedeutet, dass wir, selbst wenn wir überwiegend sicher gebunden sind, auch Elemente von eher vermeidenden oder ambivalenten Mustern in uns tragen.

Auch das Gegenteil findet sich fast immer. Selbst wenn man aus primär unsicheren Bindungsverhältnissen kommt, wird es immer auch sogenannte Inseln der Sicherheit geben. Es kann mit einem oder mit beiden Eltern Phasen oder Situationen größerer Sicherheit gegeben haben – oder Situationen, in denen andere Menschen als die primären Bezugspersonen eine wichtige Rolle gespielt haben; Nachbarn, andere Familienmitglieder, Pädagoginnen, Lehrerinnen oder Erwachsene, die man über Freizeitaktivitäten oder Sport gekannt hat. Diese haben Erlebnisse annähernder Sicherheit ermöglicht, und können im späteren Leben als eine Art Bezugspunkt fungieren. Sie haben dazu beigetragen, sicherzustellen, dass wir Erfahrungen von größerer Sicherheit und mehr Vertrauen in uns tragen, und aus diesem Grund haben sie eine sehr große Bedeutung für unseren Glauben an die Möglichkeit, Nähe zu anderen Menschen zu suchen und herzustellen.

Im Kontext der umfassenden Bindungsforschung ist auch die Bedeutung der Bindungsmuster der Psychotherapeutinnen mehr in den Fokus geraten. Die Bedeutung des Aspekts, den wir als Bindungs- und Fürsorgekapazität der Therapeutinnen bezeichnen könnten, wurde als eine allgemeine Therapeutinnen-Variable – als eine Beziehungskompetenz, die eine wesentliche Rolle für die Therapie spielt – untersucht.

Allen hat eine Reihe entscheidender Punkte aus den Diskussionen und den auf diesem Gebiet gesammelten Erfahrungen zusammengefasst. Hier nur einige davon:

- Alle sicheren und unsicheren Bindungsmuster manifestieren sich in der Patientin-Therapeutin-Beziehung.
- Psychotherapie kann die sichere Bindung verbessern.
- Psychotherapeutinnen, die eine sichere Bindung haben, sind besser in der Lage, sich flexibel auf Patientinnen mit unsicheren Bindungsmustern zu beziehen, so dass sie diesen helfen können, sich in Richtung einer größeren Sicherheit zu bewegen

(2009, S. 254).

Nach diesem Verständnis ist die Therapie also immer mehr oder weniger stark in Berührung mit den Bindungsmustern der Klientinnen. Das liegt daran, dass das Bindungssystem aktiviert wird, wenn man Schwierigkeiten, Unglück oder Schmerz erlebt. Es wird ebenfalls aktiviert, wenn man versucht, Hilfe von anderen Menschen erhalten.

Natürlich gibt es Unterschiede, wie ausgeprägt das Bindungsthema sich in den Therapien zeigt und damit auch, inwieweit die mit dem Thema Bindung verknüpften Voraussetzungen der Therapeutin gefordert sind. In längerfristigen, typischerweise einzeltherapeutischen Prozessen kann ein direkter Fokus auf der Behandlung von Bindungsschwierigkeiten liegen, um den Klientinnen in Bezug auf Bindung zu größerer Sicherheit und Flexibilität zu verhelfen. In anderen, kürzeren Prozessen ist die Bindungsfähigkeit eher einer der Faktoren, die das Schaffen der therapeutischen Allianz beeinflussen; dazu gehört es, das nötige Vertrauen zwischen den Parteien aufbauen und bewahren zu können.

Da Familien- und Psychotherapie nicht auf bloße Fürsorgearbeit reduziert werden kann, ist es sehr wichtig, dass die Therapeutin in der Lage ist, mit Konfrontationen und Konflikten zu arbeiten und sowohl emotionale als auch den Kontakt betreffende Schwankungen in der Arbeit mit Klientinnen auszuhalten.

Die Bindungsmuster der Klientinnen zeigen sich oft bereits im Zusammenhang damit, wie diese ihre Schwierigkeiten darstellen und mit welchen Erwartungen sie der Therapeutin begegnen. Sie können übertreiben, dramatisieren oder verharmlosen und abwartend sein, je nachdem, wie sie gelernt haben, durchzukommen, und welches Vertrauen sie anderen Menschen zu zeigen wagen. Es lohnt sich, sich selbst daran zu erinnern dass es immer gute Gründe dafür gibt, dass die Therapeutin zuerst einmal geprüft wird und ihren Wert zeigen muss, bevor die Klientinnen das Risiko eingehen, sich auf die Beziehung einzulassen. Diese Prüfung müssen die Therapeutinnen aushalten können, ohne sie persönlich zu nehmen. Das heißt, dass sie selbst sicher sein sollten und dass sie in der Interaktion mit zweifelnden und kritischen Klientinnen Raum geben und Verständnis zeigen müssen. Sie müssen auch in der Lage sein, Fragen der Klientinnen in Bezug auf ihre Erfahrungen und Kompetenzen ehrlich zu beantworten – auch und vielleicht besonders dann, wenn die Klientin bemerkt hat, dass die Therapeutin sich unsicher fühlt.

Es ist zu erwarten, dass viele Klientinnen Schwierigkeiten damit haben, ohne Vorbehalte eine neue Beziehung einzugehen, und dass das Thema Bindung für viele von ihnen eine konkrete Herausforderung darstellt. Es liegt also in der Natur der Sache, dass die therapeutische Beziehung oft auf einer von Vorbehalt geprägten Grundlage beginnt und auf eine tiefere Vertrauensebene hinarbeiten muss.

Um als Therapeutin dynamisch arbeiten zu können, ist es wichtig, dass man persönliche Erfahrungen damit gemacht hat, dass Unsicherheit ausgehalten werden kann, dass Brüche in Beziehungen geheilt werden können und dass Konflikte, wenn man richtig mit ihnen umgeht, eine Beziehung vertiefen können. Für die Therapeutin kann dies zugegebenermaßen ein persönlich herausfordernder Teil der Arbeit sein, weil er die eigenen eher problematischen Erfahrungen mit Konflikten aktivieren kann. Gleichzeitig sind es gerade solche Erfahrungen, die vielen Klientinnen in ihrem Leben fehlen – allzu oft hatten Konflikte schmerzliche, beschämende oder auf andere Art negative Konsequenzen, und sie hatten unter Umständen oft langanhaltenden oder andauernden Verlust von Kontakt zur Folge.

Es ist offensichtlich, dass eine Therapeutin, die primär sicher gebunden ist, es leichter hat, den sicheren Rahmen zu schaffen, den die Klientinnen so sehr brauchen, um eine konstruktive therapeutische Beziehung mit der Therapeutin eingehen zu können. Noch einfacher wäre es, wenn auch die Klientinnen sicher gebunden wären. Sie könnten dann auf vertrauensvolle Art und Weise glaubwürdig und kohärent und in einer emotional differenzierten Tonlage erzählen. Sie hätten die positive Erwartung, dass ihnen geholfen wird. Die Therapeutin würde zuhören, sie annehmen und spiegeln; sie würde die Wirklichkeit der Klientinnen anerkennen und könnte als eine Sicherheit spendende Begleiterin dabei sein, wenn diese sich selbst und ihr Leben untersuchen. Die therapeutische Allianz wäre fast schon von vornherein vorhanden.

Die Forschung in diesem Gebiet zeigt auch, dass es Therapeutinnen mit sicherer Bindung oft gelingt, bei der Arbeit mit den Schwankungen, Zweifeln, Konflikten und Vertrauenskrisen, die ein therapeutischer Prozess durchläuft, mit mehr Flexibilität und mehr Fokus auf Entwicklung zu agieren. Das heißt gleichzeitig, dass mit unserer eigenen sicheren Bindung als Grundlage weniger Risiko besteht, Konflikte und Herausforderungen persönlich zu nehmen, und dass unser Bedürfnis, die eigenen Verteidigungsstrategien zu aktivieren, kleiner ist (Levy et. al., 2011, zitiert in Allen, 2009, S. 266). Wir wissen auch, dass Klientinnen äußerst sensibel in Bezug auf das Spüren von Vorbehalt oder Ablehnung von Seiten ihrer Therapeutinnen sind. Das macht sie unsicher und wirft die Therapie oft zurück.

Es ist daher in vielerlei Hinsicht wichtig, dass die angehende Therapeutin ihre eigenen Bindungsmuster kennt und weiß, wie man auch in diesem Bereich zu der therapeutischen Beziehung beitragen kann – dass sie weiß, dass man eine vertrauensvolle, offene und einladende Beziehung aufbauen kann, in der die Klientinnen mit ihren Schwierigkeiten – auch mit ihren Bindungsmustern – arbeiten können, und dass sie weiß, wie die eigenen, eher ambivalenten oder vermeidenden Muster aktiviert werden und unbeabsichtigt dazu beitragen können, den therapeutischen Kontakt zu erschweren oder zu schwächen.

Obwohl die Forschung die offensichtlichen Vorteile der sicher gebundenen Therapeutin hervorhebt, ist es auch ein Tatsache, dass es für das Resultat der Therapie nicht ausschlaggebend ist, ob die Therapeutin sicher gebunden ist.

Die Bindungsforschung zeigt sehr deutlich, dass Bindungsmuster nicht statisch oder determinierend sind. Sie können sowohl bei Klientinnen als auch bei Therapeutinnen verändert werden. Wenn die Realität so aussieht, dass die meisten von uns Elemente aus sowohl sicheren als auch unsicheren Bindungsmustern in sich tragen, besteht die Arbeit für uns als Therapeutinnen darin, ein ausreichendes Maß an zusätzlicher Sicherheit zu schaffen, so dass wir in der Lage sind, uns um unsere eigenen Muster zu kümmern und mit den Schwierigkeiten anderer Menschen zu arbeiten.

Es ist die Fähigkeit, weiter an den eigenen Voraussetzungen zu arbeiten, die für die Therapeutin ausschlaggebend ist – Verantwortung für die eigenen Begrenzungen und Herausforderungen übernehmen zu können. Das lässt sich mit Hilfe von Supervision und eventuell mit erneuter Therapie erreichen und nicht zuletzt in den eigenen privaten und nahen Liebesbeziehungen.

Idealerweise lernt man in der Kindheit, dass die Welt grundsätzlich ein sicherer Ort ist und dass man Hilfe bekommen kann, wenn das Leben unüberschaubar und schmerzhaft wird. Man könnte sagen, dass das die Erfahrung ist, die man im Rahmen einer Therapie anstrebt: dass man sich als Klientin mit der Erwartung, ernst genommen, akzeptiert zu werden und Raum zu bekommen, an die Therapeutin wenden kann, und dass man auf dieser Grundlage die Teile des eigenen Lebens erforschen kann, in denen es aktuell schwierig ist, selbst zu navigieren, den Sinn zu erkennen oder die eigene Situation zu ertragen.

Bowlby und andere haben, wie bereits erwähnt, angemerkt, dass sich die Beziehung zwischen Therapeutinnen und Klientinnen mit der Beziehung zwischen Eltern und ihren Kinder vergleichen lässt (Bowlby, 1994). Es gibt natürlich verschiedene Gründe, warum diese Analogie nicht immer gilt. Insgesamt geht es um die komplette Grundlage der therapeutischen Beziehung. Diese ist formalisiert. Es gibt verschiedene Rahmen und Umgangsformen, die eingehalten werden müssen, und es gibt in der professionellen Beziehung nicht die gleiche Form von emotionaler Gegenseitigkeit wie in einer Liebesbeziehung zwischen Eltern und Kindern. Die Beteiligten müssen kein Leben miteinander leben, und beide haben ihre primären Bezugspersonen an anderen Orten. Unabhängig von ihrem Zustand sind Klientinnen und ihr Überleben von ihren Therapeutinnen nicht in gleichem Maße abhängig wie Säuglinge oder Kleinkinder von ihren Eltern.

Nichtsdestotrotz ist beispielsweise die Fähigkeit, die eigene Ruhe im Angesicht von Unsicherheit, Angst, Wut oder Ablehnung des Kindes – oder der Klientin – zu bewahren, in beiden Kontexten zentral. Das Gleiche gilt für die Fähigkeit der Eltern und Therapeutinnen, zu mentalisieren und dazu beizutragen, dass starke Gefühle und beängstigende Gedanken und Handlungen Raum bekommen und menschlich verständlich gemacht werden können. Wie von Fonagy und anderen betont, ist die Mentalisierungsfähigkeit an sich affektregulierend (Fonagy, Target und Gergely, 2007).

Es ist leichter, die eigenen Gefühle auszuhalten, wenn man Worte für sie hat und versteht, wie sie entstanden sind – und wenn sie in dem ruhigeren und besonneneren Nervensystem eines anderen Menschen bewegt wurden.

Wie mehrfach erwähnt, werden wir als Therapeutinnen manchmal in Situationen geraten, in denen unser eigenes Bedürfnis nach Bindung eine größere Rolle einnimmt als mit der Therapie verknüpfte Aspekte. Das kann dazu führen, dass wir in Bezug auf die Klientinnen unsere eigene Agenda entwickeln. Das kann sich zum Beispiel so zeigen, dass wir uns wünschen, dass diese uns besonders wertschätzen, dass sie uns für kompetent halten und dass sie uns in den Bereichen, in denen wir selbst vielleicht nicht schaffen, unsere persönlichen Bedürfnisse zu erfüllen, Bestätigung geben sollen.

Beispiel:
Ein Angestellter der örtlichen Psychiatrie, ohne eigene Familie

und mit einer persönlichen Geschichte, in der er sowohl für seine instabile Mutter als auch für seinen kleinen Bruder verantwortlich war, hatte ein Muster entwickelt, bei dem er seine Klientinnen und Klienten in der Freizeit besuchte, sie zu sich nach Hause einlud und ihnen manchmal mit seinem eigenen Geld aushalf, wenn ihnen etwas fehlte. Gleichzeitig hatte er große Ambitionen, wie einige von ihnen sich entwickeln und selbständig werden könnten, wenn sie sich selbst nur aus seiner Perspektive sehen und seinen Ratschlägen folgen würden. Ohne es zu wissen, war er dabei, seine Klienten und Klientinnen an sich zu binden und eine Art private Abhängigkeit zwischen sich und ihnen zu schaffen. Zur gleichen Zeit war es schwierig für ihn, das zu erkennen, weil sein Bindungsstil auch den notwendigen Glauben beinhaltete, dass er selbst es am besten wusste und dass er keine Hilfe benötigte.

Es kann passieren, dass wir unangemessen und ablehnend auf Klientinnen reagieren, die sehr an uns appellieren, oder dass wir glauben, dass die Klientinnen unter den emotionalen Schwierigkeiten, die sie selbst eher herunterspielen, leiden müssten, und dass wir diese überbewerten. Allen schreibt direkt:

> *»Als Therapeuten fällt es uns schwerer, Empathie für Patienten zu verspüren, die vermeidend, reserviert oder feindlich eingestellt sind, als mit Patienten, die sich an der Zusammenarbeit beteiligen. Darüber hinaus müssen wir uns als Therapeuten wie unsere Patienten sicher und vertrauensvoll fühlen, um transparent zu sein – das heißt, um uns gut zu fühlen und offen für das Mitteilen unserer Gedanken und Gefühle zu sein.«*
>
> (Allen, 2014, S. 249, übersetzt von T. M.)

Einige Behandelnde haben bei der Arbeit an ihren eigenen Bindungsmustern entdeckt, dass ihre Abneigung gegenüber klagenden und aufdringlichen Klientinnen von unangenehmen Erlebnissen mit Eltern, die mit ihrem Leben nicht zurechtkamen und ihre Kinder als unfreie und unfreiwillige Helfer benutzt haben, stammen.

Andere haben vielleicht erkannt, dass die Art, wie sie gelernt haben, den eigenen Schmerz zu lindern oder herunterzufahren, es ihnen schwer macht, den Schmerz der Klientinnen zu spüren oder anzuerkennen. Sie haben in der Kindheit gelernt, dass es keine Gnade gibt, dass sie sich zusammenreißen müssen und sich nicht über Kleinigkeiten beschweren sollen. Das hört man zum Beispiel, wenn Therapiestudentinnen oder Therapeutinnen sich in der Supervision fast schon reflexartig entschuldigen, wenn sie über Geschichten der Klientinnen oder über eigene Schwierigkeiten weinen. Sie sprechen negativ darüber – verwenden zum Beispiel das Wort »heulen« –, und sie lehnen Fürsorge, die sie als Mitleid definieren, sehr bestimmt ab. Niemand soll mit ihnen Mitleid haben, und es ist oft eine schwierige Aufgabe für sie, das Gefühl dafür und den Glauben daran, dass sie selbst auch willkommen sind, Hilfe anzunehmen, wiederherzustellen.

Beispiel:
Die weibliche Angestellte eines Wohnheims für Menschen mit einer kognitiven Beeinträchtigung erzählte in einer Supervision, dass sie ihre regelmäßig wiederkehrende Traurigkeit und Wut nicht verstehen konnte. Sie ließ oft zu, dass ihre Grenzen überschritten wurden, wenn männliche Bewohner versuchten, sie anzugrabschen, oder ihr mit groben sexuellen Einladungen und Kommentaren begegneten. Sie fand, dass sie immer wieder ihre Grenzen zeigte und die jeweiligen Personen nicht zu nah kommen ließ, doch deren Verhalten setzte sich fort, und sie bat darum, nicht mehr allein mit den Bewohnern arbeiten zu müssen. In der Supervision zeigte sich, dass sie in ihrer Kindheit kontinuierlich entweder ignoriert, gekränkt, beschimpft oder lächerlich gemacht wurde – insbesondere

von ihrer Mutter, doch auch ihr Vater hatte sich mit solchem Verhalten nicht zurückgehalten und war auch nie dazwischen gegangen. Sie hatte sich selbst beigebracht, dass der Weg zu Überleben und Kontakt war, sich für die Verletzungen ihrer Grenzen unempfindlich zu machen.

In der Paar- und Familientherapie mit den Bindungsthemen zu arbeiten, ist etwas Besonderes. Man sitzt hier im wahrsten Sinne des Wortes mitten in den Bindungsmustern und den aktuellen Schwierigkeiten der Beteiligten und sieht, wie sie gemeinsam ihre Beziehung aufbauen, indem sie einander anerkennen und unterstützen, oder wie sie sich in der Interaktion gegenseitig ablehnen oder sich voneinander zurückziehen und das Vertrauen und die Beziehung schwächen. Hier sind sowohl Bindungsmuster im Spiel, die die Klientinnen untereinander betreffen, als auch solche, bei denen es darum geht, Vertrauen zur Therapeutin fassen zu können.

Es versteht sich von selbst, dass die Therapeutin in dieser Situation im Vergleich zur Einzeltherapie in einem relativ unüberschaubaren Raum von Erwartungen, Verletzlichkeiten und Reaktionen sitzt. Man wird sowohl ausgesprochene als auch unausgesprochene Appelle, verstanden und gesehen zu werden, wahrnehmen. Man wird Spannungen erfahren, die durch die gegenseitigen Bindungsstrategien des Paares erzeugt werden, und man wird damit konfrontiert werden, wie man selbst reagiert, wenn beispielsweise eine der Parteien von Gefühlen und Vorwürfen überschwemmt wird, während die andere sich distanziert und alles herunterspielt, um mit der Situation zurechtzukommen.

Beispiel:
Die Therapeutin arbeitet mit einem Paar. Die Partner fühlen

sich sehr distanziert und wollen sich gern näher sein. Die Frau ist sowohl wütend als auch traurig. Sie hat das Gefühl, dass sie es ihm über Jahre hinweg Recht gemacht hat und seine Wutausbrüche und abwertenden Bemerkungen beispielsweise über ihr Übergewicht hingenommen hat. Sie weint und will das nicht länger dulden. Der Mann reagiert, indem er erklärt, dass es nicht so gemeint war, dass es für ihn wie ein Eiertanz ist, zu Hause nichts falsch zu machen, und dass er mit seiner rationalen Haltung nicht in der Lage zu Selbstschutz ist. Für beide ist spürbar, wie frustrierend es ist, wenn man nicht das Gefühl hat, dass das, was man sagt, Eindruck auf die andere Person macht. Alle Reaktionen der Therapeutin können auf ihre eigenen Bindungserfahrungen mit der Mutter beziehungsweise dem Vater und auf ihre Erfahrungen mit der eigenen Position zwischen deren unterschiedlichen Reaktionsweisen zurückgeführt werden. Die Aufgabe besteht darin, das eigene Verständnis und Einfühlungsvermögen einsetzen zu können, ohne in der eigenen, eher unreifen Art und Weise, auf verschiedene Stile und Muster zu reagieren, gefangen zu sein.

Ein Beispiel für eine Intervention könnte so aussehen:
Ich möchte jedem von euch gern etwas zu dem Gespräch, das ihr gerade geführt habt, sagen. Ich glaube, dass ich mich darin hineinversetzen kann, wie ihr euch manchmal beide von der jeweiligen Art des anderen, die Dinge zu sagen, provoziert fühlt.

Wenn du weinst und findest, dass du zu viel mitgemacht hast, ist das für mich spürbar und verständlich. Und ich denke, dass es deinem Mann bestimmt weh tut, seine Partnerin so wütend und unglücklich zu sehen, wie du es bist.

Gleichzeitig bin ich mir sicher, dass die Situation Max' große Schwierigkeit berührt, nämlich, dass er nicht weiß, wie er persönlich reagieren und sich ausdrücken soll – insbesondere wenn er sich kritisiert fühlt.

Wenn du, Max, genau dort getroffen wirst, wo sich deine Absichten nicht verwirklichen lassen, machst du das, was du am besten kannst, nämlich dich zu erklären; und genau diese Erklärungen tragen dazu bei, bei Line Distanz zu erzeugen. Sie geben ihr das Gefühl, dich nicht erreichen zu können oder spüren zu können, dass sie dir etwas bedeutet. Das ist ein Teil des Schmerzes und des Unbehagens, von denen sie spricht – und das trägt dazu bei, die Distanz zwischen euch zu schaffen, unter der ihr beide leidet.

Der Therapeutin gelingt es, die eigenen alten Reaktionsmuster wahrzunehmen und in ihre Intervention zu integrieren – mit einer Formulierung, die beiden hoffentlich das Gefühl gibt, dass sie verstanden werden und dass sie für ihre Versuche, den jeweils anderen in der gemeinsamen Sehnsucht nach größerer Nähe zu erreichen, Anerkennung erfahren können. Das hat ermöglicht, einen Teil der Dynamik in ihrer Interaktion und in den persönlichen Motiven, die sie zu dieser Zeit noch nicht selbst ausdrücken konnten, zu mentalisieren.

Wir werden nun von dem Teil der fachpersönlichen Entwicklung, der durch eigene Therapie und Einsicht in die eigene Biographie und die eigenen Beziehungsmuster stattfindet, zu der Beschäftigung mit einer anderen und sehr zentralen Quelle des Lernens und der Entwicklung übergehen.

Supervision und Praxis unter Supervision

Eigene Therapie und Praxis unter Supervision sind ohne Zweifel die zwei Grundlagen, die die Studierenden am effektivsten dabei unterstützen, Psychotherapeutinnen zu werden. In der eigenen Therapie arbeitet die Studierende, wie bereits beschrieben, damit, die mit ihrer Persönlichkeit verknüpften und überwiegend aus privaten Lebensumständen und Beziehungen stammenden Voraussetzungen zu bearbeiten.

Supervision dagegen bezieht sich direkt auf die Arbeit mit den Klientinnen. Supervision ist eine Hilfeleistung mit dem Ziel, die gesamten fachpersönlichen Voraussetzungen der Fachperson – und in diesem Zusammenhang der Therapiestudentin – zu entwickeln und zu erhalten. Das heißt, dass man sich im Rahmen der Supervision mit verschiedenen, aber miteinander verbundenen Elementen der therapeutischen Arbeit beschäftigt. Aus Gründen der Übersichtlichkeit teilen wir diese in drei Aspekte auf.

Der erste Aspekt besteht aus der Theorie und den Methoden des Fachs. Hier arbeitet die Studierende damit, ihr vielleicht vorwiegend theoretisches Wissen in konkretes Verstehen und konkrete Handlungen in der Arbeit mit den Klientinnen umzusetzen.

Der zweite Aspekt besteht aus dem Einfühlungsvermögen der Studierenden gegenüber den Klientinnen und aus ihrer Fähigkeit, die eigenen Reaktionen im Kontakt mit den Klientinnen zu verstehen. Es sind diese Reaktionen und dieses emotionale Verstehen, die typischerweise die Ursache für Gegenübertragungen in der Therapie sind.

Bei dem dritten Aspekt handelt es sich um die Beziehungskompetenz – das heißt die Fähigkeit, Theorie, Methode und emotionales Verstehen in eine tragfähige therapeutische Beziehung, die kontinuierlich angepasst werden kann, zu übertragen.

Diese drei Aspekte repräsentieren verschiedene Fokusgebiete der Supervision. Sie sind von Mal zu Mal unterschiedlich gewichtet, es ist jedoch wichtig, sie alle immer im Blick zu behalten.

Darüber hinaus kann man sagen, dass es insgesamt zwei Hauptformen der Supervision gibt, nämlich die direkte und die indirekte. Innerhalb dieser beiden Formen gibt es außerdem eine Reihe von Stilen und Ansätzen, die den besonderen Bedürfnissen der Supervisandin und der Supervisorin angepasst sind.

Die traditionelle und am häufigsten praktizierte Art der Supervision ist die indirekte Form. Diese findet meistens in Gruppen statt, in denen die Teilnehmerinnen auf verschiedenste Art und Weise zu der aktuellen Arbeit der jeweils anderen beitragen und umgekehrt von diesen lernen können. Sie findet zwischen den Treffen der Supervisandin mit den Klientinnen statt und nimmt ihre Ausgangsposition in dem, was die Supervisandin selbst über die Therapie erzählt. Diese wählt selbst aus, was im Fokus stehen soll, und die Beschreibung der Arbeit erfolgt natürlich subjektiv und aus dem Gedächtnis – es sei denn, die Gespräche mit den Klientinnen wurden aufgezeichnet.

Die indirekte Supervision hat unter anderem den Vorteil, dass sie der Therapeutin Zeit und Raum gibt, sich in ihren eigenen Lernprozess zu vertiefen, ohne berücksichtigen zu müssen, ob dies einen unmittelbaren Nutzen für die Klientin hat. Das kann mit Hilfe eines Rückblicks geschehen, der ein Verstehen dessen, was in der Situation vor sich ging und was gewirkt hat oder was man anders hätte machen können, bewirken soll.

Dabei kann es darum gehen, die eigenen Reaktionen zu verstehen oder in Worte zu fassen, was in der Situation selbst nur Ahnungen und Empfindungen waren. Die Supervision kann auch als Vorbereitung für eine anstehende Therapiesitzung dienen – man geht diese dann man mit dem Ziel, so relevant wie möglich arbeiten zu können, kognitiv und emotional durch. Dabei kann es beispielsweise um den Versuch gehen, eine fachliche Perspektive zu formulieren und sich darauf vorzubereiten, wie diese präsentiert und in die Praxis umgesetzt werden kann.

In der indirekten Supervision arbeitet die Therapeutin mit ihren Gegenübertragungen, sowohl um etwas über sich selbst zu lernen, als auch um ein tieferes Verständnis darüber zu erlangen, was sich in der Klientin bewegt und wie dies möglicherweise die Interaktion zwischen den beiden beeinflusst.

Insgesamt betrachtet hilft diese selbstreflektierende Arbeit, die Mentalisierungsfähigkeit der Therapeutin zu entwickeln. Ein Teil der indirekten Supervision besteht oft darin, sich ganz systematisch in alle involvierten Personen hineinzuversetzen und zu versuchen, ihre Handlungen, Motive und Bedürfnisse zu verstehen und hinter ihr konkretes Verhalten zu blicken. Oder, wie wir im ersten Kapitel des Buches geschrieben haben, zu erkennen, welche liebevollen Intentionen hinter einem Verhalten, das nicht immer als liebevoll erlebt wird, verborgen sind. Die Fachperson selbst ist in hohem Maße eine der involvierten Personen, und aus diesem Grund ist es wichtig, die eigenen Gedanken, Gefühle und Motive zu kennen und zu formulieren und auch die eigenen Vorstellungen über die Klientinnen benennen zu können.

Direkte Supervision – oder Live-Supervision – ist die Form, die wir als primäre Lehrform bei der familientherapeutischen Ausbildung am DFTI anwenden.

Sie hat den unmittelbaren Vorteil, dass sie direkt an die Therapie angekoppelt ist. Indem die Supervision gleichzeitig mit dem Therapiegespräch stattfindet, kann der Inhalt des Gesprächs davon beeinflusst werden, was die Supervisorin beobachtet und für notwendig hält, zu bearbeiten; sie ist also nicht darauf beschränkt, was die Supervisandin selbst im Blick hat. Der Beitrag der Supervisorin kann die Supervisandin dabei unterstützen, die Fähigkeit zu doppelter Aufmerksamkeit zu trainieren. Wir haben im ersten Teil des Buches über diese wichtige und schwierige Fähigkeit geschrieben. Oft geht die eigene Aufmerksamkeit fast ausschließlich in Richtung der Klientinnen, und man vergisst sich selbst. Erst wenn die Supervisorin daran erinnert, wendet man den Blick nach innen und erhält so die Möglichkeit, wieder Kontakt zu sich selbst zu bekommen. Oder es passiert das Gegenteil, dass man in seinen eigenen Überlegungen gefangen ist und den Blick für und den Kontakt mit den Klientinnen verliert. Die Studierende bekommt durch das Eingreifen der Supervisorin ein Training darin, sich selbst zu spüren, die Klientinnen zu spüren und die Interaktion zwischen beiden wahrzunehmen.

Oft verfügt die Supervisorin über viele mögliche Interventionsstrategien, doch sie darf es nicht allein sein, die die Tagesordnung vorgibt, da sonst die Gefahr besteht, die Studierenden zu überfordern oder falsch zu verstehen. Wie in der indirekten Supervision soll die Supervisandin die größtmögliche Verantwortung behalten, womit wann gearbeitet wird. Wenn die Studierende während des Gesprächs selbst um Supervision bittet, erhält die Supervisorin einen wichtigen und notwendigen Einblick darin, inwieweit die Studierende selbst in der Lage ist, wahrzunehmen, wie sich das Gespräch entwickelt und wo Unterstützung notwendig sein könnte.

Es liegt in der Natur der Sache, dass die direkte Supervision in Anwesenheit der Familie oder der Klientin stattfindet, so dass das Gesagte diesen einen Einblick gibt, wie wir sie und ihre Situation als Fachpersonen verstehen. Das erleben Klientinnen nicht so häufig, und nach unserer Erfahrung ist es meist informativ und auch sehr hilfreich für sie. Gleichzeitig gibt es ihnen die Möglichkeit, unsere Auffassung wenn nötig zu korrigieren.

Dies ist eine anspruchsvolle Form der Supervision. Es kann passieren, dass die Studierende sich exponiert fühlt, weil es sich wie ein Gesichtsverlust anfühlen kann, vor den Augen ihrer Klientinnen Hilfe in Anspruch nehmen zu müssen. Auf der anderen Seite ist es für Klientinnen, wie bereits erwähnt, oft vertrauensbildend, zu erleben, dass ihre Therapeutin den Dilemmas, mit denen sie konfrontiert wird, mit einer offenen und forschenden Haltung gegenübersteht. Wenn die Therapeutin der Familie offen dafür ist, ihre fachliche Perspektive zu besprechen, kann das dazu beitragen, ein Gefühl von Gegenseitigkeit und gemeinsamer Verantwortung für das Gespräch zu erzeugen. Wenn die Studierende erlebt, dass sie zum Aufbau einer therapeutischen Allianz beiträgt, wird es leichter für sie sein, das in der Zukunft auch ohne die Hilfe einer Supervisorin zu wiederholen. Es kann auch dazu beitragen, dass es später ganz natürlich wird, Kolleginnen Einblick in die Schwierigkeiten, auf die man bei der Arbeit stößt, zu geben.

Der Inhalt der direkten Supervision wechselt typischerweise zwischen der fachlichen Perspektive – wie wir die Familie verstehen – und direkten Handlungsanleitungen, bei denen die Supervisorin die Studierende berät, was sie in der jeweiligen Situation konkret sagen und tun kann.

Wenn die Studierende und die Supervisorin ein gutes Team sind, ist das ein sehr direkter Lernweg, und man hat verschiedene Möglichkeiten, neue Interventionen auszuprobieren – in einem Raum, der die Sicherheit gibt, dass die Supervisorin zu jeder Zeit die übergeordnete Verantwortung für die Therapie trägt.

Unserer Meinung nach ist es optimal, die zwei Formen von Supervision – die direkte und die indirekte – zu kombinieren. Auf diese Weise hat man den Vorteil der direkten und unmittelbaren Umsetzung des Inputs der Supervisorin und kann in Folge vertiefen, was vielleicht darüber hinaus aus der Situation gelernt wurde.

Die direkte Supervision kann manchmal helfen, eine potentielle Gegenübertragung sofort aufzugreifen, indem die Studierende etwas über sich selbst in der Situation sagt – entweder zu der Supervisorin oder direkt zu den Klientinnen. In jedem Fall kann das in nachfolgenden Gesprächen zwischen der Studierenden und ihrer Supervisorin oder Therapeutin weiter verfolgt werden.

Beispiel:
In einem Fall konnte eine Studierende offen mitteilen, dass sie als Kind selbst Mobbing erlebt hatte. Bevor sie das kommuniziert hatte, hatte ihre eigene Erfahrung es für sie zu einer sehr heiklen Angelegenheit gemacht, mit ihrem Klienten über das Thema zu sprechen. Sie befürchtete, dass sie ihr eigenes Leben auf die Situation des Klienten projizieren könnte und zeigte aus diesem Grund zu wenig Anteilnahme, so dass der Klient sich nicht gesehen fühlte. Nach der kurzen persönlichen Öffnung gemeinsam mit dem Supervisor war sie in der Lage, dem Klienten mit einer ganz anderen Präsenz gegenüberzutreten.

Eine andere Studierende entdeckte, dass sie es wiederholt überhörte beziehungsweise dass sie vermied, vertiefend nachzufragen, wenn eine Klientin darüber sprach, wie sinnlos sie das Leben empfand. Stattdessen wollte die Studierende gern etwas darüber hören, wie der neue und gute Kontakt zu der Tochter, die die Klientin lange nicht gesehen hatte, gelaufen sei, und ob dieser bei der Klientin zu besserer Stimmung und Lebensfreude beigetragen habe. Das nachfolgende Gespräch zeigte, dass die Mutter der Studentin über lange Zeiträume hinweg depressiv und selbstmordgefährdet gewesen war und dass die Studentin immer noch von der Angst geplagt war, etwas Schreckliches auszulösen, wenn sie auf den Ernst in den Aussagen der Klientin tiefer eingehen würde.

Ein solches Reflektieren ist immer wichtig, und manchmal geht das am besten, wenn das Gespräch beendet ist. Es ist nicht immer möglich und wohl auch nicht immer sinnvoll, sich im direkten Kontakt mit den Klientinnen mit solchen eher übergeordneten oder persönlichen Themen zu beschäftigen, und natürlich sollten diese nicht gemeinsam mit den Klientinnen bearbeitet werden.

Als Therapeutin bleibt Supervision ein Leben lang relevant, sowohl für die Berufsanfängerin als auch für die erfahrene Praktizierende. Die Studierende beziehungsweise Berufsanfängerin ist auf dem Weg in ein neues Fachgebiet und sucht natürlich professionelle Sicherheit und konkrete Anweisungen für die richtige und passende Ausübung des Berufs. Das kann mit sich bringen, dass es schwieriger ist, direkt zu den persönlichen Themen zu gelangen, weil die fachliche und methodische Unsicherheit oft am deutlichsten spürbar ist und am dringlichsten behoben werden muss. Für die Supervisorin ist es eine pädagogische Aufgabe, zwischen dem verständlichen und relevanten Bedarf an fachlicher Anleitung und der notwendigen Selbstreflexion, bei der es auch um Gegenübertragung oder eher persönliche Themen im Entwicklungsprozess der Therapeutin geht, zu balancieren.

Die überwiegend sichere Therapeutin, die ihre fachliche Position weitgehend gefunden hat, hat oft mehr Ressourcen übrig, um sich auch in die persönliche Einsicht und das Lernen, das die Treffen mit den Klientinnen ermöglichen, zu vertiefen. Hier können also Selbsteinsicht, Einfühlungsvermögen und menschliche Entwicklung eher in den Vordergrund treten. Je erfahrener man als Therapeutin und Supervisandin ist, desto einfacher ist es, zwischen den verschiedenen Aspekten und Lernmöglichkeiten, die Supervision bietet, zu wechseln. Es geht dann in größerem Umfang um Sparring und interkollegialen Austausch zwischen Kolleginnen.

Weder durch Grundausbildung noch durch Weiterbildung kann man die notwendigen Kompetenzen auf einen Schlag erlangen, und Supervision lässt sich als eine Art individuell ausgerichtete Weiterbildung sehen, die auf den konkreten Herausforderungen der Studierenden oder der fertig ausgebildeten Therapeutin basiert. Wie bereits erwähnt, geht es nicht darum, fachlich oder persönlich vollständig entwickelt zu sein, sondern darum, sich die eigene Wachsamkeit, Selbstreflexion und Bereitschaft, sich in Bezug auf Gewohnheiten und begrenzte Auffassungen der Wirklichkeit herausfordern zu lassen, zu bewahren.

Für die Motivation der Studierenden ist es wichtig, dass die ersten Lernsituationen einen ausreichenden Grad von Erfolg aufweisen, so dass man es beim nächsten Mal gern wieder versucht. Gleichzeitig versucht die Supervisorin als wesentlichstes Ziel zu erreichen, dass die Situation insgesamt lehrreich ist und den Studierenden konkrete Erfahrungen damit ermöglicht, wo die eigenen Kompetenzen momentan liegen und wo Neues gelernt und Altes abgelegt werden muss. Das ist die Balance, die Supervision als Ganzes zu etablieren versuchen muss: zu erkennen und anzuerkennen, was funktioniert, und zu dem herauszufordern und zu inspirieren, was entwickelt werden muss. Das eine ist das Standbein, das mit dem Boden verbunden ist, und das andere ist das Spielbein, das im Begriff ist, den nächsten Schritt zu machen.

Im Sprachgebrauch heißt es oft, Supervision zu geben oder zu bekommen, als ob diese etwas wäre, das die Supervisandin bekommt und die Supervisorin gibt. Es ist jedoch wichtig, zu formulieren, dass Supervision eher etwas ist, das man nimmt, als etwas, das man passiv erhält. Es bedarf einer aktiven, aufsuchenden Handlung und Einstellung von Seiten der Studierenden, damit die Supervision möglich und lohnend ist.

Das bedeutet, dass die Supervisandin in der Lage sein muss, sich in Bezug auf die eigene Praxis offen, erforschend und selbstreflektierend zu verhalten. Supervision ist – anders als Unterricht – ein wechselseitiger Prozess, auch wenn er sowohl Anleitung als auch Unterricht beinhalten kann. Die Supervisandin muss ihre aktuellen Schwerpunkte einbringen und ihre Supervisorin in diesem Sinne in die Untersuchung oder Bearbeitung, die stattfinden soll, einbinden. Im Optimalfall geht die Initiative nur selten von der Supervisorin aus.

Wenn die richtigen Voraussetzungen vorhanden sind – Bereitschaft und ein passendes Zusammenspiel zwischen Supervisandin und Supervisorin – erlebt der Hauptteil aller Therapeutinnen (fast 95 Prozent), dass Supervision sowohl lohnend als auch bedeutungsvoll für ihre Entwicklung ist (Rønnestad und Orlinsky, 2005 S. 197).

Training unter direkter Supervision

Wie bereits erwähnt, wird das familientherapeutische Handwerk durch Übung erlernt, und es ist wichtig, dass das praktische Training des neuen Handwerks zu einem frühen Zeitpunkt der Ausbildung beginnt. Therapeutinnen aller Richtungen und Erfahrungsniveaus weisen übereinstimmend darauf hin, dass praktisches, erlebnisorientiertes Lernen über die direkte Arbeit mit Klientinnen der wertvollste Teil ihrer therapeutischen Ausbildung und Entwicklung gewesen ist (Orlinsky und Rønnestad, 2005/09, S. 129 und 184).

Das Training kann auf unterschiedliche Arten stattfinden, vom eher systematischen und abgegrenzten Lernen aus Gesprächsphasen bis hin zum eher fließenden Lernen durch direkte Supervision von ganzen oder teilweisen Gesprächen. In jedem Fall ist es wichtig, dass die Studierenden die Möglichkeit bekommen, verschiedene Formen von therapeutischen Gesprächen zu üben, von Einzelgesprächen über Paar- und Familiengespräche bis hin zu Gesprächen in Gruppen. Das ermöglicht ihnen, die Gemeinsamkeiten und Unterschiede im therapeutischen Ansatz zu entdecken und verschiedene Arbeitsformen auszuprobieren, deren unterschiedliche Komplexitäten der Wirklichkeit entsprechen, mit der die Studierenden nach abgeschlossener Ausbildung konfrontiert sein werden.

Die Trainingsgespräche sollten unserer Erfahrung nach immer in eine pädagogische Struktur eingebettet sein, die die eigenen Trainingsziele der Studierenden und die pädagogischen Überlegungen, die die Lehrkräfte berücksichtigen müssen, beinhalten.

Wir haben in den vielen Jahren der Ausbildung von Familientherapeutinnen eine Grundform entwickelt, die die Basis für das Folgende bildet. Diese Grundform ist direkte Supervision mit anschließendem Lernen und Reflektieren. Die Lehrkraft ist gleichzeitig Supervisorin und übernimmt sowohl die Supervision als auch den Unterricht der Studierenden.

Vor dem Training werden den Studierenden einige grundlegende Richtlinien für die Trainingsinhalte vorgestellt, damit sie in der Lage sind, ihren Einsatz zu fokussieren, und damit sie ein Ziel für die nachfolgende Reflexion und das Feedback haben. Das vermittelt das Gefühl, einen festen Standort sowie Wegweiser, denen man folgen kann, zu haben.

Alle Studierenden formulieren zu Beginn jedes Ausbildungsjahres ihre fachpersönliche Zielsetzung. Das sind ihre eigenen Vorschläge zu den Punkten, mit denen sie glauben, arbeiten zu müssen – mit sich selbst und mit dem neuen Fachgebiet Familientherapie. Je konkreter sie ihre Zielsetzung formulieren können, desto präziser können das Training und die dazugehörige Reflexion mit dieser verknüpft werden. Es sind also nicht die großen ambitionierten Zielvorstellungen, wie zum Beispiel eine gute Therapeutin zu werden, die relevant sind. Es geht viel mehr darum, sich einfache und greifbare Ziele zu setzen. Das kann zum Beispiel sein, besser darin zu werden, persönliche Rückmeldungen zu geben, mentalisieren zu können, die therapeutische Gastgeberrolle zu trainieren, indem man eine gute Anfangsstimmung und einen guten Kontakt erzeugt, oder dass man bei der Formulierung der fachlichen Perspektive in Bezug auf den Vertrag sorgfältig vorgeht. Für einen Teil der Studierenden kann ein konkreter Wunsch sein, aktiv und vertrauensvoll mit der Supervisorin zusammenarbeiten zu können. Später kann das Ziel sein, besser darin zu werden, Familiendynamiken und Interaktionsprozesse zu entdecken und in diese eingreifen zu können, damit das Paar oder die Familie selbst aktiver daran arbeitet, seine oder ihre Interaktionen zu verändern.

Mit diesen Zielen als Grundlage wird das Gespräch damit eingeleitet, dass die Studierende mit ihrer Supervisorin bespricht, worauf sie einen besonderen Fokus legen möchte.

Das Gespräch findet dann unter direkter Beobachtung und Supervision durch eine Lehrkraft statt, die die übergeordnete Verantwortung für das Gespräch trägt. Die wesentlichste Aufgabe der Studierenden besteht darin, eine lehrreiche Erfahrung zu machen – nicht eine gut gelungene Therapie durchzuführen.[3]

Es ist natürlich wichtig, dass auf die Trainingssituationen immer ein Feedback folgt, das darauf hinweist und verdeutlicht, was man aufgrund seiner Persönlichkeit und der bereits vorhandenen fachlichen Kompetenz auch in dem neuen Fachgebiet anwenden kann. Gleichzeitig muss die schon vorhandene fachliche Kompetenz herausgefordert werden, damit deutlich wird, wo die Entwicklungsmöglichkeiten liegen. Beide Formen der Rückmeldung müssen an das gerade stattgefundene Gespräch anschließen, damit ein möglichst konkreter und erkennbarer Bezug entsteht. Insgesamt vermittelt dies das Gefühl, dass man dabei ist, sich weiterzubilden, statt ganz von vorn zu beginnen.

Im Laufe des Gesprächs tauschen sich Studierende und Supervisorin über die Perspektive aus, um die es im Gespräch gehen soll, und darüber, wie man vorgehen könnte. In der konkreten Supervision des Gesprächs gibt es für die Supervisorin drei übergeordnete Fokuspunkte: die Studierende dabei zu unterstützen, sich mit Fokus auf die selbstgesetzten Ziele in der Rolle der Therapeutin zu erproben; den Fokus auf die fachlichen/methodischen Aspekte, die entdeckt werden sollen, zu legen; und schließlich die Verantwortung dafür zu übernehmen, dass die Klientinnen von dem Gespräch profitieren können. Die Studierende soll, wie gesagt, in erster Linie

3 Anmerkung der Übersetzerin: Für diesen Teil der Ausbildung gibt es am DFTI die sogenannte offene Klinik, ein kostenloses Angebot für Einzelpersonen, Paare und Familien. Diese können hier eine von einer Studierenden geleitete Therapiesitzung – im Beisein anderer Studierender und unter Supervision – in Anspruch nehmen. Die Sitzungen sind Teil des Trainings der Studierenden.

trainieren und etwas für ihre eigene fachpersönliche Entwicklung lernen.

Um zu gewährleisten, dass Lernen und Verstehen an Erfahrungen geknüpft sind, lassen wir nach den Gesprächen immer direkt Selbstreflexion und Feedback folgen. Die Studierende formuliert, wie sie selbst den Verlauf des Gesprächs erlebt hat und welche fachlichen, theoretischen oder methodischen Fragestellungen oder Auffassungen bei ihr durch das Gespräch entstanden sind. Danach bekommt sie Rückmeldungen sowohl von ausgewählten Mitstudierenden als auch von der Supervisorin/Lehrkraft.

Unserer Erfahrung nach ist der Nutzen für die Studierende am größten, wenn die Supervision sowohl während als auch direkt nach dem Gespräch stattfindet. Das bedeutet, dass Reflexion und Anleitung während des Gesprächs stattfinden und dass es nach Beendigung des Gesprächs auch Zeit und Raum für eine nachfolgende Vertiefung und einen perspektivischen Ausblick gibt.

Für die trainierende Person ist das ein sehr konkreter und direkter Weg, einen Zusammenhang zwischen Theorie und Praxis herzustellen. Zudem ist es für die Lehrkräfte ein sehr konkreter Weg, einen Einblick zu gewinnen und präzisieren zu können, wo die aktuellen Arbeitspunkte der jeweiligen Studierenden liegen und wie man der Person in der Supervision am besten begegnet.

Die ersten Treffen mit Klientinnen können beängstigend wirken. Manchmal verspürt man ein starkes Verlangen, zu helfen, und hat große Erwartungen, etwas zu leisten und richtig zu machen. Für die Studierenden geht es jedoch in erster Linie darum, einen Einstieg in das Fach zu bekommen, sich selbst zu erproben und Erfahrungen damit zu sammeln, was man bereits kann und was man noch lernen kann.

Die Bereitschaft, sich in Supervision zu begeben sowie sich beobachten und anleiten zu lassen, ist von zentraler Bedeutung, wenn man sich als Therapeutin entwickeln können will. Wie bereits erwähnt, gibt es kein schrittweises und standardisiertes Rezept für Therapien. Zugegebenermaßen gibt es eine Reihe übergeordneter therapeutischer Prinzipien, doch die Fähigkeit, von diesen abzuweichen oder sie den jeweiligen Bedürfnissen anzupassen, ist eine der wichtigsten Kompetenzen, die sich die Studierende mit der Zeit aneignen muss. Die erfahrene Lehrkraft oder die Supervisorin müssen dabei unterstützen, therapeutische Prinzipien oder vorhandene Beziehungskompetenzen zu entdecken oder zu erkennen und von ihnen ausgehend das aktuelle Gespräch zu »komponieren«. Die therapeutische Begegnung wird dadurch möglich, dass die Therapeutin immer in der Lage ist, präsent zu sein – und zwar genau dort, wo die Klientin sich gerade befindet –, und das erfordert Wachsamkeit und Flexibilität von ihrer Seite.

Die Trainingssituation ist sowohl für die Studierende als auch für die Familie, mit der man arbeitet, mit Verletzlichkeit verbunden. Die Familie ist vorab darüber informiert worden, dass sie Teil eines Ausbildungsprozesses ist und dass die anderen Studierenden Beisitzerinnen des Gesprächs sein werden. Die Familie weiß, dass alle in Bezug auf das, worüber die Familie sprechen und womit sie arbeiten möchte, der Schweigepflicht unterstehen. Wir führen keine Protokolle, und wir löschen sofort nach Beendigung des Gesprächs die Kontaktdaten, die wir von der Familie bekommen haben.

Der Familie gegenüber wird deutlich gemacht, dass die erfahrene Supervisorin die therapeutische Verantwortung trägt und dass sie da sein wird, um sicherzustellen, dass die Familie eine qualifizierte Behandlung erhält. Abhängig von den aktuellen Möglichkeiten und Erfahrungen der Studierenden wird die Supervisorin deshalb oft in Absprache mit der Studierenden das Gespräch übernehmen. Die Studierende sitzt dann mit dabei und beteiligt sich gegebenenfalls mit ihrem Beitrag. Wir betonen außerdem, dass unser Ziel ist, dass die Situation für die Familie transparent ist und dass wir offen über das reflektieren, wozu diese sich Hilfe wünscht. Wir möchten, dass die Familie Einblick in unsere Überlegungen erhält, damit sie selbst die Möglichkeit hat, das Verständnis der Therapeutinnen zu ergänzen oder zu korrigieren. Dies ist ein gemeinsamer und gegenseitiger Mentalisierungsprozess, der von großer Bedeutung für den Aufbau der therapeutischen Arbeitsallianz ist.

Für die Studierenden bringt die Situation auch eine Reihe von Herausforderungen mit sich. Die meisten fühlen sich verletzlich, wenn sie vor Lehrkräften und anderen Studierenden arbeiten müssen. Die möglichen Bewertungen der anderen können viel Raum einnehmen und die Aufmerksamkeit von den Lernmöglichkeiten, die die Situation bietet, ablenken. Viele haben aus der Schulzeit Erfahrungen damit, wie es war, wenn Hausaufgaben abgefragt wurden und man nicht die richtigen Antworten geben konnte. Einige versuchen sogar, ihre Anspannung in den entsprechenden Situationen zu spüren oder machen Scherze darüber, dass dieses wieder »an die Tafel müssen« fast schon beängstigend ist.

Wenn man die Bedeutung des eigenen Hintergrundes kennt und Vertrauen zu der Lehrkraft hat, kann man das Thema schon im Vorfeld aufgreifen und versuchen, mit den Hemmungen in Bezug auf das Wagnis, in den Vordergrund zu treten, zu arbeiten.

In diesem Zusammenhang kann man besprechen, wie die Supervision schonend verlaufen kann, damit man nicht wieder das Gefühl hat, vorgeführt zu werden, und vielleicht kann man sogar vereinbaren, dass man es kommuniziert, wenn man den Druck steigen spürt, so dass man dann nicht dem Kommentieren der eigenen Leistung durch andere überlassen wird.

Falls es nicht möglich ist, so zu arbeiten, kann es sinnvoller sein, direkt therapeutisch mit den alten Erfahrungen zu arbeiten, die die Möglichkeiten der jeweiligen Person, durch das Training zu lernen, in einem so hohen Maße beeinflussen. Das kann ein besserer Ansatz sein, als die Trainingszeit damit zu verbringen, mit der Unsicherheit der jeweiligen Person zu kämpfen.

Wir haben bereits über Bindung als ein allgemeines, zugrundeliegendes Thema von Therapie gesprochen und erwähnt, dass die Studierende im Rahmen der Ausbildung die eigenen Bindungsmuster kennenlernen muss und dass sie daran arbeiten muss, das eigene Vertrauen und die eigene Sicherheit zu erhöhen. Supervision stellt eine weitere Arbeitssituation dar, in der Bindungsmuster eine Rolle spielen und in der es die Möglichkeit gibt, diesen Teil der Beziehungskompetenzen der Studierenden zu stärken.

Unabhängig davon, welchen Bindungsstil die Studierende hat,

muss die Supervisorin daran arbeiten, eine sichere Basis für die Arbeit zu schaffen. Die Aufgabe der Studierenden ist es, sich in das Gespräch zu wagen und Hilfe erbitten und annehmen zu können, wenn Zweifel und Unsicherheit entstehen. Die Supervisorin muss ihrerseits unterstützen, indem sie mit ausreichendem Verständnis und mit Geduld Vertrauen zeigt und weckt, so dass die Studierende den Mut hat, die Bewegung vom Gespräch zurück zu der Reflexion mit der Lehrkraft zu wiederholen.

Für die Studierenden, die überwiegend sicher gebunden sind, wird die Supervision schnell zu einem Raum, in dem man erleben kann, die eigenen Erfahrungen zu erforschen. Sie können meist selbst um Feedback bitten und offen sein für eine Selbstreflexion auf Grundlage des Inputs der Supervisorin. Meist besteht ein grundsätzliches Vertrauen, dass die Supervisorin verlässlich ist und dass sie loyal und zugunsten der Entwicklung der Studierenden arbeitet – auch dann, wenn die Supervisorin die Arbeit der Studierenden problematisiert oder herausfordert.

Studierende mit vermeidenden oder ambivalenten Bindungsmustern werden auch in dieser Situation mit den Schwierigkeiten konfrontiert sein, die sie damit haben, ihre Unsicherheit in neuen Situationen zu spüren und zu bewältigen. Sie zweifeln möglicherweise an den Absichten der Supervisorin, und es kann sein, dass sie versuchen, die im Gespräch auftauchenden Schwierigkeiten zu vermeiden beziehungsweise zu negieren. Sie wollen zeigen, dass sie es allein können und dass sie kein Intervenieren brauchen. Möglicherweise haben sie das Gefühl, dass die Supervisorin ihre Qualitäten nicht sieht und ihnen nicht genug Raum gibt. Andere verhalten sich vielleicht appellierend und selbstunsicher und wünschen sich, dass die Supervisorin das Gespräch übernimmt, während sie gleichzeitig von dem Gefühl erfüllt sind, unzulänglich zu sein und nicht auf die richtige Art gesehen und unterstützt zu werden.

Die Supervisorin hat dann in erster Linie die Aufgabe, die Situation so sicher wie möglich zu gestalten, sie muss hier allerdings – im Gegensatz zu der Arbeit mit der sicher gebundenen Studierenden – oft auf mehreren Ebenen gleichzeitig arbeiten. Es geht einerseits darum, eine Arbeitsbeziehung aufzubauen, die das Vertrauensniveau der Studierenden berücksichtigt. Andererseits muss man dahin kommen, mit den fachlichen Herausforderungen und Entwicklungspunkten der Studierenden arbeiten zu können.

Das bedeutet, dass die Supervisorin ihre Interventionen kontinuierlich zwischen dem Beziehungsaufbau und dem eher fachlichen Inhalt der Supervision balancieren muss.

Training von Empathie und Präsenz

Wir haben mehrfach erwähnt, wie wichtig es für Klientinnen ist, das Gefühl zu haben, das die Therapeutin sie in der Interaktion sieht und hört und dass sie ihnen begegnet.

Man kann das als eine Voraussetzung dafür sehen, dass die Klientin es wagt, sich gegenüber der Therapeutin und den eigenen verletzlichen Seiten zu öffnen. Die Fähigkeiten der Therapeutin, anzunehmen, anzuerkennen und zu mentalisieren, sind Faktoren, die zu der Erzeugung dieses Erlebens beitragen – wie Dan Siegel es präzisierend ausdrückt, kann dieses Erleben dazu führen, dass die Klientinnen sich »gefühlt fühlen« (Siegel, 1999, S. 89).

Präsenz und Empathie sind Grundkompetenzen, über die wir alle verfügen. Doch wie wir in diesem Kapitel bereits erwähnt haben, ist es wichtig, fachliche Mitmenschlichkeit praktizieren zu können und die eigenen Fähigkeiten, sich in andere einzufühlen und sie anzunehmen, nicht zu überfordern.

Aus diesem Grund ist es wichtig, dass angehende Therapeutinnen daran arbeiten, diese Kompetenzen weiterzuentwickeln, so dass sich diese sowohl zum Nutzen der Klientinnen als auch zum Nutzen der Therapeutinnen entfalten können. Empathie und Präsenz können trainiert werden, und man kann daran arbeiten, wie man diese Kompetenzen am besten in professionellen Zusammenhängen einsetzt.

Rogers (1987) äußerte sich sehr explizit über die große Bedeutung, die es für ihn hatte, zu spüren, was die Klientin spürt, so dass man der Klientin das Gefühl vermitteln kann, anerkannt zu werden und sich in einer Gemeinschaft mit ihrer Therapeutin – ja, sogar mit der Menschheit – zu befinden.

> *»To my mind, empathy is in itself a healing agent. It is one of the most potent aspects of therapy, because it releases, it confirms, it brings even the most frightened client into the human race. If a person is understood, he or she belongs.«*
>
> (1987, S. 181)
>
> Übersetzung: *»Meiner Ansicht nach ist Empathie an sich schon ein heilender Faktor. Sie ist eines der wirksamsten Elemente der Therapie, denn sie befreit, sie bekräftigt, sie verbindet selbst den ängstlichsten Klienten mit der Menschheit. Wenn ein Mensch verstanden wird, fühlt er sich zugehörig.«*
>
> (übersetzt von N. M.)

Empathie wird hier als unsere Fähigkeit verstanden, uns in einen anderen Menschen hineinzuversetzen, indem wir spüren, wie es dem anderen geht. Das ist, wie bereits erwähnt, eine Folge der Tatsache, dass die Spiegelneuronen in uns ein Wiedererkennen bewirken.

Empathie an sich ist neutral, und kann mit einfachen Worten als Anerkennung des emotionalen Seins der anderen Person beschrieben werden.

Man kann also sehr genau wissen, welches Gefühl die Klientin hat und das fast in sich selbst spüren, während man gleichzeitig weiß, dass es nicht das eigene Gefühl ist, weil man das empathische Gefühl gleichzeitig oder parallel zu dem eigenen Gefühl registrieren kann. Die Therapeutin kann beispielsweise ihre eigene Ruhe spüren, während sie gleichzeitig wahrnimmt, dass die Klientin ängstlich, aufgeregt, traurig oder resigniert ist.

Die gleiche Fähigkeit wendet man an, wenn man die Unruhe, Traurigkeit oder Wut seines Kindes deutlich spürt und gleichzeitig bei sich ist und die eigene Ruhe sowie die Fähigkeit zu trösten, zu mentalisieren und dem Kind dabei zu helfen, sein Gefühl durchzustehen, bewahrt.

Empathie ist nicht wertend, sondern sie registriert nur, und sie hat keine Absicht oder Ambition, etwas für die andere Person zu tun. Wie Rogers es beschreibt, kann für die Person, die die empathische Nähe eines anderen Menschen spürt, ein Gefühl von Zugehörigkeit und Mitmenschlichkeit entstehen. Das ist ein wichtiger Schritt in Richtung des Annehmens seiner selbst, da man jetzt verstanden wird und mit einem anderen Menschen verbunden ist. Auf diese Weise erinnert der empathische Kontakt an das, was sich in der gesunden Bindung abspielt, bei der das Kind lernt, eine Bezugsperson zu verinnerlichen, und so beginnt, Vertrauen in die eigene Fähigkeit zur Selbstfürsorge aufzubauen.

Empathie setzt voraus, dass wir fähig sind, uns selbst und unsere vorgefassten Meinungen in Bezug auf die andere Person beiseite zu stellen. Empathie setzt auch voraus, dass wir mit unserem ganzen Selbst zuhören können, das heißt, mit unserer vollständigen mentalen, körperlichen und emotionalen Bereitschaft. Das bedeutet, wortwörtlich präsent zu sein, mit seinem ganzen Wesen zur Verfügung zu stehen und loyal zu versuchen, sich in die andere Person und ihre Wirklichkeit mit den dazugehörigen Gedanken, Gefühlen und mit ihrem ganzen Sein hineinzuversetzen.

Wie so viele andere der grundlegenden therapeutischen Kompetenzen, über die wir geschrieben haben, ist auch die Empathiefähigkeit eine Eigenschaft, die uns angeboren ist. Sie spiegelt und bestätigt, dass wir Beziehungswesen sind, die sich auf intuitive Art und Weise ineinander einfühlen. Durch das Sich-Einfühlen der Bezugsperson fühlt sich das Kind gespürt, und wenn die Eltern sensibel und ehrlich sind, werden sie die Wahrnehmungen des Kindes entsprechend bestätigen. So wie Mentalisierung wiederum Mentalisierung erzeugt, entsteht Empathie aus empathischem Kontakt.

Sowohl Supervision als auch eigene Therapie können helfen, die Fähigkeit der Therapeutin zur Selbstabgrenzung sowie zur Unterscheidung zwischen den eigenen Gefühlen und der im Kontakt mit den Klientinnen notwendigen Empathie zu trainieren.

Wie bereits erwähnt, sind die meisten Therapeutinnen überwiegend sicher gebunden. Das bedeutet, dass sie sich einen vertrauensvollen und offenen Kontakt mit anderen angeeignet haben. Wenn sie darüber hinaus gemeinsam mit einer Therapeutin, einer Mitstudierenden und in ihren privaten Beziehungen mit ihrer Verletzlichkeit arbeiten, entwickeln und verstärken sie ihre Bereitschaft zu Empathie.

Man kann auch außerhalb von Therapie und Supervision an seiner Empathiefähigkeit arbeiten. Man kann in allen Beziehungen eine aufgeschlossene und sensible Haltung gegenüber anderen Menschen haben und sich zur gleichen Zeit selbst spüren wollen. Wie im Zusammenhang mit dem Begriff doppelte Aufmerksamkeit beschrieben, setzt Empathie voraus, dass man einem anderen Menschen offen gegenübersteht. Diese Offenheit wirkt in beide Richtungen gleichzeitig – gegenüber der anderen Person als unparteiische oder vorbehaltlose Empfänglichkeit und nach innen als eine Art in sich hineinhorchende Aufmerksamkeit, die bereit ist, das zu spüren, was kommt. Offenheit ist eine Qualität oder Haltung, die verletzlich macht. Daher ist es wichtig, dass die Therapeutin sich in Bezug auf die eigene Offenheit relativ sicher fühlt. Wenn man ansonsten damit arbeiten will, die eigene empathische Bereitschaft zu erhöhen, ist es gut, mit dem Vertrauensaspekt zu beginnen. Das kann man tun, indem man sich auf die Situationen und Beziehungen in seinem Leben bezieht, in denen ausreichend Vertrauen vorhanden ist, um das Wagnis einzugehen, sich offen und verletzlich zu zeigen. Wir werden kurz beschreiben, wie man als Therapeutin im Alltag mit dieser Einstellung als einer Routine, die auch Elemente von Selbstfürsorge beinhaltet, arbeiten kann.

Man kann ganz konkret versuchen, sich in Erinnerung zu rufen, wie es ist, jemanden zu lieben und respektvolle oder freundliche Gefühle für einen oder mehrere Menschen des eigenen Lebens zu haben. Man kann sich einen oder einige Menschen vorstellen, für die man wirklich Liebe empfindet und zu denen man tiefes Vertrauen hat. Diese Vorstellung kann vorteilhaft mit der emotionalen Intelligenz als Ausgangspunkt für eben diese Gefühle und Erfahrungen verknüpft werden. Das sind Erfahrungen, die alle Menschen haben, und von diesen ausgehend erstellt man sich eine Art Erinnerungshilfe, dass man den Menschen, mit denen man arbeitet, mit etwa der gleichen vertrauensvollen Einstellung zu begegnen versucht, die man aus solchen privaten Erfahrungen kennt.

Wenn man dann mit Klientinnen in schwierigen Situationen konfrontiert ist, kann man versuchen, sich zu erinnern: an die eigene Intention und das eigene Wissen darüber, dass man über der Situation stehen kann, sowie an die eigene Fähigkeit, zu vertrauen. Das kann hilfreich und bestätigend für die eigene Person und für die Menschen, denen man auf diese Weise begegnet, sein.

Eine andere und sehr konkrete Art und Weise, die eigene Empathie zu trainieren, wird als »Einstimmen« bezeichnet. Das ist eine Form, die oft in der Supervision angewendet wird und bei der es darum geht, zu versuchen, das eigene Gespür für eine andere Person zu entdecken oder fein abzustimmen. Das geschieht, indem man die Geschichte oder Wirklichkeit der anderen Person, so gut man kann, annimmt. Wenn man alle aktuell verfügbaren Informationen bekommen hat, versucht man sich so auszudrücken, als wäre man die jeweilige Person. Gern indem man sagt: »Ich bin … und meine Situation ist …«, und dann – als das Wesentlichste in diesem Zusammenhang: »Mir geht es so und so … und so und so … und so und so …« Es geht darum, empathische Vorschläge dazu, wie das Innenleben der anderen Person aussehen könnte, zu machen. Diese Übung beinhaltet also auch Elemente der Mentalisierung.

Für den Erfolg der Übung ist es wichtig, dass man sich erlaubt, mehrere Vorschläge, wie es möglicherweise ist, diese Person zu sein, zu finden. Auf diese Weise spüren die meisten Menschen unmittelbar, dass sie ihrer Auffassung der jeweiligen Person mehr Menschlichkeit hinzufügen. Es ist nicht länger möglich, die Person anhand ihres Verhaltens oder ihrer Symptome zu beschreiben. Dem Bild werden Gefühle, Bedürfnisse und gute, allgemein menschliche Beweggründe hinzugefügt. Das ist so, als würde man sich fragen: »Was müsste mir passiert sein, dass ich in meinem Leben so handeln würde und so wäre?«

Empathie ist eng mit der Fähigkeit zu Präsenz und emotionaler Zugänglichkeit verbunden. All das wird als therapeutische Grundvoraussetzung gesehen – es wird erwartet, dass Therapeutinnen ihren Klientinnen all das anbieten können. Insgesamt tragen diese Fähigkeiten dazu bei, dass die Klientinnen das Gefühl bekommen, dass man ihnen begegnet und sie anerkennt.

Stern spricht über die gegenwärtigen Augenblicke als Momente mit dem Potential zu Veränderung oder Transformation, und die meisten Menschen, die das erlebt haben, werden die von ihm beschriebene Qualitäten unmittelbar wiedererkennen können (Stern, 2004). Es ist, als ob in diesen Augenblicken eine besondere Intensität entsteht, bei der sich der Kontakt zur gleichen Zeit intensiviert und erweitert.

Carl Rogers hat mit seinen sehr persönlichen Worten etwas Ähnliches gesagt. Er hat angedeutet, dass in solchen Begegnungen eine Art Mysterium liegt und dass sie eng mit der Fähigkeit der Therapeutin, die eigenen Projekte loszulassen und nur noch präsent zu sein, verknüpft sind.

> *»When I can relax, and be close to the transcendental core of me, then I may behave in strange and impulsive ways in the relationship, ways I cannot justify rationally, which have nothing to do with my thought processes. But these strange behaviors turn out to be right in some odd way. At these moments it seems that my inner spirit has reached out and touched the inner spirit of the other. Our relationship transcends itself and has become something larger.«*
>
> (Rogers, 1989, S. 137)
>
> Übersetzung: *»Wenn ich mich entspannen und meinem transzendentalen Kern nahe sein kann, kommt es vor, dass ich mich in der Beziehung merkwürdig und impulsiv verhalte, auf Arten und Weisen, die ich rational nicht begründen kann und die nichts mit meinen Denkprozessen zu tun haben. Doch seltsamerweise erweist sich dieses*

> *merkwürdige Verhalten dann irgendwie als das richtige. Es scheint, als hätte meine Seele die Hand ausgestreckt und die Seele der anderen Person berührt. Unsere Beziehung überschreitet ihre eigenen Grenzen und ist zu etwas Größerem geworden.«*
>
> (übersetzt von N. M.)

Die Fähigkeit, präsent zu sein, ist sicherlich eine natürliche Kompetenz, über die wir alle verfügen, doch die Hektik des Lebens, die äußeren und inneren Ablenkungen sowie unsere Neigung, im Geiste weg vom Jetzt und in der Zeit hin und her zu fliegen, macht es schwierig, die eigene Präsenz in allen Situationen zu spüren und aufrechtzuerhalten. Unserer Erfahrung nach ist es möglich – und notwendig – die Fähigkeit zu Präsenz zu trainieren, so dass man sie in der eigenen Arbeit als verlässliche Kompetenz und Unterstützung zur Verfügung hat.

Rogers nennt einige der Voraussetzungen für Präsenz: entspannt und in Kontakt mit seinem Inneren sein zu können. Wenn man arbeitet, muss man ganz wörtlich in einer entspannten Position sitzen und den eigenen ruhigen Atem spüren können. Sowohl die körperliche Entspannung als auch der Atem sind so direkt mit der Gegenwart verknüpft, wie es nur sein kann. Sich so oft es geht, daran zu erinnern, beides zu spüren, ist eine einfache Möglichkeit, präsent zu werden.

Ein anderer Teil des Inneren ist der Gedankenstrom mit all seinen Assoziationen. Wenn man damit beginnt, systematischer mit der eigenen Fähigkeit, präsent zu sein, zu arbeiten, besteht der erste Schritt oft darin, wahrzunehmen und sich einzugestehen, dass die Gedanken immer wieder wandern und die aktuelle Situation verlassen, wenn man nichts dagegen unternimmt. Es geht also darum, die Gedankenkette zu stoppen, die auf eine Idee, ein Gefühl oder eine Empfindung aus der jeweiligen Situation aufbaut.

Im Rahmen der Therapien versuchen wir, den Klientinnen so gut wie irgend möglich unsere ungeteilte Aufmerksamkeit zu schenken. Das schafft Möglichkeiten, verschiedene Kommunikationsebenen sowie unsere eigene Interaktion mit diesen wahrzunehmen.

Veränderungen in der Atmung sowie bei der Gesichts- und Halsfarbe, der Augenkontakt, die kleinen Signale des Körpers, Wortwahl, Betonungen und Stimmungsqualitäten gehen alle ein in die Gesamtwahrnehmung, die die Therapeutin von der Klientin hat, und sie alle sind wichtig für das, was man als nächstes sagt und tut. Bei Familien muss der Blickwinkel weiter sein, damit man wahrnehmen kann, wie diese Signale untereinander ausgetauscht werden und wie sie die wechselseitigen Interaktionen der jeweiligen Personen beeinflussen.

Aus diesem Grund ist es wichtig, das man merkt, wenn man abgelenkt ist und gedanklich zwei verschiedene Spuren verfolgt. Die eine Spur versucht, die Gedanken der Klientinnen zu verfolgen und die andere ist mit den eigenen Gedanken beschäftigt.

Als letztes erwähnt Rogers, dass man sich erlauben sollte, Projekte oder vorgefasste Meinungen loszulassen, und dass man stattdessen den Mut haben sollte, einigen der Eingebungen zu folgen, die nicht unbedingt rational begründet sind, sondern eher spontan entstehen. Das bedeutet nicht, dass man sich von Impulsen leiten lassen soll, sondern dass die Kreativität, die schon immer zu einer guten Therapie gehört hat, die Möglichkeit bekommt, sich auszudrücken.

Dabei ist es von Vorteil, die Fähigkeit zu größerer Präsenz zu trainieren und aufzubauen, weil die Therapeutin so ihre Aufmerksamkeit in der Gegenwart schärfen kann und mehr Möglichkeiten entstehen, Momente mit klarerem und präziserem Kontakt zu schaffen.

Der Augenblick und die Begegnungsmomente sind wichtig und zweifellos notwendig, um eine therapeutische Wirkung zu erzielen. Sie öffnen sich immer in Richtung beider Parteien, und daher bekommt die Therapeutin auch einen Zugang dazu, ihre eigenen Gefühle von Ruhe, Wärme, Unsicherheit oder Verletzlichkeit zu spüren.

Es kann hilfreich sein, sich daran zu erinnern, dass immer genug Zeit vorhanden ist, um die notwendigen Pausen einzulegen. Hektik im therapeutischen Rahmen verbessert die Qualität der Arbeit nie. Im Gegenteil – man kann die Fähigkeit, Pausen zu schaffen, in denen Worte und Eindrücke verinnerlicht werden können, als eine therapeutische Grundvoraussetzung sehen. Pausen fühlen sich für Therapeutinnen leider nicht immer sicher an. Der Begriff »peinliches Schweigen« beschreibt die verbreitete Erfahrung, dass Pausen Unbehagen oder Ungewissheit über das, was jetzt passieren soll oder was von mir erwartet wird, bedeuten – und dass die Pausen dadurch verursacht worden sind, dass im Vorfeld etwas falsch lief. Soll man in der Pause den Augenkontakt beibehalten, oder ist es okay, den Kontakt zu unterbrechen und mehr nach innen zu gehen? Und wann hat die Pause lang genug gedauert? All diese Fragen können sowohl bei der Therapeutin als auch bei der Klientin auftauchen.

Einfach zu versuchen, Vertrauen in die Prozesse zu haben, klingt leicht, doch das kann sich unbeholfen anfühlen, und das Zeitempfinden ist oft unterschiedlich, so dass sich die Zeit für jede anwesende Person unter Umständen ganz anders anfühlt. Es kann hilfreich sein, sich selbst zu erlauben, mit der Klientin darüber zu sprechen, welchen Nutzen die Pause hat. So kann die Pause den Status bekommen, den sie verdient, nämlich als die Zeit, die man nutzen kann, um zu verarbeiten und um sich darüber klar zu werden, was man jetzt vielleicht gern hätte oder braucht.

Indem man seine Präsenz trainiert, kann man sich selbst dabei helfen, in den Pausen ruhig und aufmerksam zu sein, so dass diese dabei helfen, auf der jeweiligen Spur und im Kontakt sowohl mit dem Innen als auch mit dem Außen zu bleiben. Auch hier stehen die einfachen Mittel direkt zur Verfügung – ruhig atmen, den Körper spüren, die in einem selbst auftauchenden Impulse registrieren, bevor man die Aufmerksamkeit wieder auf die andere Person richtet.

Wir arbeiten mit dem Präsenztraining unserer Studierenden, indem wir zu Beginn des jeweiligen Tages zehn Minuten damit verbringen, das eigene Körpergefühl wahrzunehmen und mit unserer Aufmerksamkeit den ganzen Körper zu umfassen. Parallel zu der stillen Wahrnehmung versuchen wir, kleine oder größere Verspannungen, die im Körper immer vorhanden sind, zu lösen. Danach verbinden wir die Aufmerksamkeit mit der Atmung, die stetig zwischen ein und aus wechselt. Es wirkt zentrierend und ausgleichend, mit seiner Aufmerksamkeit einfach nur dem konstanten Rhythmus der Atmung zu folgen, und oft merkt man, wie sich die Atmung dadurch vertieft und Entspannung bringt.

Zum Schluss kann man die Aufmerksamkeit auf das Herz lenken, mit einer Verbindung zu einigen der emotionalen Qualitäten, die oft mit dem Herz assoziiert werden, beispielsweise Vertrauen, Freundlichkeit, Akzeptanz und die Fähigkeit, anzunehmen.

Ein systematischeres Präsenztraining kann beispielsweise durch das Erlernen von Achtsamkeitsübungen erfolgen. Jon Kabat-Zinn ist durch viele Jahre Forschung, Entwicklung und Vermittlung eine zentrale und tragende Kraft bei der Bekanntmachung dieser Methode gewesen. Siehe zum Beispiel die Bücher: *Im Alltag Ruhe finden – Meditationen für ein gelassenes Leben* (2015) oder *Gesund durch Meditation* (2013).

Obwohl diese Methode ursprünglich als ein Programm zur Stressreduzierung entwickelt worden ist, hat sich gezeigt, dass sie auch auf viele andere Bereiche, in denen innere Ruhe und Gleichgewicht gefordert sind, anwendbar ist. Unserer Erfahrung nach sollten solche Präsenzübungen, wenn man sie wirklich zu einem integrierten und wirksamen Teil des eigenen Verhaltens und der eigenen therapeutischen Kompetenzen machen will, als eine Art mentalhygienische Selbstfürsorge im Alltag praktiziert werden.

Die aktuellen und gegenwärtigen Momente haben das Potential, sowohl Klientinnen als auch der Therapeutin einen tieferen Kontakt mit sich selbst zu ermöglichen. Diese Momente können zu dem Gefühl, gesehen, angenommen oder verstanden zu werden, beitragen, und dieses ist, ganz einfach gesagt, ein Teil der Voraussetzungen für das Wachsen beziehungsweise das Arbeiten an sich selbst.

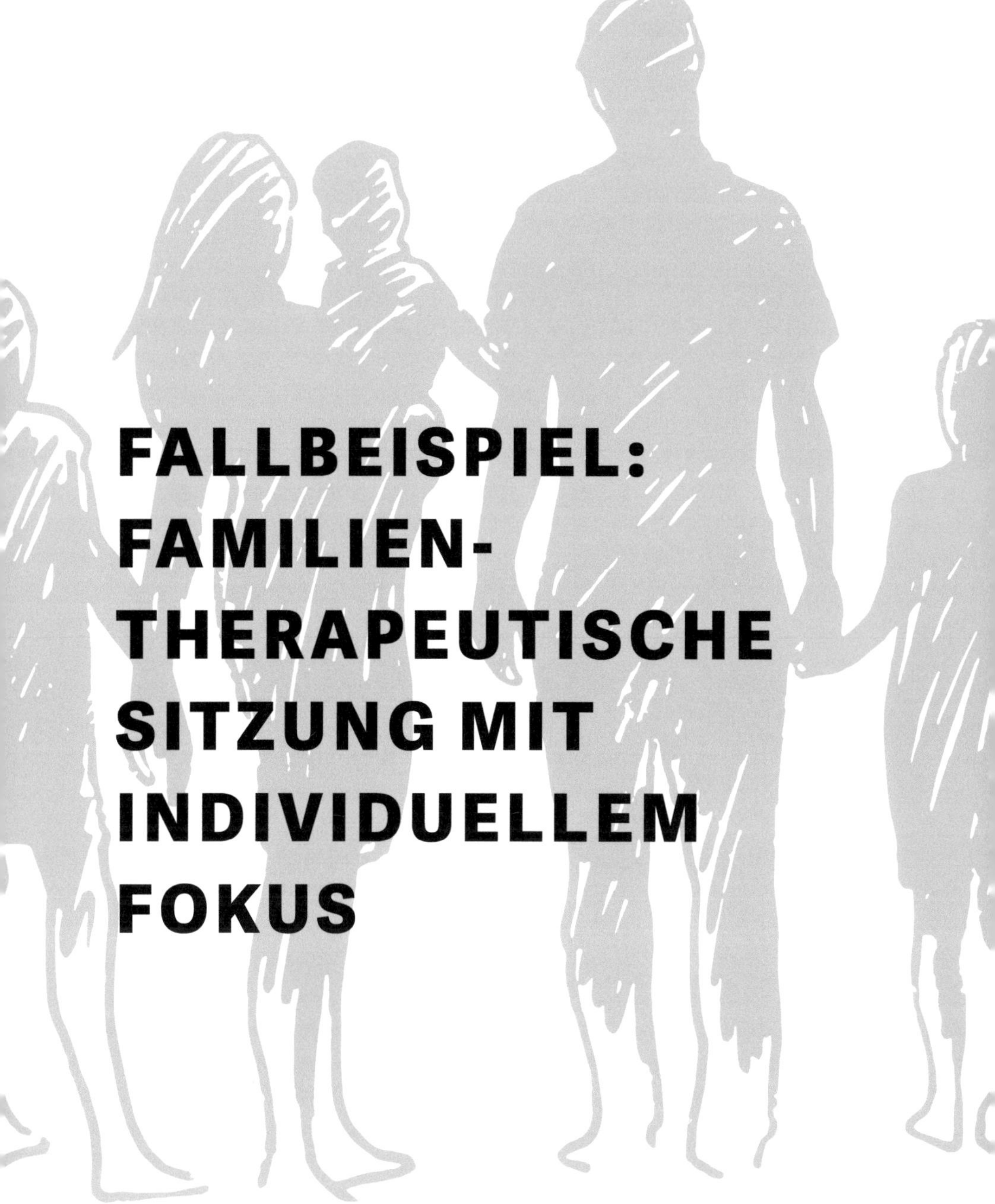

FALLBEISPIEL: FAMILIEN-THERAPEUTISCHE SITZUNG MIT INDIVIDUELLEM FOKUS

In der erlebnisorientierten Familientherapie räumen wir den Dialogen und dem Austausch zwischen den Familienmitgliedern einen hohen Stellenwert ein. Durch diese sammeln die Familienmitglieder neue Erfahrungen damit, einander erreichen zu können und so mehr Dynamiken zu schaffen, die gegenseitige Entwicklung erzeugen. Gleichzeitig kommt es oft vor, dass die Therapeutin im Laufe eines therapeutischen Prozesses einzeln mit einem oder mehreren Familienmitgliedern arbeitet. Dies geschieht in der Regel als Teil des Gesprächs, während die übrigen Familienmitglieder anwesend sind. Es kann verschiedene Gründe dafür geben, dass die Therapeutin individuell arbeitet; insgesamt geht es darum, einen besseren Kontakt zu schaffen. Es kann sein, dass die jeweilige Person keinen Kontakt zu sich selbst hat und Hilfe braucht, um zu sich selbst zurückzufinden. Es kann darum gehen, dass der Kontakt zu der übrigen Familie blockiert ist und dass die Person dann die Möglichkeit zu einer Begegnung mit der Therapeutin statt mit der Familie bekommt. Es kann auch sein, dass es Störungen zwischen der Therapeutin und der jeweiligen Person gibt, die behoben werden müssen. In jedem Fall soll der individuelle Fokus bessere Bedingungen schaffen, um die Therapie mit der ganzen Familie fortsetzen zu können.

Innerhalb unserer familientherapeutischen Tradition haben wir, wie mehrfach erwähnt, besonderes Augenmerk darauf gelegt, die Integrität der einzelnen Person zu stärken – damit diese so gut wie möglich in der Interaktion mit den anderen agieren kann. Es ist wichtig, dass sich alle gesehen und anerkannt fühlen, und es ist immer wieder die Therapeutin, die sicherstellt, dass dies durch die eigene Interaktion mit den Klientinnen geschieht. Der Rest der Familie ist möglicherweise nicht in der Lage, diese Art von notwendigem Verständnis auszudrücken, trotzdem ist es sehr wichtig, dass die jeweilige Person Anerkennung erfährt, wenn sie etwas Wichtiges über sich selbst mitgeteilt hat.

Wir haben darauf hingewiesen, dass es nur einer einzigen Person bedarf, um ein Beziehungsmuster zu brechen und dass es eine zentrale Aufgabe der Familientherapie ist, der Familie dazu zu verhelfen, sich von störenden und stagnierenden Dynamiken zu befreien und so Raum für Entwicklung zu schaffen. Die Arbeit an der Stärkung der Integrität geschieht zum Teil über einen eher kurzen Austausch zwischen der Therapeutin und der betreffenden Person.

Auch andere therapeutische Richtungen haben diese Arbeitsform verwendet. Sie basiert unter anderem auf Murray Bowens Familiensystemtheorie, die er Mitte der fünfziger Jahre entwickelt hat. Seine Theorien gehören zum Fundament aller späteren familientherapeutischen Richtungen.

Einer der wesentlichen Punkte dieser Theorie ist, dass sich ein Familiensystem verändern lässt, indem der Beitrag eines einzelnen Mitglieds des Systems zu der Dynamik verändert wird. Bowen hat beschrieben, wie Familien ihr emotionales Gleichgewicht durch den Aufbau von Dreieckskonstruktionen, von denen jede für sich mit anderen Subsystemen der Familie interagiert, herstellen (Triangulierung). Eine solches Dreieck wird erzeugt, wenn die Beziehung zwischen zwei Personen zu intensiv wird, typischerweise weil die Beteiligten es nicht schaffen, das eigene Selbst in der Beziehung mit der anderen Person zu bewahren. Sie verfließen dann miteinander, während das Angst- beziehungsweise Konfliktniveau ansteigt. Das Einbeziehen einer dritten Person entlastet die Beziehung oder gibt den Beteiligten einen gemeinsamem Fokus außerhalb ihrer selbst (Bowen, 1966).

Das geschieht zum Beispiel, wenn ein Elternteil – wenn der Kontakt mit dem anderen Elternteil konfliktgeladen oder abgebrochen ist – mit einem Kind eine besondere Form von Vertraulichkeit oder eine Art Allianz anstrebt. Das Kind wird auf diese Weise als Stütze, die eine instabile Beziehung zwischen zwei Erwachsenen ausgleichen soll, benutzt. Für ein Elternteil Partei ergreifen und so typischerweise auf Abstand zu dem anderen gehen zu müssen, bedeutet für das Kind immer einen Loyalitätskonflikt und Unfreiheit.

> *»Knowledge about the functioning of triangles makes it possible to modify the triangle by changing the function of one person in the triangle. The therapeutic system is directed at modifying the functioning*

of the most important triangle in the family system. If the central triangle changes, and it stays in contact with others, the entire system will automatically change.«

(Bowen, 1967, Kap. 21)

Übersetzung: *»Das Wissen darüber, wie Dreiecke funktionieren, ermöglicht die Veränderung des Dreiecks, indem man die Funktion einer Person innerhalb des Dreiecks verändert. Das therapeutische System zielt darauf ab, die Funktionsweise des wichtigsten Dreiecks innerhalb des Familiensystems zu verändern. Wenn sich dieses zentrale Dreieck verändert und dabei in Kontakt mit den anderen bleibt, wird sich automatisch das ganze System ändern.«*

(übersetzt von N. M.)

Man könnte sagen, dass sich aus dem Obengenanntem ergibt, dass es nicht möglich ist, keine Familientherapie zu machen. Wir sind alle miteinander verbunden und durch unsere Beziehungen zu anderen verankert, und die Veränderung eines Menschen wird sich immer über die Subsysteme, zu denen die betreffende Person gehört, ausbreiten. Optimal ist es, wenn die individuelle Arbeit gemeinsam mit dem Rest der Familie stattfindet, so dass wir dabei unterstützen können, die durch sie verursachten Veränderungen so konstruktiv und direkt wie möglich in die Familie zu integrieren.

Die zentrale Achse einer Familie machen die Eltern beziehungsweise die Erwachsenen in der Familie aus. Sie ist die emotionale Basis und das Beziehungsfundament der ganzen Familie, und es ist immer eine therapeutische Aufgabe, an der Stärkung eben dieser Beziehung zu arbeiten. Wenn diese instabil, konfliktgeladen oder auf andere Art dysfunktional ist, wird sie das Wohlbefinden aller sowie die Möglichkeiten der Familie, ihre aktuellen Schwierigkeiten zu bearbeiten, einschränken.

Das folgende Beispiel zeigt, wie die Therapeutin eine Zeitlang mit einem Familienmitglied arbeitet, um so den Weg für eine Veränderung der Dynamik in der gesamten Familie zu bereiten.

Vorstellung der Familie und erste Gedanken zum Prozess

Es geht um eine zusammengesetzte Familie, die seit etwa fünf bis sechs Jahren zusammenlebt. Die Mutter ist mit den Kindern in einen anderen Teil des Landes gezogen, um mit ihrem neuen Mann zusammenzuleben. Die Familie besteht aus der Mutter und ihren fünfzehn und siebzehn Jahre alten Kindern. Der neue Mann der Mutter hat zwei erwachsene Kinder aus einer früheren Ehe, die nicht mit ihnen zusammenleben. Die Familie hat um Hilfe gebeten, weil der Umgang der Kinder der Mutter mit ihrem biologischen Vater seit der Scheidung und dem Umzug zunehmend schwieriger geworden ist.

Ziel des ersten Teils des Gesprächs ist es, mit allen Kontakt aufzunehmen und einige einleitende konkrete Informationen über die Familie zu erhalten. Zur gleichen Zeit beginnt der Prozess, in dem es darum geht, dass der Therapeut seine eigenen Beobachtungen machen kann und einen Einblick in einige der Dynamiken, die die Familie im Zusammensein zeigt, erhält.

Etwas ungewöhnlich ist, dass die Kinder das Gespräch beginnen. Sie sagen, dass sie Hilfe brauchen. Sie erzählen etwas darüber, was ihnen fehlt, und über die Konflikte und die Ambivalenz, die sie in Bezug auf ihren Vater und aufeinander erleben. Sie sehen ihn unregelmäßig, und es gibt viele Konflikte, wenn sie mit ihm zusammen sind. Die zwei Geschwister haben jedes auf seine Art und Weise mit Trauer, Sehnsucht, Wut und Frustration zu tun. Der Umgang ist sowohl aus geografischen Gründen schwierig, als auch, weil der Vater keinen klaren Wunsch zeigt, die Kinder regelmäßig zu sehen. Er sagt Abmachungen oft wieder ab, oder er überlässt es den Kindern, Besuchstermine zu finden.

Die Kinder verhalten sich ihm gegenüber sehr unterschiedlich, was immer wieder auch zu Konflikten zwischen ihnen führt. Sie erleben die jeweils eigene Bedeutung für den Vater sehr unterschiedlich, und jedes Kind hat für sich eine eigene Art gefunden, mit dem Mangel an Kontakt und dem Gefühl, abgewiesen zu werden, umzugehen.

Es ist schwierig für sie, miteinander darüber zu sprechen, und die Folge ist, dass sie oft allein mit ihren jeweiligen Schwierigkeiten sind. Sie wollen mehr Kontakt und Gemeinschaft in ihrer jetzigen Familie, sowohl untereinander als auch in den Beziehungen zu den zwei Erwachsenen.

Die Mutter ist die nächste, die sich am Gespräch beteiligt. Sie ist berührt, traurig und suchend in ihren Aussagen und verleiht vor allem ihrem schlechten Gewissen sowie ihren Schuld- und Ohnmachtsgefühlen in Bezug auf die ganze Situation Ausdruck. Sie artikuliert auch, was sie mit ihrem jetzigen Mann vermisst – dass er ihr näher kommt, so dass sie mehr zusammen sein können und besser über das Verhältnis der Kinder zu ihrem Vater sprechen können.

Die Mutter äußert den starken Wunsch, eine neue und bessere Familie zu bilden, und sie hat ein großes Bedürfnis nach Gemeinschaft zwischen allen Beteiligten. Gleichzeitig ist sie von Schuldgefühlen geplagt, weil sie aufgebrochen ist und einen physischen Abstand zum Vater der Kinder geschaffen hat.

Sie weint über die Schwierigkeiten der Kinder und versucht, ihre Gründe für den Bruch damals und ihre Hoffnungen für die Zukunft zu beschreiben. Sie drückt aus, wie schwer es ihr fällt, herauszufinden, was sie machen soll. Ohne es zu wollen, macht sie es den Kindern schwerer, mit ihr zu reden.

Die Kinder ziehen sich schnell wieder zurück, weil der Fokus sich darauf verlagert, wie unglücklich und hilflos ihre Mutter ist. Sie nehmen Rücksicht auf deren Schmerz und stellen die eigenen Bedürfnisse zurück. Die Mutter möchte gern mit ihnen reden, ist aber immer wieder in ihrem schlechten Gewissen gefangen, was dann tatsächlich auch den meisten Raum beansprucht. Das bekannte Dilemma zwischen Kooperation und Integrität zeigt sich auch hier dadurch, dass die Kinder vor der Wahl stehen, mit der Mutter zu kooperieren oder für ihre eigenen Bedürfnisse zu sorgen. Wie so häufig entscheiden sich die Kinder dafür, sich selbst hintanzustellen.

Die Mutter kommt mehrfach darauf zurück, dass sie sich Unterstützung dabei wünscht, in der Beziehung zu ihrem Mann Nähe und Vertrautheit zu schaffen. Der Stiefvater mischt sich zu keinem Zeitpunkt aus eigener Initiative in das Gespräch ein. Er versucht, neutral zu antworten, wenn er gefragt wird, und drückt aus, dass er es nicht riskieren will, die Beziehung der Kinder zu ihrem Vater zu beeinträchtigen. Er findet, dass sie versuchen sollten, weiter zu gehen und es nicht so schwer zu nehmen. Während die Familienmitglieder ihre Wünsche und Bedürfnisse benennen, wird deutlich, dass die Kinder und auch die Ehefrau von der neutralen und praktischen Haltung des Stiefvaters betroffen sind. Seinen Aussagen fehlt jedes Mal das, was den anderen zeigen könnte, wie es ihm mit dem, worüber sie sprechen, geht oder wie er selbst sich fühlt oder wie es für ihn ist, dass sie jetzt miteinander sitzen und reden. Er ist sozusagen gar nicht da. Und so reagieren die Kinder auch auf ihn. Sie gehen auf seine Äußerungen nicht weiter ein und reagieren nicht auf sie. Wenn sie sich an ihn wenden, drücken sie sich rational und geduldig aus. Sie respektieren seine Grenzen und versuchen nicht, ihm näher zu kommen oder mehr persönliche Reaktionen von ihm zu bekommen.

Seine Abwesenheit im Gespräch – trotz seiner offensichtlichen Bedeutung – spiegelt einen wichtigen Aspekt seines Seins in der Familie allgemein. Die Interaktion zeigt auch, wie die übrigen Mitglieder der Familie, so gut es geht, versuchen, gegenüber ihm oder seinen Grenzen loyal zu sein. Sie verlangen nichts von ihm, was er nicht geben kann, und darüber hinaus leben sie mit seiner Art und Weise. Wieder kooperieren sie auf Kosten ihrer eigenen Wünsche und Bedürfnisse.

Es ist bezeichnend für die Kommunikation zu diesem Zeitpunkt, dass diejenigen, die sprechen, in die Luft oder in den Raum sprechen, ohne sich eindeutig an eine bestimmte Person zu wenden. Gleichzeitig nimmt niemand auf, was in den Raum gestellt wird, und niemand reagiert darauf, so dass kein Kontakt entsteht. Insgesamt erhält der Therapeut den Eindruck von isolierten Individuen. Sie drücken ihre jeweiligen Frustrationen und ihren Schmerz unterschiedlich aus, aber ohne ernsthaft nach den anderen zu greifen – und ohne, dass ihnen jemand begegnen würde. Das Ergebnis ist, dass die Aussagen in der Luft hängen bleiben und von Schweigen und Resignation gefolgt sind. Es kommt kein Gespräch zustande. Es ist deutlich, dass niemand wirklich etwas davon erwartet, miteinander zu sprechen, und dass ihnen einfach die Erfahrung fehlt, sich über Kommunikation und den Austausch von Gefühlen näher zu kommen. Der persönliche Ausdruck und die Sprache, die diese Dynamik verändern könnten, sind in ihrer Kommunikation nicht integriert.

Ihre Interaktion illustriert das Bedürfnis nach mehr Nähe – oder mit anderen Worten, sie zeigt, wie sie in ihren ganz aktuellen Interaktionen Distanz erzeugen. Wir bekommen einen direkten Einblick in die Dynamik, deren Konsequenzen sie als Mangel an Nähe und Kontakt beschreiben.

In diesem Zusammenhang sind sowohl die allgemein kontaktlose Kommunikation als auch die Interaktion der beiden Erwachsenen mit den Kindern und miteinander von großer Bedeutung.

Für den Therapeuten trägt das Beobachten der Interaktion dazu bei, eine vorläufige fachliche Perspektive in Bezug auf die Familie zu bekommen. Die fachlichen Perspektiven des Therapeuten schaffen einen therapeutischen Blickwinkel auf die gezeigten Probleme. Mit anderen Worten, die Perspektiven ermöglichen einen Ansatz, auf neue Art und Weise oder aus einem anderen Blickwinkel als dem der Familie zu arbeiten.

Die Perspektive muss verwendet werden, um einen Vertrag für das Gespräch zu formulieren. Der Vertrag besteht aus einer Verbindung der Wünsche der Familie mit dem Verständnis des Therapeuten davon, wie die von ihnen beschriebenen Schwierigkeiten entstanden sind oder von ihrer gegenseitigen Dynamik aufrechterhalten werden. Der Vertrag wird deshalb oft die eigene Formulierung der Familie umformulieren oder ergänzen, wie es im ersten Teil des Buches (über die Bedeutung des Vertrags) bereits beschrieben wurde.

Mit Bezug auf Bowen können wir sagen, dass die unzulängliche Beziehung zwischen den Erwachsenen dadurch verstärkt wird, dass die Mutter überwiegend den Kontakt zu den Kindern sucht. Sie hat eine engere emotionale Beziehung zu ihren Kindern als zu ihrem Mann. Wenn wir im Rahmen der Therapie die Rolle des Stiefvaters verändern können und einen engeren Kontakt zwischen ihm und seiner Frau aufbauen können, wird sich das System verändern. Zunächst wird der Sehnsucht der Frau nach Vertrautheit mit ihren neuen Mann geholfen werden. Das schafft die Möglichkeit, dass der Ausdruck ihres schlechten Gewissens einen anderen Raum bekommt, in dem es ihr leichter fällt, die Verantwortung für ihre Entscheidung in Bezug auf Scheidung und Umzug zu übernehmen. Die Kinder werden in Folge in der Lage sein, sich in Bezug auf die von ihnen erlebten Schwierigkeiten freier zu verhalten, ohne emotionale Rücksicht auf ihre Mutter nehmen zu müssen.

Es ist in diesem Fall nicht möglich, direkt mit der Beziehung der Kinder zu ihrem Vater zu arbeiten, da dieser nicht anwesend ist.

Daher ist die Alternative, den Fokus darauf zu legen, wie die aktuelle Familie Hilfe bekommen kann, so dass sie eine bessere Sprache und einen besseren Umgang in Bezug auf die Schwierigkeiten, die in erster Reihe die Kinder erleben, von denen aber natürlich alle betroffen sind, finden können. Dies wird der übergeordnete Vertrag für das Gespräch. In ihm geht es mehr um die Prozesse in der Familie, als um das konkrete Problem in Bezug auf die frustrierenden Begegnungen mit dem Vater.

In unserer Wahrnehmung ist es ein Ausdruck für die Bereitschaft, mitzumachen, sich beeinflussen zu lassen und für sich selbst sowie für die Gemeinschaft zu arbeiten, wenn man zusammen mit seiner Familie zur Therapie erscheint. Die Arbeit besteht darin, zu entdecken, wie die Familie in die Lage versetzt werden kann, sich selbst besser zu helfen, als es ihr bisher möglich war.

Intervention und Reflexion

Der Therapeut entscheidet sich, mit der zugrundeliegenden Schwierigkeit zu beginnen, dass eine persönliche Sprache und ein persönlicher Kontakt in der Familie fehlen. Wie bereits erwähnt, baut die persönliche Sprache auf dem Einblick eines Menschen in seine eigenen Gedanken, Gefühle und Werte auf. Sie setzt also voraus, dass die Person sowohl über Selbsteinsicht als auch über Ausdrucksfähigkeit verfügt.

Da es nach Einschätzung des Therapeuten insbesondere der neue Partner der Mutter ist, der in diesem konkreten Zusammenhang dahin gelangen könnte, einen wertvolleren Beitrag zu leisten, richtet sich die Intervention auf ihn. Er ist nicht im selben Maße wie die anderen emotional in die Konflikte mit dem Vater involviert, und sein Beitrag als neuer Mann der Familie kann dabei mitwirken, eine brauchbare Alternative für die Kinder – und seine Frau – zu schaffen. Zu diesem Zeitpunkt hat die Intervention drei Ziele:

- Erstens: zu untersuchen, ob der Therapeut mit dem Stiefvater einen tieferen Kontakt herstellen kann als bisher – nicht zuletzt, um zu vermeiden, dass der Therapeut, wie schon die Familie, mit der Zeit aufhört, etwas von dem Stiefvater zu erwarten.
- Zweitens: ihm die Erfahrung zu ermöglichen, dass seine Beiträge wichtig für die ganze Familie sind.
- Drittens und als wesentlichster Punkt: ihn seiner jetzigen Familie näher zu bringen und so das vom Therapeuten wahrgenommene Ungleichgewicht, das die Interaktion zwischen allen prägt, auszugleichen. Es ist offensichtlich, dass ihnen allen – jedem Familienmitglied auf seine Weise – ein Mann im täglichen Leben fehlt.

Die Intervention erfolgt über den Hinweis auf und die Anerkennung von der Mischung aus Rücksichtnahme und Abwesenheit des Stiefvaters – dieser Bedeutung zuzuschreiben und festzuhalten, dass seine persönlichen Reaktionen für alle Beteiligten von großem Wert sein werden.

Die ersten Minuten des Gesprächs hat der Therapeut eine Reihe von Vermutungen über den Stiefvater geäußert, die Einfluss darauf haben, wie die Intervention ablaufen wird. Diese können zum einen spiegeln, dass der Stiefvater im Gespräch nicht mehr von sich selbst zeigt sowie dass er es kaum gewohnt ist, gesehen zu werden, und sich aus diesem Grund natürlich auch weniger zeigt. Zum anderen, dass er über die Fähigkeit verfügt, sich selbst zu schützen, indem er sich aus dem Kontakt zurückzieht.

Für den Therapeuten bedeutet das, dass es wichtig ist, ihn im Kontakt zu wollen und zu zeigen, dass man versucht, ihn zu sehen; und außerdem, dass es wichtig ist, sich auf behutsame und Sicherheit vermittelnde Art und Weise anzunähern. Behutsam, um kein Sich-Verschließen zu verursachen, und Sicherheit vermittelnd in dem Sinne, dass man sich sicher ist, dass viel mehr in ihm steckt, als er bisher gezeigt hat, und dass er so die Möglichkeit bekommt, über seine unmittelbare und eher oberflächliche Erscheinung hinaus gesehen zu werden.

(J: Stiefvater Jørgen, T: der Therapeut)

> T: *Ich würde gern mehr mit dir reden. Wäre das okay?*
>
> J: *Ja, das ist in Ordnung.*
>
> T: *Ich sitze hier und denke über dich nach, weil ich so deutlich spüren kann, wie wichtig du für deine Familie bist und wie wenig dir das bewusst zu sein scheint. Mir fällt auf, wie fair du zu sein versuchst, wenn du über die Beziehung der Kinder zu ihrem Vater sprichst, aber auch, dass genau dieser Versuch dazu führt, dass du selbst als Person fast nicht anwesend bist. Und ich bin mir sicher, dass du ihnen fehlst und dass du viel mehr zu bieten hast.*

Er antwortet, dass er sich ja nicht einmischen will, dass es für ihn schwierig ist, hier seine Rolle zu finden, und dass er im Übrigen versucht, soweit es geht, sein eigenes Ding zu machen, und sich von den Konflikten nicht runterziehen zu lassen.

Wieder kommentiert der Therapeut, dass er denkt, dass er große Bedeutung hat und dass seine Versuche, nicht zu beeinflussen, paradoxerweise wohl doch die Stimmung beeinflussen.

Er antwortet, dass es sich ja nicht um ihn drehen soll und dass er tut, was er kann, damit alles läuft. In dieser Bemerkung nimmt der Therapeut die erste emotionale Reaktion von Jørgen wahr. Sie ist flüchtig, und er selbst bleibt nicht bei ihr.

> T: *Ich glaube, ich habe gerade einen Anflug von Berührtsein in deinen Augen gesehen. Was ist passiert?*
>
> J: *Es war nichts – nichts Wichtiges.*

T: *Ich glaube nicht, dass das stimmt, und ich glaube, ich sehe auch jetzt einen anderen Ausdruck in deinem Gesicht, besonders in deinen Augen.*

J: *Ich weiß nicht, was ich sagen soll.*

T: *Erlebst du so eine Reaktion – wie ich zu sehen meine?*

J: *Ja, ich weiß bloß einfach nicht, was das sein kann.*

T: *Wenn du einfach versuchen kannst, es da sein zu lassen und ihm ein wenig Zeit zu geben, dann taucht es vielleicht von allein an die Oberfläche.*

J: *... ich glaube, es ist etwas mit meinen Kindern.*

T: *Mmh, was für ein Gefühl hast du, was das sein könnte?*

J: *Es war nur so, dass ich kaum Zeit habe, meine eigenen Kinder zu sehen.*

T: *Es scheint, als wäre es das, worum es geht; jedenfalls kommt die Reaktion wieder, und es sieht aus, als ob dir das sehr wichtig ist?*

Das bestätigt er mit einem Nicken.

T: *Ich habe das Gefühl, dass du sie vermisst.*

Das berührt ihn, und er beginnt leise und in sehr kurzen Sätzen zu erzählen, wie traurig er darüber ist, dass er seine eigenen Kinder verlassen hat. Wie soll er seinen Stiefkindern etwas geben können, wenn er seine eigenen verlassen hat und sich nicht genug um sie kümmert? Er hat Tränen in den Augen und versucht die ganze Zeit, zum Schluss zu kommen und sich zusammenzureißen.

J: *Da kann man ja nichts machen, und das ist ja auch bloß mein Problem …*

T: *Ich weiß nicht, ob man da nichts machen kann – aber ich bin mir sicher, dass es wichtig ist, dass du nicht länger allein damit bist, zu wissen, dass es dir so geht. Und wenn ich mir deine Familie anschaue, kann ich deutlich sehen, dass es sie berührt, dass du sie diese Seite von dir sehen lässt.*

Später:

J: *Das ist gar nicht meine Art, hier zu sitzen und zu weinen, entschuldige.*

T: *Du brauchst dich nicht zu entschuldigen. Es berührt mich, zu hören, wie es dir geht, und sogar noch mehr, wie du damit kämpfst, das allein zu regeln. Es ist mir ganz klar, dass du deine Gefühle, so sehr es geht, für dich behältst. Ich bin mir auch sicher, dass genau das hier mit Gefühlen aufgeladen ist.*

Durch diesen kurzen Austausch, unterstützt von kurzen Aussagen und Lautäußerungen des Therapeuten wächst sein Vertrauen, die Stimme wird deutlicher, und er spricht mehr darüber, wie sehr er seine zwei Kinder vermisst und wie er es nicht schafft, den Raum zu schaffen, sie zu sehen und das zu tun, was er gern möchte, weil er auch seinen Verpflichtungen in der neuen Familie nachkommen will.

J: *Warum reden wir die ganze Zeit über mich?*

T: *Ist es zu viel?*

J: *Ich verstehe bloß nicht, was es mit der Sache zu tun hat, und bei Gott, es ist harte Arbeit. (Er hebt den Arm und zeigt unter seine Achselhöhle.)*

T: *Für mich gibt es mehrere Gründe – erstens ist es viel leichter, mit dir zusammen zu sein, jetzt wo ich mehr von dir erfahren durfte. Es fiel mir am Anfang schwer, deinen Mangel an Beteiligung am Gespräch zu verstehen. Ich verstehe, dass es für dich sowohl neu als auch schwer ist – und ich kann sehen, dass es dich sehr berührt und dich Tränen und Schweiß kostest. Der andere Grund ist, dass ich es deiner Familie wirklich ermöglichen möchte, eine andere Seite von dir zu sehen zu bekommen – die Seite, die du normalerwesie für dich behältst.*

J: *Ich kann mich nicht erinnern, wann ich zuletzt geweint habe ... nicht seit meiner Kindheit.*

T: *Das kann ich mir gut vorstellen. Ich kann mir vorstellen, dass du das nach innen verlagert hast, um besser damit klarzukommen?*

Dann erzählt er, dass er als Kind einen Ort auf dem Feld hatte, wo er hinging, wenn irgendetwas war – und dass er dann nach Hause zurückging, wenn er wieder er selbst war – und dass im Übrigen auch niemand danach fragte, wo er gewesen war oder was passiert war.

J: *Ich sitze also normalerweise nicht da und spreche über mich selbst.*

T: *Das glaube ich dir. Ich möchte dir gern sagen, dass ich großen Respekt für deine Art, dich auszudrücken, habe. Du gebrauchst nicht viele Worte, und trotzdem kann man dir sehr leicht folgen und dich gut verstehen.*

Die letzte Bemerkung soll Jørgens neue und ungewohnte Art, sich selbst zu zeigen, anerkennen und ein erstes Gegengewicht zu seiner bisherigen Vorstellung, dass er nicht fähig sei, über sich selbst zu sprechen, schaffen.

Die Familie sitzt um ihn herum und nickt bestätigend.

Jørgens Bedürfnis zu sehen und diesem mit Akzeptanz und Verständnis zu begegnen, hat den Raum geschaffen, in dem für ihn eine Öffnung möglich wurde. Dies geschah durch die Anteilnahme und das Insistieren darauf – trotz seiner Ausweichmanöver –, dass sein

Schmerz in der neuen Familie Raum, Bedeutung und Berechtigung hat.

Er hatte diesen bisher, wie er es gelernt hatte, für sich selbst behalten. Hatte einen Spaziergang gemacht oder sich hinter dem Computer verkrochen, und alle hatten sein scheinbares Bedürfnis, allein zu sein, respektiert, ohne dass jemand versucht hätte, herauszufinden, wer er im Übrigen war, oder einen Weg zu finden, wie man zusammen leben konnte – jenseits seiner für die Familie schwierigen oder wertvollen Anteile. Auf diese Weise wurde sein Gefühl des Alleinseins verstärkt. Gleichzeitig trug er so – mit den besten Absichten – zu dem Gefühl mangelnder Gemeinsamkeit in der Familie bei.

Es war auch für den Therapeuten berührend, ihn zu sehen und zu hören. Der Schmerz war nachfühlbar, und beide hatten in großen Teilen des Gesprächs Tränen in den Augen.

> T: *Ich haben großen Respekt dafür, dass du auf deine Art so viel schaffst, und es berührt mich, das zu sehen - sowohl weil deine Gefühle so deutlich sind, als auch weil ich meine eigene Scheidung vor Augen habe und mich an das Vermissen so vieler Dinge erinnere und auch an das Gefühl, sich fast schon schuldig zu fühlen, wenn man mit anderen Kindern eine glückliche Zeit hat. Als ob man sich das eigentlich nicht erlauben dürfte.*

Es ist immer eine Überlegung wert, ob der Therapeut etwas von der eigenen Geschichte erzählen sollte. In diesem Fall geschah das, um den fragilen Kontakt, den Jørgen gewagt hatte, zu unterstützen. Es gibt in seiner Geschichte nicht so viele Beispiele dafür, dass er in seinem Schmerz erkannt und verstanden worden ist, so dass es sinnvoll sein könnte, ihm eine persönlichere – und auch privatere – Bestätigung für das, wofür er sich geöffnet hat, zu geben. Gleichzeitig kann das vielleicht der Familie veranschaulichen, wie wichtig es sein kann, Gegenseitigkeit oder dass man voneinander berührt wird, zu erleben.

Zwischendurch weinte Jørgen stärker und versteckte sein Gesicht in den Händen, aber es gelang ihm jedes Mal, den Blickkontakt wieder aufzunehmen. Er hörte, was der Therapeut in der Zwischenzeit

– auch wenn er sich abgewendet hatte – sagte, und er schaffte es, bei sich und bei der Verarbeitung zu bleiben – und auch bei der Lösung, zu der diese nach und nach wurde.

Er war sehr überrumpelt davon, dass sein Gefühl von Mangel und Sehnsucht so stark war und dass der Schmerz, den es bedeutete, dieses Gefühl zurückzuhalten, so groß war. An einem Punkt schaute er auf:

J: *Ist nicht schon viel Zeit vergangen?*

T: *Es fühlt sich bestimmt so an. Ich denke, so um die zwanzig Minuten.*

J: *Sollen wir dann nicht aufhören?*

T: *Meinetwegen gern. Ich will nur noch sagen, dass es wirklich auffällig ist, wie sich dein Gesichtsausdruck im Vergleich zu vorher verändert hat.*

Die Familie nickt vehement.

T: *Dann lass uns an dieser Stelle Schluss machen. Danke für deine Offenheit. Ich möchte vorschlagen, dass du jetzt etwas von deiner Familie hörst – ich habe gesehen, dass sie dein Erzählen sehr intensiv mitverfolgt haben. Ist das okay?*

Die Kinder gaben als erste ihre Bestätigung. Sie sagten, wie mutig sie ihn fanden und wie gut es ihnen tat, ihn darüber sprechen zu sehen und zu hören. Sie hatten nicht gewusst, dass es er so traurig war, und sie fragten ihn auch, ob sie ihn stören dürften, wenn er allein dasaß. Die Mutter weinte – und erzählte, wie sehr es ihr gefehlt hatte, in sein Gefühlsleben eingelassen zu werden und Teil daran zu haben, und wie gut es ihr tat, jetzt einen Zugang bekommen zu haben.

Fachliche Perspektiven

Als der Therapeut sich in der konkreten Situation dafür entschied, sich an Jørgen zu wenden, geschah dies aus mehreren Gründen.

Es war deutlich zu sehen, dass es der Ehefrau und den Kindern nicht gelang, ihn zu erreichen. Sie versuchten es vorsichtig, hatten aber das Gefühl, aus Respekt für seine Persönlichkeit nichts von ihm verlangen zu dürfen, was er nicht geben konnte. Die entsprechenden Versuche der Ehefrau waren so mit Schuldgefühlen beladen, dass es schwer für ihn war, auf ihre Einladungen zu antworten. Irgendwie steckten in diesen zu viele Bedürfnisse und Botschaften auf einmal, so dass er nicht in der Lage war, zu entscheiden, auf welche von diesen er reagieren sollte. Es wäre gut, in einem nachfolgenden Gespräch einen Fokus darauf zu legen, die Kommunikation des Paares klarer und wechselseitiger zu machen.

Für den Therapeuten war deutlich, dass Jørgen in der Interaktion keinen Raum hatte, der ihn als Person zeigte und der Kontakt zu den anderen schaffte. Das ließ eine Leerstelle in der Interaktion entstehen. Der Therapeut erlebte in Bezug auf Jørgens Verhalten ein emotionales Wiedererkennen. Er kannte es aus seinem eigenen Leben, sich mit guten Intentionen auf Distanz zu befinden und daraus nicht ausbrechen zu können beziehungsweise keine Worte zu finden, die einen Kontakt herstellen könnten. Er verfügte aber auch über deutliche Erfahrungen damit, wie hilfreich es sein kann, wenn jemand es schafft, sich dem zuzuwenden, was hinter der Fassade steckt. Es gab eine Gegenübertragung, die vielleicht genutzt werden konnte, um ein Verstehen und einen Kontakt mit dem Stiefvater zu erzeugen.

Während des Gesprächs mit diesem wurden diese vagen Empfindungen deutlicher, und in dem Maße, wie der Kontakt sich entwickelte, wurde es nach und nach zunehmend einfacher, zu formulieren und zu untersuchen, inwieweit das Verständnis des Therapeuten für Jørgen relevant sein konnte.

Der Dialog zwischen Jørgen und dem Therapeuten unterbrach für eine Zeit den Dialog zwischen den Familienmitgliedern. Wie bereits erwähnt, kann es verschiedene Gründe geben, von der Familiendynamik zu der individuellen Arbeit zu wechseln. Wenn das passiert, ist es auf alle Fälle wichtig, dass der Therapeut seine exemplarische Funktion versteht und in seinen Dialogen Einfühlungsvermögen, persönliche Sprache, Mentalisierung und die Fähigkeit, Verschiedenheit mit einer erkundenden Haltung zu begegnen, demonstriert.

In diesem Fall war es wichtig für den Therapeuten, selbst zu erleben, ob er dem Stiefvater näher kommen konnte. Sowohl um dem Risiko entgegenzuwirken, dass der Therapeut die eigenen Erwartungen an ihn herunterfährt, als auch, um dem stereotypen Bild des distanzierten Stiefvaters mit den einfachen Lösungen für die Probleme der anderen weitere Dimensionen hinzuzufügen.

Dies gemeinsam mit der Familie und nicht in einem Einzelgespräch zu machen, schafft für die Familie ein gemeinsames Erlebnis und eine gemeinsame Erfahrung. Auf diese Weise sehen sie, dass eine andere Form von Kontakt möglich ist und dass sie durch die Art und Weise, wie der Therapeut sich ihnen zuwendet, vielleicht Inspiration finden können.

Es ist sehr unwahrscheinlich, dass Jørgen sich von selbst Hilfe gesucht hätte, um sein Muster zu brechen. Seine Geschichte und seine Selbstwahrnehmung sagen ihm eher, dass man lernen muss, mit den Dingen zu leben, wie sie sind. Dass er durch die Teilnahme an der Familientherapie ins Zentrum der Arbeit rückt, ist daher ein Glücksfall. Wie er selbst es formuliert hat, hätte er nicht geahnt, dass es dazu kommen würde, dass es ausgerechnet um ihn ging.

Unabhängig davon, wie sprachlich kompetent eine Person ist: Für Klientinnen ist es nicht möglich, nach einem Einzelgespräch zu der Familie zurückzukehren und das therapeutische Erlebnis, das es bedeutet, sich zu öffnen und etwas Verletzliches und Wichtiges über sich selbst mitzuteilen, wiederzugeben. Es ist etwas ganz Besonderes für die restliche Familie, selbst anwesend zu sein und gedanklich und emotional Zeuge davon zu sein, wie die Situation entsteht und sich entwickelt. Zu spüren, wie die eigene Person berührt wird und wie man unmittelbaren Zugang zu einer Antwort hat. Für die Person im Fokus wiederum ist es etwas ganz Besonderes, Reaktionen von den Menschen, die ihr am nächsten stehen, zu bekommen. Es ist eine Erfahrung, die von nun an ein Teil der Geschichte der Familie ist und die als Inspiration dafür dienen kann, wie es möglich ist, miteinander in Kontakt zu sein.

An Jørgens Erzählung ist im Prinzip nichts Überraschendes. Sie liefert einen sinnvollen Hintergrund, um seine gegenwärtige Handlungsweise zu verstehen, und sie spiegelt ganz einfach wider, was er gelernt hat und wie er bisher durchgekommen ist.

Wäre er nicht ausreichend im Kontakt mit seinem Hintergrund gewesen, hätte der Therapeut versuchen können, ihm durch das Anknüpfen an einen denkbaren Hintergrund auf den Weg zu helfen. »Ich habe den Eindruck, dass du ein Mann bist, der früh gelernt hat, für sich selbst zu sorgen, und dass du nicht viel Erfahrung damit hast, über deine Gefühle und dein Innenleben zu sprechen?«

Der Punkt ist: Auch wenn man sagen könnte, dass es gute Gründe geben muss, hat es eine viel größere Wirkung, wenn diese von Jørgen selbst – in seinen eigenen Worten und in Anwesenheit der ihm am nächsten stehenden Menschen formuliert werden. Diese erhalten so einen wertvollen Einblick in seine Persönlichkeit und eine Möglichkeit, ihn von nun an mit neuen Augen zu sehen und ihm neu zu begegnen.

Der wichtigste Fokus in der erlebnisorientierten Familientherapie ist die aktuelle Situation mit den Menschen und der jeweiligen Dynamik zwischen ihnen. In diesem Sinne gibt es nur das Hier und Jetzt, mit dem man gut arbeiten kann. Wir bezeichnen das als den Vorrang des Erlebens, und das Gesagte trifft unserer Meinung nach auch dann zu, wenn man über Erlebnisse aus der Vergangenheit spricht – oder versucht, sich auf eine Situation in der Zukunft vorzubereiten.

Die Qualität des aktuellen Dialogs entscheidet, ob man sich als die Person, die man ist, verstanden, respektiert und gesehen fühlt. Wir sehen diesen Punkt als zentrale Voraussetzung, um in Übereinstimmung mit sich selbst sein und handeln zu können.

Sich selbst – gemeinsam mit seinen Nächsten – näher zu kommen, ist wichtig für den konkreten Kontext, in dem man sich gerade befindet. Es bewirkt Veränderungen im Kontakt und in der Dynamik, und es ermöglicht Veränderungen im ganzen System, weil alle Beteiligten jetzt die neuen Aspekte der einzelnen Person sehen und sich dazu verhalten müssen. Auf diese Weise arbeitet die Einzelperson für die Gemeinschaft, und ein neuer Prozess wird in Gang gesetzt.

Dies kann gleichzeitig zu einer therapeutischen Verarbeitung von früheren Situationen führen, in denen es der jeweiligen Person nicht möglich war, im Kontakt mit anderen sie selbst zu sein. Frühere Situationen, in denen man sich zurückgezogen hat und zu vermeiden gelernt hat, sich selbst auszudrücken und zu sich selbst zu stehen, können durch die Gegenwart ein Gegengewicht bekommen, und es kann das Vertrauen entstehen, dass Veränderung möglich ist und dass die Vergangenheit so einen Teil der Fesseln lösen kann, die sie um die persönlichen Möglichkeiten gelegt hat. Es entstehen neue Möglichkeiten, sich umzuentscheiden und anders zu handeln – und nicht mehr auf die Handlungs- und Ausdrucksmöglichkeiten, die in früheren Beziehungen Raum und Akzeptanz bekamen, begrenzt zu sein. Wenn wir über die Bedeutung von Bindungsmustern sprechen, ist es eben ein wichtiger Punkt, dass es möglich ist, neue Erfahrungen von größerem Vertrauen und mehr Gegenseitigkeit in den nahen Beziehungen zu schaffen. Für Jørgen bedeutet das, dass er in seiner jetzigen Familie einen größeren Spielraum geschaffen hat. Es gibt Seiten von ihm, die er nicht länger verbergen beziehungsweise von denen er nicht länger ablenken muss. Kurz, er kann mehr so, wie er ist, anwesend sein, und die anderen bekommen einen vollständigeren und differenzierteren Menschen für die Gemeinschaft.

Den Fokus wieder auf die Familie verlagern

Nach der individuellen Arbeit muss eine Verschiebung zurück auf den ursprünglichen Fokus erfolgen – so dass man verfolgen kann, wie die Interaktion in der Familie in Folge aussieht. Es ist insbesondere wichtig, inwieweit die gerade abgeschlossene Intervention in dem Nachfolgenden aufgenommen wird, also inwieweit die übrigen Mitglieder der Familie in der Lage sind, die Veränderung in der Interaktion nachhaltig zu integrieren.

Alle Familien, Beziehungen und Systeme tragen erhaltende Kräfte in sich, die daran arbeiten, das Bestehende aufrechtzuerhalten. Das bedeutet, dass die Familie trotz des Bedürfnisses und der Sehnsucht nach Veränderung auch einen gewissen Widerstand beziehungsweise Zurückhaltung gegenüber Veränderungen fühlt. Die Sicherheit des Bekannten hat etwas Fesselndes, und gleichzeitig bedeutet sie Begrenzung und Schwierigkeit, wenn man als ein Teil des Systems ausbrechen will.

Hier liegt eine zentrale Chance der Familientherapie. Die Therapeutin kann gemeinsam mit der Familie die aufrechterhaltenden Kräfte entdecken und mit ihnen arbeiten – genau in dem Moment, in dem sie ihre Wirkung zeigen. Die Muster, die gebrochen werden sollen, werden durch die Beiträge mehrerer Personen aufrechterhalten, und jede für sich muss herausfinden, worin ihre jeweiligen Beiträge bestehen und welche Möglichkeiten es gibt, diese zu verändern.

Man kann sagen, dass diese Phase des Gesprächs nicht direkt das Problem, zu dem die Familie sich Hilfe wünschte, behandelt hat. Gleichzeitig hat die Arbeit zwischen Jørgen und dem Therapeuten die Voraussetzungen für die weitere Arbeit geschaffen. Dass er seiner neuen Familie auf diese Weise Seiten von sich zeigte, die sie bisher nur geahnt hatte, gab ihm einen Platz und eine Bedeutung, die das weitere Gespräch erheblich beeinflussten. Er wurde aktiver, nachdenklicher und aufmerksamer, und seine nachfolgenden Äußerungen wurden von den übrigen Familienmitgliedern mit einer neuen Aufmerksamkeit aufgenommen.

Es war nicht möglich, direkt mit der Beziehung der Kinder zu ihrem Vater zu arbeiten, doch durch die Arbeit des Stiefvaters schuf er für sich und seine Stiefkinder die Möglichkeit, dass er für sie ein zugänglicher erwachsener Mann werden konnte, der auch aufgrund seiner eigenen Erfahrungen als Vater von Kindern, mit denen er nicht zusammenlebte, große Bedeutung für sie bekommen konnte – auch in Hinblick auf ihre Beziehung zu ihrem leiblichen Vater.

Die Arbeit mit der aktuellen Situation – dass die Individuen in der Familie keinen wirklichen emotionalen Kontakt hatten – hatte Auswirkungen auf eine anhaltende und ungünstige Dynamik innerhalb der Familie. Die Arbeit mit der aktuellen Interaktion hatte zur Folge, dass ein zentrales Muster gebrochen und durch ein anderes ersetzt wurde. Das bedeutete, dass der Familie insgesamt mehr Ressourcen zur Verfügung standen, um mit den Schwierigkeiten umzugehen, mit denen sie weiterhin zu kämpfen haben würden.

Das nachfolgende Gespräch mit der Familie

Nach etwa einem Jahr wünscht sich die Familie ein weiteres Gespräch. Wie beim ersten Gespräch sind alle vier anwesend. Die erste Änderung, die sich zeigt, ist, dass es diesmal die Erwachsenen sind, die das Gespräch einleiten. Sie erzählen, dass der Kontakt zwischen ihnen mehr und besser geworden ist. Beide reden von selbst und erzählen davon, wie sie seit dem letzten Mal mehr miteinander sprechen und eine größere Vertrautheit gefunden haben. Der Stiefvater erzählt davon, wie er sich einen neuen und aktiveren Platz in der Familie geschaffen hat, was man auch daran merkt, dass er Reaktionen zeigt, wenn andere sprechen. Er ist im wahrsten Sinne des Wortes ganz vorn mit dabei. Die Kinder erzählen, dass sie immer noch ein problematisches, frustrierendes und konfliktbeladenes Verhältnis zu ihrem Vater haben, aber dass dieses nicht mehr so viel Raum einnimmt, weil es jetzt für sie leichter geworden ist, innerhalb der Familie darüber zu sprechen. Gleichzeitig geben sie ihrem Wunsch nach noch mehr Nähe und Kontakt miteinander Ausdruck. Natürlich wurde bei dem einen Gespräch nicht alles gelöst, aber die Familie hat neue Möglichkeiten entdeckt, hilfreich füreinander zu sein.

Alle familientherapeutischen Gespräche bedeuten, dass man Prioritäten setzen und Entscheidungen treffen muss. Es wird immer andere Wege geben, die man mit gleicher Berechtigung hätte gehen können und auf die eine andere Therapeutin zusammen mit der Familie vielleicht hätte kommen können. Ausschlaggebend ist, dass die Entscheidungen bewusst und gemeinsam mit der Familie getroffen werden – auf Grundlage eines Verständnisses, das für die Familie auch Sinn macht. Unabhängig von dem Inhalt, mit dem man arbeiten möchte, gibt es einige grundlegende therapeutische Absichten. Sie liegen auf der Prozessebene und haben vorbeugende Bedeutung in Bezug auf das weitere Zusammenleben der Familie.

Die Therapie selbst sollte möglichst mehr Handlungsmöglichkeiten und mehr Vertrauen in Bezug auf das, was die Familie in Zukunft selbst schaffen kann, aufbauen. Es geht um eine Verbesserung der Kommunikationsmöglichkeiten, um so sicherzustellen, dass die einzelnen Familienmitglieder gegenüber sich selbst und den anderen klarer werden. Zu dieser größeren Klarheit gehört auch die Verdeutlichung der verschiedenen Rollen und Verantwortlichkeiten der Generationen innerhalb der Familie. Es ist wichtig, den Erwachsenen dabei zu helfen, die notwendige Führung in der Familie wieder übernehmen zu können.

THEORETISCHE WURZELN UND INSPIRATIONS-QUELLEN

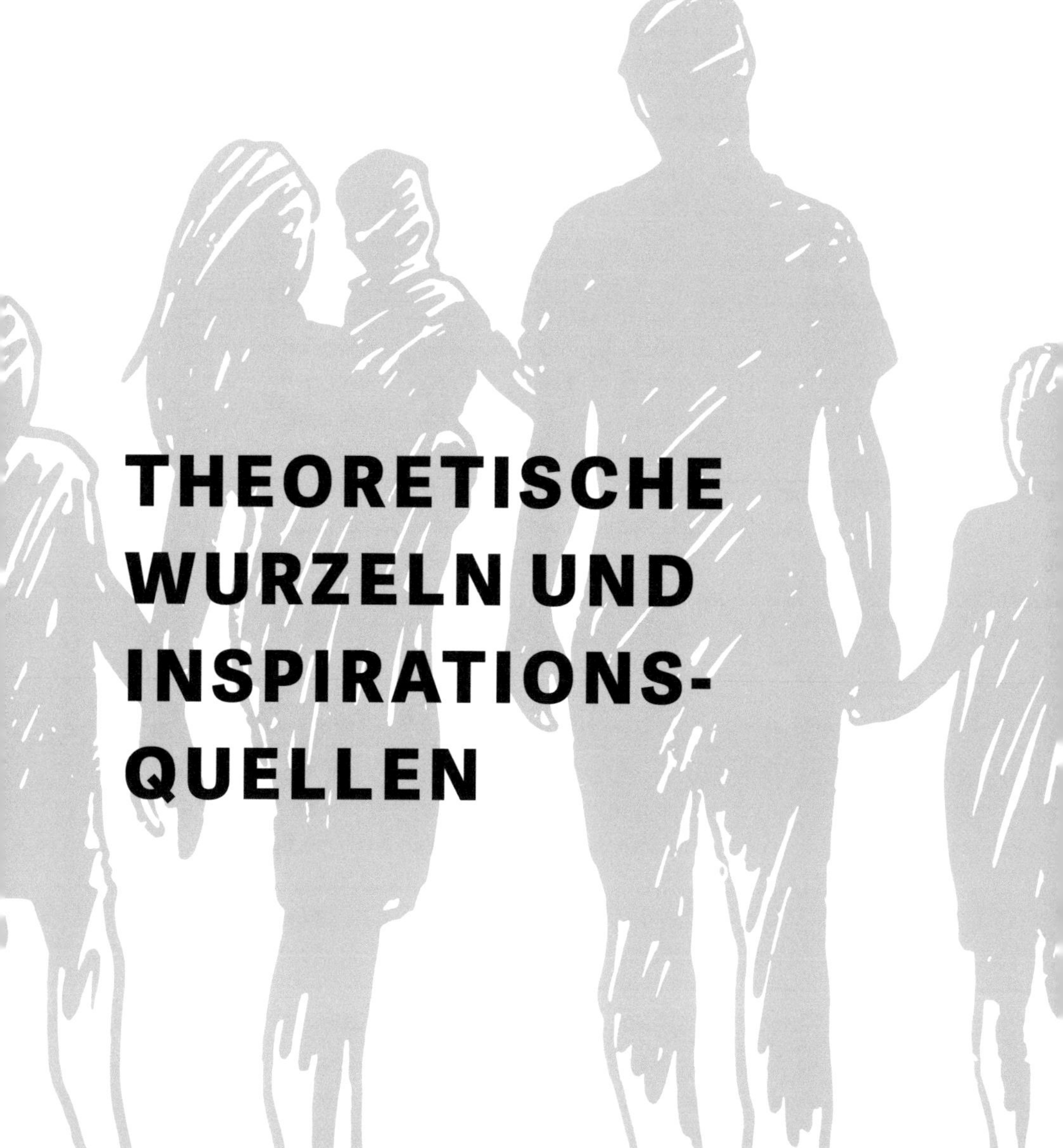

Das Dänische Institut für Familientherapie (DFTI) bildet in Dänemark seit 2010 erlebnisorientierte Familientherapeutinnen aus. Die Autorinnen und ein großer Teil der aktuellen Gruppe von Lehrkräften am DFTI haben die Entwicklung der Therapieform in den letzten fünfundzwanzig bis fünfunddreißig Jahren mitgestaltet. Historisch gesehen war es die Gründung des Kempler Instituts im Jahr 1979, die sowohl für die Ausbildung von erlebnisorientierten Familientherapeutinnen als auch für die generelle Entwicklung von Erfahrungen innerhalb der Arbeit mit Familien maßgeblich war. Walter Kempler war Namensgeber und gemeinsam mit Jesper Juul, Mogens A. Lund und Lis Keiser Gründer des Instituts.

Mitte der siebziger Jahre gab es in Dänemark keine wirkliche Psychotherapie-Ausbildung. Kempler bot, wie viele andere auch, kürzere Seminare an, bei denen es vor allem um persönliche Entwicklung ging. Diese Zeit und ihre Strömungen waren generell von sehr intensiven und emotionsgeladenen Seminaren geprägt, in denen genau dies – die eigenen Gefühle gemeinsam mit anderen auszuleben – im Fokus stand. Die Lust, mit sich selbst und anderen zu experimentieren und auf diese Art neue Wege in den Interaktionen zwischen Menschen zu entdecken, war ein wesentlicher Bestandteil der Anfänge des Kempler Instituts und damit auch Ausgangsposition für die Entwicklung der erlebnisorientierten Familientherapie in Dänemark.

Die erlebnisorientierte Familientherapie hat ihre Wurzeln zuallererst in der humanistisch-existenzialistischen Therapietradition. Wir stützen uns auf die großen Pionierinnen und Praktikerinnen wie Carl Rogers, Fritz Perls und Gregory Bateson, um nur einen Teil der alten Vorkämpferinnen des Fachs zu erwähnen. Wir möchten auch darauf hinweisen, dass Kommunikations- und Systemtheorien ihren Einfluss auf die psychodynamischen Grundverständnisse, die ein wesentlicher Teil unseres Denkens sind, gehabt haben – zum Beispiel Konzepte wie das Unbewusste, Abwehr und Übertragung. Zeitgenössische Autorinnen und Praktikerinnen wie Irvin D. Yalom und Anne-Lise L. Schibbye sind aktuelle Inspirationsquellen. Wir spüren eine Verwandtschaft mit neueren therapeutischen Zugängen wie der neuroaffektiven Psychotherapie (Hart), der auf Mentalisierung basierenden Therapie (Allen, Fonagy) und der emotionsfokussierten

Therapie (Greenberg). Wie sich zeigen wird, haben unsere Inspirationsquellen eine große Bandbreite. Wir waren und sind weiterhin damit beschäftigt, uns von Beiträgen aus der Theorie und Forschung inspirieren zu lassen, solange sie mit unserer grundlegenden Sichtweise und unseren Werte übereinstimmen. Im Folgenden werden wir versuchen, einen kurzen historischen Überblick über den Rahmen und die primären theoretischen Voraussetzungen für die Entwicklung der erlebnisorientierten Therapie in Dänemark zu geben.

Ein wichtiger Faktor sowohl bei der Entwicklung des Kempler Instituts als auch bei der Entwicklung der Therapieform war von Beginn an das Bestehen auf einem interdisziplinären Ansatz. Sowohl die Gruppe von Lehrkräften als auch die Studierenden repräsentierten von Anfang an unterschiedliche Fachrichtungen. Walter Kempler war Psychiater, Jesper Juul war Lehrer und arbeitete in Wohneinrichtungen, Mogens A. Lund war Kinderpsychiater und Lis Keiser war Sozialarbeiterin. Etwas später gehörten auch Psychologinnen und Pädagoginnen zu der Gruppe von Lehrkräften.

Die Betonung darauf, dass die Familientherapie eine interdisziplinäre Disziplin war, trug dazu bei, dass die Familiensicht innerhalb verschiedener Berufsgruppen und in Arbeitskontexten sowohl im sozialen als auch im gesundheitlichen Bereich zur Anwendung kam. Das Institut entwickelte nach und nach eine Beratungs-Abteilung, die Aufgaben aus einer großen Bandbreite öffentlicher Bereiche übernahm. Kern der Beratung war die Arbeit aus einer familien- und beziehungsorientierten Denkweise heraus – im Gegensatz zu einem auf das Individuum fokussierten und diagnostischen Ansatz.

Die Therapeutinnen-Ausbildung beinhaltete von Anfang an direkte Supervision als primäre Unterrichtsform. Es war und ist noch immer ein wesentlicher Teil des Trainings, dass die Studierenden im Laufe der Übungstherapien offene Anleitungen bekommen, die sie direkt umsetzen können (siehe Kapitel *Training unter direkter Supervision*). Diese Arbeitsform hat zur Folge, dass der Unterricht auch in didaktischer Hinsicht erlebnisorientiert ist. Von den großen pädagogischen Vorteilen abgesehen, die diese Arbeitsform für das Lernen der Studierenden hat, trägt sie auch dazu bei, die Arbeit der Therapeutin für die Familie transparent zu machen. Die offene Anleitung gibt der Familie die Möglichkeit, die fachlichen Überlegungen zu verfolgen und ruft ihnen gleichzeitig in Erinnerung, dass es nicht nur eine professionelle Wahrheit über ihre Familie gibt, sondern mehrere.

Jesper Juul erzählt in einem Interview über die Geschichte des Kempler Instituts, dass es in den ersten Jahren vor allem darum ging, sich von allen möglichen Orten Inspiration zu holen, Erfahrungen zu machen und sich auszuprobieren (das Interview von Britt Lyneborg Lassen, d.14–15/11 2016 ist nicht veröffentlicht). Die Gruppe von Lehrkräften war ein wichtiges Forum für die Entwicklung der Therapieform und des Unterrichts. Die Gruppe traf sich regelmäßig und tauschte und probierte Ideen und Gedanken aus. Obwohl Walter Kempler selbst sich nicht damit befasste, Theorien anderer miteinzubeziehen, gab es von Anfang an einen regen Austausch und die Einbeziehung anderer Autorinnen und Theorien. Jesper Juul erwähnt unter anderem Tony Manocchio und Virginia Satir als ausgezeichnete Vertreterinnen der Arbeit mit Familien; ihre Arbeiten waren insbesondere bei Sozialarbeiterinnen in Dänemark zunehmend verbreitet.

Der Kernpunkt der Arbeit am Kempler Institut bestand darin, den Familien so authentisch und persönlich wie möglich zu begegnen. Dieser praxisorientierte Zugang ist weiterhin ein Merkmal des DFTI, in dem die Studierenden dadurch lernen, dass sie miteinander und mit den Familien, die in die offene Klinik kommen, trainieren und praktizieren.

In der Theorie haben wir unseren Ausgangspunkt bei der humanistisch-existenziellen Tradition genommen – hier waren Carl Rogers und Fritz Perls eine große Inspiration. Sie sind die Begründer ihrer jeweiligen Therapietradition: der klientenzentrierten Therapieform und der Gestalttherapie. Beide sind in den fünfziger Jahren in den USA in den Vordergrund getreten und haben die Psychotherapie der Nachwelt maßgeblich geprägt. Viele zeitgenössische amerikanische und dänische Psychotherapeutinnen beschreiben denn auch, wie

Rogers' humanistischer Zugang einen entscheidenden Einfluss auf ihre Haltung und ihre Praxis gehabt hat (Hougaard, 2006; Sommerbeck und Larsen, 2011).

Rogers' Ziel war die Selbstaktualisierung des einzelnen Menschen – die Selbstentfaltung und die Verwirklichung seiner persönlichen Möglichkeiten. Diese Selbstaktualisierung wurde durch eine Interventionsform gefördert, die akzeptierend und nicht steuernd war.

Absolut zentral sind seine sogenannten Grundhaltungen als Bedingungen für therapeutische Veränderung: die Kongruenz oder Authentizität der Therapeutin, die bedingungslose Akzeptanz von Seiten der Therapeutin und schließlich das empathische Verstehen der Therapeutin (Rogers, 1951). Diese Bedingungen für Veränderung sind unserer Meinung nach ein Ausdruck für grundlegende Werte im therapeutischen Prozess, die nie an Aktualität verlieren und mit denen es wichtig ist, kontinuierlich zu arbeiten.

Perls war, wie bereits erwähnt, der Begründer der Gestalttherapie. Der Fokus der Gestalttherapie lag darauf, konfliktreiches individuelles Material ans Licht zu bringen und es der Klientin zu ermöglichen, mit sogenannten unabgeschlossenen Gestalten abzuschließen. Sowohl Rogers als auch Perls waren an dem aktuellen Erleben der Klientinnen interessiert, und insbesondere Perls beschrieb die Bedeutung von Prozessen im Hier und Jetzt. Obwohl ihre Denkweisen viele Ähnlichkeiten aufwiesen, waren ihre Methoden sehr unterschiedlich. Wo Rogers persönlich zurückhaltend und nicht steuernd war, war Perls' Interventionsform in hohem Maße steuernd. Die wohl bekannteste Methode ist der sogenannte heiße Stuhl. Die Klientin wechselt während der Therapie mehrmals den Stuhl. Die Stühle stellen verschiedene Seiten der Klientin oder Menschen, mit denen sie in Konflikt ist, dar. Indem die Klientin die verschiedenen Positionen einnimmt, werden ihr ihre Konfliktbereiche deutlicher, so dass sie diese emotional verarbeiten kann. Walter Kempler war zuerst bei Perls in Therapie und arbeitete danach viele Jahre am Ausbildungszentrum Esalen in Kalifornien.

Rein methodisch nahm Kempler jedoch mehr und mehr Abstand von der Gestalttherapie. Er kritisierte Perls, sich als Therapeut zu distanziert und technisch zu verhalten, und wurde selbst zum Fürsprecher für die Selbsteinbindung der Therapeutin im therapeutischen Prozess. Kempler ging weit in seinen Bestrebungen, als Therapeut persönlich und authentisch zu sein. Seine sogenannten Selbstoffenbarungen und das Insistieren auf vollständigen Botschaften aller Beteiligten, kombiniert mit seinen scharfen Beobachtungen, schafften zahllose Konfrontationen, die die Betroffenen oft als Augenöffner und manchmal auch als erschreckend und grenzüberschreitend erlebten. Er beschreibt ein Beispiel für die Selbsteinbindung des Therapeuten:

> *»Du machst mich verdammt frustriert, John. Ich habe Lust, dir direkt ins Gesicht zu schreien, aber ich habe keine Lust, dass du dich dann einmauerst, wie du es die anderen Male, wenn ich mir Luft verschafft habe, getan hast. Es ist die Hölle, dich hier sprachlos sitzen zu sehen und nicht in der Lage zu sein, dir zu helfen. Ich weiß bei Gott nicht, was ich jetzt tun soll. Kannst du mir helfen?«*
>
> (2007, S. 119, übersetzt von T. M.)

Das Beispiel illustriert sowohl Kemplers kompromisslosen, direkt persönlichen Stil als auch sein Engagement, hilfreich zu sein. Heutzutage würde das Beispiel zweifellos auch zu Reflexionen über die Gegenübertragungen des Therapeuten führen.

Kempler hielt an der Arbeit mit den Hier und Jetzt-Prozessen fest und erweiterte nicht zuletzt die Perspektive von der Arbeit mit nur einzelnen Klientinnen auf die Arbeit mit den aktuellen Beziehungen in der Familie. Über die Jahre hat er immer wieder auf seine grundsätzliche Sichtweise hingewiesen, dass in Wirklichkeit alle Therapien Familientherapien sind, weil alle Familienmitglieder beeinflusst werden und sie wiederum das Wohlergehen der einzelnen Person beeinflussen. Es ist vermutlich Ausdruck seiner damaligen Uneinigkeit mit Perls, dass er seine Therapieform in den siebziger Jahren umbenannte: von gestaltorientierter Familientherapie zu erlebnisorientierter Familientherapie (Kempler, 1974, 1986).

Virginia Satir hatte in den siebziger und achtziger Jahren durch zahlreiche Seminare einen großen Einfluss auf die Familienarbeit in Skandinavien. Wie Kempler hatte sie ihre Wurzeln in der Gestalttherapie, und wie er legte sie Gewicht auf das persönliche Engagement der Therapeutin. Beide hatten die grundlegende Sichtweise auf Menschen und auf Therapie gemeinsam: dass die Menschen ihr Bestes tun und dass für unsere Entwicklung das Wichtigste ist, wie wir mit unseren Problemen umgehen, und weniger die Probleme an sich.

Es gab auch völlig andere theoretische Rahmen als die genannten therapeutischen Strömungen, die zum Verständnis von Interaktionen beitrugen. Aus Kommunikations- und Systemtheorien abgeleitete Konzepte und Analysen wurden nach und nach zu einem mehr oder weniger expliziten Teil unser Auffassung.

Gregory Bateson (1972), der übrigens Ende der fünfziger Jahre mit Virginia Satir zusammenarbeitete, um in Palo Alto, Kalifornien, ein Institut für Familientherapie aufzubauen, führte das Konzept der Zirkularität ein. Zirkularität wurde zu einem Schlüsselkonzept innerhalb der systemischen Denkweise. Das führte zum Bruch mit der traditionellen positivistischen Wissenschaftstradition, die mit einem linearen Kausalzusammenhang, bei dem A B verursacht, operiert. Beispiel: Papa schimpft, weil der siebenjährige Henrik nicht zuhört. In der Praxis kann dieser kausale Zusammenhang auch umgedreht werden, also: Henrik hört nicht zu, weil Papa schimpft. Das lineare Denken ist also unzureichend, um Zusammenhänge in Beziehungen zu erfassen. In der zirkulären Denkweise können A und B einander zur gleichen Zeit verursachen und Folge voneinander sein.

Eine weitere Grundvoraussetzung für die Familientherapie im Allgemeinen ist der systemtheoretische Hinweis, dass ein System mehr ist als die Summe seiner Einzelteile. Im familientherapeutischen Zusammenhang bedeutet das, dass wir uns nicht darauf begrenzen können, Gefühle, Gedanken und Motive des einzelnen Familienmitglieds zu untersuchen, sondern dass wir uns die Kommunikation, die Beziehungen und die Kultur, die die Familie miteinander entwickelt hat, anschauen müssen. Hinzu kommt, dass die Familientherapeutin selbst ein Teil des Systems ist, das sie untersucht und zu dem sie sich verhält. So kann es sich beispielsweise bei dem Schweigen einer Mutter während einer Therapiesitzung sowohl um Unzufriedenheit oder mangelndes Vertrauen in Bezug auf die Therapeutin handeln als auch um Reaktionen auf ein anderes Familienmitglied. Das Familiensystem muss daher notwendigerweise erweitert werden, so dass in der komplexen Interaktion der Familientherapie auch die Therapeutin eingeschlossen wird.

Bateson und Watzlawick haben mehrere grundlegende kommunikationstheoretische Konzepte beigesteuert, auf die sich spätere Autoren bezogen und die sie weiterentwickelt haben. Sie haben sich insbesondere damit befasst, zwischen der verbalen und der nonverbalen Ebene der Kommunikation zu unterscheiden, das heißt zwischen der Botschaft an sich und der Körpersprache, der Mimik und dem Tonfall. Die Autoren sehen die beiden Formen als parallel an, und die Interpretation der gesamten Botschaft als abhängig von einem dritten Aspekt, nämlich dem Kontext. Der Kontext liefert den Verständnisrahmen, innerhalb dessen die Botschaft zu verstehen ist. Botschaften und Ereignisse bekommen durch ihren Rahmen einen Sinn. Die Aussage »Er ist verrückt«, wird völlig unterschiedlich verstanden, je nachdem, ob der Kontext ein scherzhaftes Gespräch zwischen Freundinnen ist oder eine Bemerkung zwischen Kolleginnen in einer psychiatrischen Abteilung.

Kein Ereignis ist selbsterklärend. Allem wird ein Sinn beigemessen. Dieser Sinn ist subjektiv und für die Entscheidungen und Handlungen des einzelnen Menschen entscheidend. Das Interesse der frühen Kommunikationstheoretikerinnen beispielsweise an dem Konzept des Kontextes hängt mit der Beschäftigung der Existenzpsychologie mit Sinn, Entscheidung und Verantwortung zusammen. In der erlebnisorientierten Therapieform arbeiten wir auch heute noch damit, Sinn zu finden und so die Perspektive der einzelnen Person und somit auch die der Gemeinschaft zu erweitern. Auch Sterns spätere Forschung zu Mikroprozessen in der Therapie basiert auf diesen frühen Kommunikationstheoretikerinnen.

Die Entwicklung der Familientherapie in Europa in den siebziger und achtziger Jahren war in hohem Maße von miteinander konkurrierenden Schulen geprägt, die jede für sich für ihre Richtung brannten und deren Pionierinnen waren. Ihnen gemeinsam war, dass sie zuallererst an den Beziehungen innerhalb der Familie interessiert waren und nicht an dem individuellen, innerpsychischem Konfliktstoff. Sie werden gewöhnlich in drei Schulen unterteilt: den strategischen Ansatz (Watzlawick, Haley), den strukturellen Ansatz (Minuchin, Haley) und den systemischen Ansatz beziehungsweise das Mailänder Modell (Palazzoli, Boscolo). Hinzu kam die historische oder sogenannte generationsübergreifende Richtung, deren wichtigster Repräsentant Bowen war.

In Dänemark wurde es die systemische Richtung, die am meisten Gehör fand. In jüngerer Zeit – oder wie Hårtveit und Jensen (2008) es nennen, in der zweiten Welle der Geschichte der Familientherapie – wurden die obengenannten Schulen größtenteils vom Sozialkonstruktivismus und von der narrativen Therapie abgelöst.

Der erlebnisorientierte Ansatz unterscheidet sich von den obengenannten Schulen in den Methoden und aufgrund der gemeinsamen Schwerpunktlegung jener Schulen auf die Neutralität oder Objektivität der Therapeutin. Unsere Haltung war und ist es, dass die persönlichen Reaktionen der Therapeutin immer ein aktives Element sein werden, mit dem wir umgehen müssen und das den therapeutischen Prozess fördern kann – im Gegensatz zu dem Anstreben von Objektivität und Neutralität. Die von den systemorientierten Schulen entwickelten Analysen der Familiendynamik waren jedoch sehr inspirierend und wurden mit der Zeit gemeinsames Gedankengut. Minuchins Beobachtungen zu den Subsystemen, Grenzen und Allianzen der Familie sind beispielsweise in der Analyse der Familiendynamik gut anwendbar. So wie auch seine grundlegende Idee sehr mit unserem heutigen Denken übereinstimmt: »Familientherapie ist ein Weg, Menschen dazu anzuleiten, einander zu heilen.« (Dansk Psykolog Nyt, 17, 2019, S. 14, übersetzt von T. M.) Nicht zuletzt ist auch seine experimentierende, neugierige, offene, sozial engagierte und manchmal provokante Art sehr inspirierend.

Bowens Interesse für den Zusammenhang zwischen der aktuellen Familie und der Ursprungsfamilie der Eltern war ein Eckpfeiler der generationsübergreifenden Familientherapie. Wir haben bereits in mehreren Zusammenhängen über die Bedeutsamkeit der Ursprungsfamilie und auch über Bowens Konzept der Differenzierung des Selbst, das im familiendynamischen Zusammenhang nach wie vor große Bedeutung hat, geschrieben.

Nicht zuletzt ist Bowen Urheber der Theorie der Triangulierung, also der Theorie, dass die Spannung zwischen zwei Personen gemindert wird, indem der Fokus auf eine dritte Person verlagert wird. Das sieht man zum Beispiel oft in Familien, in denen die Eltern vermeiden, ihre gegenseitigen Konflikte anzugehen, und stattdessen gemeinsam auf die Schwierigkeiten mit einem der Kinder fokussieren.

Bowens Betonung der Bedeutung der Ursprungsfamilie für das Zusammenspiel in der aktuellen Familie ist inzwischen durch die Bindungsforschung weitgehend ergänzt und differenziert worden. Bowlbys Bindungstheorie hat die Grundlage für die weitere Erforschung der Bedeutung der Bindung gebildet. Sterns umfangreiche Schriften waren in vielerlei Hinsicht bahnbrechend, sowohl innerhalb der Entwicklungspsychologie als auch für das Verständnis therapeutischer Prozesse. Seine Analogie zwischen der Affektabstimmung in der Mutter-Kind-Beziehung und in der Beziehung zwischen Therapeutin und Klientin hat das Bewusstsein für die sogenannten unspezifischen Faktoren beziehungsweise für die besondere Qualität der therapeutischen Allianz sehr erhöht. Neuere Forschung im Bereich der Neurowissenschaften trägt ebenfalls zum Verständnis der Prozesse in der Bindung zwischen Eltern und Kindern und auch zum Verständnis des therapeutischen Prozesses bei. Die Entdeckung der Spiegelneuronen ist hier wohl das bekannteste Beispiel. Wie bereits erwähnt, wurden die genannten Theorien mit der Zeit zu einem integrierten Teil der Denkweise innerhalb der erlebnisorientierten Familientherapie.

Im damaligen Kempler Institut trugen mehrere der Lehrkräfte mit Lehrbüchern bei, die schon früh ein Teil der Unterrichtsgrundlagen wurden. Mogens Lund und Lis Keiser schrieben zum Beispiel über Supervision und Beratung sowie über Trauer und Krise. Und Jesper Juuls umfassendes Werk wurde bahnbrechend für das Verständnis der Bedeutung der Familie für die Entwicklung und das Wohlergehen des einzelnen Menschen. Es ist weiterhin ein wichtiger Teil des Lehrplans am DFTI. Insbesondere das Buch *Dein kompetentes Kind* wurde zu einem Meilenstein in der pädagogischen Debatte sowohl in Dänemark als auch in vielen anderen europäischen Ländern. Juuls Arbeitsmethode besteht, wie er selbst sie beschreibt, darin, erst die Wirklichkeit zu erfahren und danach die Theorie zu bilden – das wird auch als Praxistheorie bezeichnet.

Er betrachtet unsere Therapieform als in erster Linie auf Prinzipien und Werten basierend – diese können dann durch Theorie und Forschung untermauert und angepasst werden. Das Besondere an der erlebnisorientierten Familientherapie ist, dass die Werte der gesunden Familie und die der Familientherapie sich überschneiden. In seinem Buch *Was Familien trägt* (2006) beschreibt er diese Werte als Gleichwürdigkeit, Integrität, Authentizität, Verantwortlichkeit, Gemeinschaft und die Führung der Erwachsenen. Statt die Aussagen der Familie zu reproduzieren oder in Fachsprache zu übersetzen, ist Jesper Juul dafür, eine persönliche Sprache zu entwickeln, in der eine höchstmögliche Übereinstimmung zwischen dem im Innen erlebten und dem äußeren Ausdruck besteht. Das bedeutet eine gemeinsame Sprache für die Familie und die Familientherapeutin.

Neben Jesper Juul sind die wichtigsten zeitgenössischen Autoren, auf die wir uns im Unterricht am DFTI beziehen, Anne-Lise L. Schibbye und Irvin D. Yalom. Schibbye war viele Jahre Dozentin und Wissenschaftlerin an der Universität Oslo. Ihr Ausgangspunkt ist somit die theoretische und akademische Welt, die sie mit der klinischen Praxis kombiniert. Gemeinsam mit ihrer Kollegin Berit Bae hat sie das Konzept der Anerkennung entwickelt und in hohem Maße dazu beigetragen, dass dieses sowohl in der therapeutischen Welt als auch in vielen Formen pädagogischer Arbeit Anwendung findet. Wie es oft passiert, hat die große Verbreitung jedoch auch eine Verzerrung beziehungsweise eine Vereinfachung der Intention hinter dem Konzept bewirkt – so wird Anerkennung in manchen Zusammenhängen mit positivem Feedback und Lob verwechselt. Schibbye selbst ist sich dieser Verdinglichung des Konzepts – dass es zu einem Verhalten mit einer bestimmten Absicht wird, statt zu einer Grundhaltung in einer Subjekt-Subjekt-Beziehung – bewusst. Für Schibbye ist Anerkennung Ausdruck einer Grundhaltung und einer Seinsart – oder wie sie es ausdrückt: »Anerkennung sollte in der Luft liegen, die wir in der therapeutischen Beziehung einatmen.« (2010, S. 14, übersetzt von T. M.)

Schibbye liefert mit ihrem dialektischen Beziehungsverständnis einen wesentlichen Beitrag zur Entwicklung der erlebnisorientierten Familientherapie. Als Forscherin hat sie einen explizit metatheoretischen Ausgangspunkt, der auf einer existenzialistischen Sicht auf den Menschen beruht. Sie unterscheidet zwischen der menschlichen Existenz (wir sind, wir erleben) und der Essenz (was wir sind). Existenz kommt vor Essenz, »wir sind« kommt vor »wer wir werden«. Das Bewusstsein der eigenen Existenz bedeutet, dass der Mensch über sein Leben und seine Handlungen reflektieren und so Entscheidungen treffen kann. Die Entwicklung des Einzelnen oder des Selbst geschieht in der Beziehung zu anderen. Das dialektische Beziehungsverständnis differenziert das erwähnte zirkuläre Interaktionsverständnis, indem es verdeutlicht, wie die Beziehung wechselseitig interagiert. Beide Parteien schaffen sich gegenseitig und setzen sich gegenseitig voraus, daher ist es nicht möglich, die einzelne Person als unabhängig von der anderen und von der gemeinsamen Beziehung zu verstehen. Bae (1999) formuliert es sehr schön auf folgende Weise:

> *»Was ich gegen dich tue, tue ich eigentlich gegen mich selbst, weil ich mit meinem Verhalten die Voraussetzung für die Art von Antwort, die ich von dir bekomme, schaffe. Und das, was ich gegen mich selbst tue, tue ich eigentlich gegen dich, weil meine Art, mit mir selbst umzugehen, die Voraussetzung für dein Verhalten schafft – für denjenigen, der du mit mir zusammen sein kannst.«*
>
> (S. 11, übersetzt von T. M.)

Bei dieser therapeutischen Veränderung geht es mehr um Entwicklung als um Problemlösung, für diesen Ansatz ist auch Irvin D. Yalom eine große Leitfigur. Yalom ist Professor und unterrichtet seit

1963 an der Stanford University in Kalifornien. Er hat ein umfassendes Werk verfasst und praktiziert nach wie vor als Psychotherapeut. Er wird als der Begründer der existenziellen Psychotherapie, die die Grundlage seiner Schriften bildet, angesehen. Es ist bezeichnend, dass seine Praxis als Therapeut das Fundament seiner Schriftstellerei bildet.

Viele seiner Bücher sind direkte Erzählungen aus seiner Praxis, in denen sowohl das Leben der Klientinnen als auch der Behandlungsverlauf unterhaltsam und fachlich erhellend geschildert werden.

Obwohl Yalom viele Jahre hindurch mit Gruppentherapie gearbeitet hat und einen Klassiker innerhalb dieses Gebiets geschrieben hat *(Inpatient Group Psychotherapy,* 1983), arbeitet er heute ausschließlich mit Einzelklientinnen. In dem genannten Buch über existenzielle Psychotherapie beschreibt er die vier Grundbedingungen des Lebens: den Tod, die Freiheit, die Isolation sowie die existenzielle Einsamkeit und Sinnlosigkeit. Die Beziehung zwischen der Therapeutin und der Klientin wird als die von Reisegenossen, die sich gemeinsam den großen existenziellen Fragen stellen, beschrieben. Inhalt der Therapiesitzungen sind oft alltägliche Themen, doch den Hintergrund bilden die allgemein menschlichen Bedingungen. Yalom sagt in einem Interview:

> *»(...) die Herausforderung für uns als Menschen besteht darin, wie wir zwischen dem Jetzt und dem Ende leben. Haben wir den Mut, innezuhalten und unsere Bedenken gegen das Leben, das wir jetzt leben, zu korrigieren? Haben wir den Mut, authentischer zu leben, was ein reicheres, aktiveres und zielgerichteteres Leben bedeutet? Wenn du lernen kannst, dich weniger auf die Auftritte zu konzentrieren, bist du nicht länger so sehr darauf bedacht, Dinge vor deinen Nächsten zu verheimlichen, oder so sehr darauf fokussiert, Fassaden aufrechtzuerhalten oder nach Bewunderung zu angeln. In gewisser Weise lässt die Aussicht auf den Tod die meisten dieser neurotischen Sorgen wegschmelzen; der Klient bekommt eine andere Perspektive auf sein Leben.«*
>
> (Psykologernes Fagmagasin, Nr. 3, 2015, S. 37, übersetzt von T. M.)

In Yaloms Beitrag zur erlebnisorientierten Familientherapie geht es also weniger um das Verständnis von Interaktionen oder um das Eingreifen in Familiendynamik als darum, wie Psychotherapien vor allem Gespräche über das Leben sind, die sich in und zwischen Menschen abspielen und bei denen die Therapeutin in erster Linie ein Mitmensch und eine gleichwürdige Gesprächspartnerin ist.

DANK

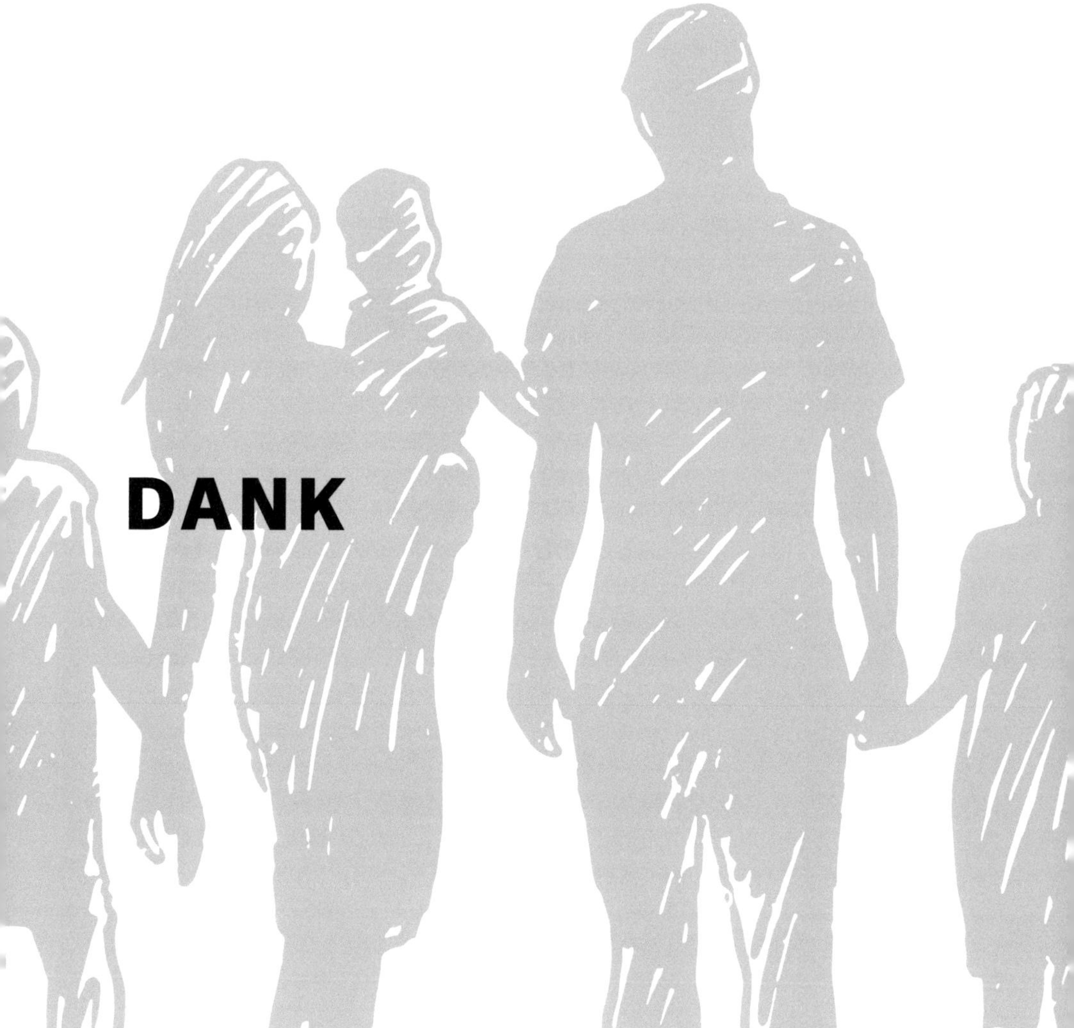

Obwohl wir die Autorinnen dieses Buches sind, haben viele andere Menschen dazu beigetragen, dass das Buch geschrieben werden konnte. An erster Stelle all die Studierenden, denen wir über die Jahre begegnet sind. Ihre genaue Zahl lässt sich nicht sagen, doch wir sprechen von Hunderten von erfahrenen Fachleuten, die sich seit Mitte der achtziger Jahre für die Ausbildung zur erlebnisorientierten Familientherapeutin entschieden haben. Wir sind zutiefst dankbar für das Vertrauen, dass ihr uns und unseren Kolleginnen entgegengebracht habt, und für die Erfahrungen, die wir aus dem Zusammensein und der Zusammenarbeit gewonnen haben. Ohne euch kein Buch.

Die Gründerinnen des ersten Instituts für Familientherapie in Dänemark, The Kempler Institute of Scandinavia, Walter Kempler, Jesper Juul, Mogens A. Lund und Lis Keiser, schafften den Rahmen dafür, dass sich die Gedanken in der Praxis weiterentwickeln konnten. Ihre zutiefst engagierte Pionierarbeit hat die Basis für dieses Buch geschaffen, und die Bücher von Jesper Juul sind nach wie vor eine große Inspirationsquelle für uns.

Über die Jahre haben wir mit vielen Kolleginnen zusammengearbeitet, die durch fachliche Diskussionen, Inspirationen und Unterrichtseinheiten einen hohen Beitrag geleistet haben. Wir können hier nicht alle erwähnen, möchten aber einen besonderen Dank an Marianne Reenberg richten, die seit mehr als fünfundzwanzig Jahren mit ihrem professionellen Scharfsinn zu der Entwicklung des Fachs und auch durch die enge Zusammenarbeit viel beigetragen hat. Helle Jensen und Kurt Rasmussen sind ebenfalls von großer Bedeutung für die Entwicklung der Familienarbeit im Allgemeinen sowie für den heutigen Stand der Familientherapie.

Besonderer Dank gilt auch der Gruppe der Lehrkräfte am Dänischen Institut für Familientherapie (Dansk Familieterapeutisk Institut, DFTI). Tausend Dank für unsere Freundschaft, den Zusammenhalt und für euer großes fachliches Engagement: Birgit Juhl, Grethe Vejs, Gerda Rasmussen, Pernille Hytte Bisgaard, Britt Lyneborg Lassen und Svend O. Andersen. Ohne unsere Gruppe hätte es das DFTI nicht gegeben.

Dank auch an unsere administrativen Mitarbeiterinnen, deren effektive und liebevolle Unterstützung das DFTI zusammen hält: Anne Juhl, Iben Grøn, Jette Buskbjerg und Kristoffer L. Jakobsen.

Dank an Marie-Louise Leth Jakobsen, die durch ihren Glauben und ihr besonderes Interesse an dem Projekt eine wichtige Impulsgeberin bei dem Schreibprozess war. Auch einen ganz besonderen Dank an Britt Lyneborg Lassen, die einsichtsvolles, professionelles Korrekturlesen und geduldige Prüfung des Textes beigesteuert hat.

Dank an Vækstcentret[4] und ganz besonders an Jes Bertelsen, der unter vielem anderen aufgezeigt hat, wie wertvoll es ist, mit Selbstreflexion, Gegenwärtigkeit und Empathie zu arbeiten.

Unsere Freundin Ninni Hindahl hat bei der Entwicklung des DFTI und bei dem Entstehen dieses Buches einen unschätzbaren Einsatz als Stütze und Inspiration geleistet.

Dank an den Gyldendal Verlag, repräsentiert durch die Redakteurinnen Mette Korsgaard und Nanna Wendt Sølvsteen, die uns während des gesamten Prozesses mit ihrer großen Erfahrung unterstützt und inspiriert haben.

Zu guter Letzt danken wir unseren Familien und Freundinnen, die uns phasenweise weniger gesehen haben, als uns lieb war, die uns aber trotzdem direkt und auch indirekt unterstützt haben.

Aarhus, 19. Mai 2017
Peter und Ruth

4 Anmerkung der Übersetzerin: *Das Vækstcentret* (Wachstumszentrum) ist eine von Jes Bertelsen gegründete Wohngemeinschaft in Nørre Snede, Dänemark, die sich mit persönlicher und spiritueller Entwicklung beschäftigt.

LITERATURLISTE

Allen, J.G.: *Mentalisering i tilknytningsrelationer.* Hans Reitzel, Kopenhagen 2014

Allen, J.G., Fonagy, P. & Slade, A.: *Mentaliseringsbaseret behandling i teori og praksis.* Hans Reitzels Forlag, Kopenhagen 2009

Andersen, I., m.fl.: *Psykoterapi og videnskabelighed.* Dansk Psykologforening, 2003

Bae, B. & Waastad, J.E.: *Erkjennelse og anerkjennelse.* Universitetsforlaget, Oslo 1999

Bateson, G.: *Steps to an Ecology of Mind.* Ballantine, New York, 1972

Belin, S.: *Relation før metode,* Akademisk Forlag, Kopenhagen 2010

Blatt, S.: *Polarities of Experience,* American Psychological Association, Washington DC 2010

Bowen, M.: *Family Therapy in Clinical Practice.* Jason Aronson Inc., Publishers, Lanham 1993

Bowen, M.: *The Origin of Family Psychotherapy.* Jason Aronson Inc., Publishers, Lanham 2013

Bowen, M.: *The Use of Family Theory in Clinical Practice.* Comprehensive Psychiatry, October 1966

Bowlby, J.: *A Secure Base: Clinical Applications of Attachment Theory.* Routledge, Abingdon 1988

Daniel, S.: *Relation og fortælling.* Samfundslitteratur, Frederiksberg C. 2012

Davidsen-Nielsen, M. & Leick, N.: *Den nødvendige smerte.* Socialpædagogisk Bibliotek, Hans Reitzels Forlag, Kopenhagen 2004

DuBois S.B.: »Examining remarriage«. *Journal of Divorce and Remarriage.* Haworth Press, Philadelphia 2007

Fog, J.: *Saglig med menneskelighed.* Hans Reitzel, Kopenhagen 1998

Fog, J. & Hem, L.: *Psykoterapi og erkendelse.* Akademisk Forlag, Kopenhagen 2009

Glistrup, K.: *Hvad børn ikke ved ... har de ondt af.* Hans Reitzels Forlag, Kopenhagen 2014

Glistrup, K.: *Snak om angst og depression med børn og voksne i alle aldre.* Psykinfo Forlaget, Risskov 2013

Hart, S.: *Den følsomme hjerne.* Hans Reitzels Forlag, Kopenhagen 2009

Hart, S. & Schwartz, R.: *Fra interaktion til relation – tilknytning hos Winnicott, Bowlby, Stern, Schore & Fonagy.* Hans Reitzels Forlag, Kopenhagen 2009

Hillgaard, L., Keiser, L. & Ravn, L.: *Sorg og krise.* Socialpædagogisk Bibliotek. Hans Reitzels Forlag, Kopenhagen 1984

Hougaard, E.: *Psykoterapi – teori og forskning.* Dansk Psykologisk Forlag, Kopenhagen 2006

Hårtveit, H. & Jensen P.: *Familien – plus en.* Klim, Aarhus 2008

Jacobsen, B.: *»Portræt af Yalom«. Psykolog Nyt,* 7, 2009

Jacobsen, C.H., Nielsen, J. & Mathiesen B.B.: »Faktorer i psykoterapeuters faglige udvikling – set i relationelle, udviklingspsykopatologiske og empiriske perspektiver«. *Psyke og Logos,* 31, 2010

Jensen, H., Bertelsen, J., Juul, J., Stubberup, M., Høeg, P. & Hildebrandt, S.: *Empati. Det der holder verden sammen.* Rosinante, Kopenhagen 2012

Johnson, S.: *Hold mig.* Mindspace, Kopenhagen 2015

Juul, J.: *Aggression.* Akademisk Forlag, Kopenhagen 2013

Juul, J.: *Bonusforældre, muligheder og faldgruber.* Apostrof, Kopenhagen 2010

Juul, J.: *Dagens mand & far.* Apostrof, Kopenhagen 2013

Juul, J.: *Dit kompetente barn,* Schønberg, Kopenhagen 1995

Juul, J.: *Familierådgivning – perspektiv og proces.* Schønberg, Kopenhagen 1998

Juul, J.: *Fat det nu forældre! Teenagere i familien.* Apostrof, Kopenhagen 2011

Juul, J.: *Førerulve,* Akademisk Forlag. Kopenhagen 2017

Juul, J.: *Her er jeg! Hvem er du?* Apostrof, Kopenhagen 1998

Juul, J.: *Kunsten at sige nej.* Apostrof, Kopenhagen 2006

Juul, J.: *Livet i familien.* Apostrof, Kopenhagen 2004

Juul, J. & Jensen, H.: *Pædagogisk relationskompetence.* Apostrof, Kopenhagen 2002

Juul, J. & Lauritsen, P.W.: *Samtaler med forældre, hverdagsliv i familien.* Apostrof, Kopenhagen 2009

Jørgensen, P.S., Sommer, D. & Dencik, L.: *Familier og børn i en opbrudstid.* Hans Reitzels Forlag, Kopenhagen 2008

Kabat-Zinn, J.: *Lev med livets katastrofer.* Kopenhagen. Dansk Psykologisk forlag, Kopenhagen 2014

Kabat-Zinn, J.: *Lige meget hvor du går hen er du der.* Borgen, Kopenhagen 2013

Kempler, W.: *Experiential Psychotherapy Within Families.* Brunner/Mazel Publishers, Inc., New York 1981

Kempler, W.: *Oplevelsesorienteret familieterapi.* Apostrof, Kopenhagen 2007

Kempler, W.: *Oplevelsesorienteret psykoterapi,* Apostrof, Kopenhagen 1983

Killen, K.: *Omsorgssvigt. Det teoretiske grundlag.* Hans Reitzels Forlag, Kopenhagen 2012

Killen, K.: *Omsorgssvigt. Praksis og ansvar.* Hans Reitzels Forlag, Kopenhagen 2012

Lund, M.: *Konsulentarbejde & supervision.* Schønberg, 1997

Madsen, A.D. (Red.): *Far, mor og skilsmissen. At være børnene i midten.* Dansk Psykologisk Forlag, Kopenhagen 2012

Manocchio, T. & Petitt, W.: *Families Under Stress.* Routledge, Abingdon 1975

Martensen-Larsen, O. & Sørrig, K.: *Forstå dit ophav og bliv fri.* Hekla, Kopenhagen 2003

Minuchin, M.: *Familieterapi – veje til udvikling og forandring. Munksgaard,* Kopenhagen 1998

Møhl, B. & Ejlersen, M.: *»Barndommens betydning«.* Psykiatrifonden, nr. 4, 2013

Nissen-Lie, H.A.: »Hva kjennetegner gode og mindre gode psykoterapeuter? Mellanrummet«. *Nordisk tidsskrift for barn og ungdomspsykiatri.* Oslo, 26, 2012

Nielsen, T.: »Forskningsnyt fra psykologien«. *Psykolog Nyt,* 13, 2008

Orlinsky, D.E. & Rønnestad, M.H.: *How Psychotherapists Develop,* American Psychological Association, Washington DC 2009

Ottesen, M.H.: *Analyse om udviklingen i familieretlige konflikter.* SFI notat, 2016

Ottesen, M.H.: *Delebørn i tal.* SFI rapport, 2012

Perls, F.S.: *Gestaltterapi.* Socialpædagogisk Bibliotek, Kopenhagen 1975

Rasmussen, A.: »Halv poet, halv detektiv«. *Psykologernes Fagmagasin,* 3, 2015

Rogers, C.: *The Carl Rogers Reader.* Houghton Mifflin Company, New York, 1989

Rogers, C.: *Client Centered Psychotherapy.* Boston: Houghton Mifflin, Boston 1951

Safran, J. D., Muran, J. C.: *Negotiating the Therapeutic Relationship.* New York, Guilford Press, 2000

Satir, V.: *Familieliv – liv i familien.* Munksgaard, Kopenhagen 1979

Schibbye, A-L L.: *Livsbevidsthed.* Akademisk Forlag, Kopenhagen 2007

Schibbye, A-L, L.: *Relationer.* Akademisk Forlag, Kopenhagen 2010

Schøn, D.: *Den reflekterede praktiker.* Klim, Aarhus 2001

Seidenfaden, K. & Draiby, P.: *Det levende parforhold.* Lindhardt og Ringhof, Kopenhagen 2007

Siegel, D.: The Developing Mind: *Toward a Neurobiology of Interpersonal Experience.* Guilford Press, New York 2015

Sommerbeck, L. & Larsen, A.B.: *Accept, empati og ægthed i psykoterapeutisk praksis.* Dansk Psykologisk Forlag, Kopenhagen 2011

Stern, D.N.: *De nuværende øjeblikke i psykoterapi og hverdagsliv.* Hans Reitzels Forlag, Kopenhagen 2004

Stern, D.N.: *Moderskabskonstellationen.* Hans Reitzel Forlag, Kopenhagen 1997

Stern, D.N.: *Spædbarnets interpersonelle verden.* Hans Reitzels Forlag, Kopenhagen 2006

Søndergaard, E.: »Mødet med Minuchin«. *Dansk Psykolog Nyt,* nr. 17, 2009

Sørensen, L.: *Skam.* Dansk Psykologisk Forlag. Kopenhagen 2011

Sørensen, L.: *Sjælens længsel.* Dansk Psykologisk Forlag, Kopenhagen 2016

Sørensen, L.: »Dansen med nervesystemet: På sporet af de nonspecifikke psykoterapeutiske faktorer« i Hart, S. (Red.): *Neuroaffektiv psykoterapi med voksne.* Hans Reitzels Forlag, Kopenhagen 2012

Thuen, F.: *Livet som deltidsforældre.* Fagbokforlaget, Bergen 2004

Yalom, I.D.: *Dobbelteksponering.* Hans Reitzels Forlag, Kopenhagen 2000

Yalom, I.D.: *Døgnfluernes dans.* Hans Reitzels Forlag, Kopenhagen 2015

Yalom, I.D.: *Eksistentiel psykoterapi.* Hans Reitzels Forlag. Kopenhagen 1999

Yalom, I.D.: *Kærlighedens bøddel.* Hans Reitzel, Kopenhagen 2007

Yalom, I.D.: *Meningen med livet og andre psykoterapeutiske fortællinger.* Gyldendal, Kopenhagen 2002

Yalom, I.D.: *Sex, løgn og psykoterapi.* Hans Reitzel, Kopenhagen 2007

Yalom, I.D.: *Som at se på solen. At leve med døden.* Hans Reitzels Forlag, Kopenhagen 2008

Yalom, I.D.: *Terapiens essens.* Gyldendal, Kopenhagen 2002

Yalom, I.D. & Leszcz, M.: *Theory and Practice of Group Psychotherapy.* Perseus Books Group, New York City 2005

Zeig, J.K. (Red.), *The Evolution of Psychotherapy.* Routledge, Abingdon 1987

In der Übersetzung genannte deutsche Titel
(Ergänzung des Herausgebers)

Kabat-Zinn, Jon: *Gesund durch Meditation.* Knaur, München, 2013

Kabat-Zinn, Jon: *Im Alltag Ruhe finden – Meditationen für ein gelassenes Leben.* Knaur, München, 2015

Juul, Jesper: *Dein kompetentes Kind – auf dem Weg zu einer neuen Wertgrundlage für die ganze Familie.* Rowohlt, Hamburg, 2009

Juul, Jesper: *Leitwölfe sein – liebevolle Führung in der Familie.* Beltz, Weinheim, 2018

Juul, Jesper: *Was Familien trägt – ein Orientierungsbuch – Werte in Erziehung und Partnerschaft.* Kösel, München, 2006

SCHLÜSSELBEGRIFFE

Affektabstimmung: Emotionale Abstimmung, mit dem Ziel, dass die andere Person sich gesehen oder gespürt fühlt

Anerkennung: Bezeichnung für die Haltung der Therapeutin gegenüber der Klientin sowie für ihre Akzeptanz der Klientin; mit der Folge, dass die Klientin sich im Kontakt, so wie sie ist, gesehen und angenommen fühlt

Authentizität: Bezeichnung für Echtheit, Ehrlichkeit und für die Übereinstimmung zwischen inneren Prozessen und äußerem Ausdruck

Begegnungsmomente: Besondere, kurze und sich verändernde Qualität in der Begegnung zwischen Therapeutin und Klientin

Beziehungskompetenz: Fähigkeit der Fachperson, das einzelne Kind unter dessen eigenen Bedingungen zu sehen und das eigene Verhalten mit ihm abzugleichen, ohne die Führung abzugeben; darüber hinaus der Wille, die volle Verantwortung für die Qualität der Beziehung zu übernehmen

Bindung: Emotionales Band zwischen dem Kind und einer Bezugsperson

Dialektisches Beziehungsverständnis: Beziehungen werden als wechselseitig gesehen

Differenzierung des Selbst: Fähigkeit zu emotionaler Abgrenzung

Direkte Supervision: Wenn die Supervision während der Therapiestunde stattfindet

Doppelte Aufmerksamkeit: Aufmerksamkeit der Therapeutin nach innen und nach außen, das heißt, sowohl sich selbst zu spüren als auch sich in die Klientin hineinzuversetzen

Eigene Therapie: Bezeichnung für die Therapie, die die Therapeutin selbst in Anspruch nimmt

Empathie: Sich-Einfühlen in eine andere Person

Existenzielle Grundbedingungen: Allgemein menschliche Bedingungen des Lebens wie: Tod, Freiheit, Isolation und Sinnlosigkeit (nach Yalom)

Fachliche Perspektive: Fachliche Überlegungen der Therapeutin während der Therapie, sowohl allgemeiner als auch konkreter und prozessorientierter Art und Weise

Familien-Check: Status-Quo des Wohlbefindens jedes einzelnen Familienmitglieds innerhalb der Familie

Gegenübertragung: Der gleiche Prozess wie bei der Übertragung, der Begriff bezieht sich jedoch ausschließlich auf die Reaktionen der Therapeutin auf die Übertragungen der Klientin.

Gleichwürdige Beziehung: Beziehung auf Augenhöhe, die von respektvoller Gegenseitigkeit geprägt ist

Hier und Jetzt-Dialog: Wenn sich das Gespräch der Familienmitglieder während der Familientherapie entwickelt

Indirekte Supervision: Wenn die Supervision stattfindet, nachdem die Therapiestunde beendet ist

Inhalt und Prozess: Der Inhalt eines Gesprächs ist das, worüber man spricht, während der Prozess die Art, wie man miteinander spricht, ausmacht; beispielsweise Stimmung, Tonfall.

Integrität: Einmaligkeit und Eigenart einer Person

Intervention: Eingreifen der Therapeutin in den therapeutischen Prozess

Kongruenz: Authentizität beziehungsweise Übereinstimmung zwischen inneren Prozessen und äußerem Ausdruck

Lineares Verständnis: A verursacht B

Markierte Spiegelung: Auszudrücken, was man beim anderen sieht, ohne die Reaktion zu kopieren

Mentalisierung: Fähigkeit, das eigene Verhalten oder das Verhalten anderer Menschen durch Zuschreibung mentaler Zustände zu interpretieren

Mikroprozesse: Teilprozesse, die oft unbewusst, nonverbal und subtil ablaufen

Persönliche Sprache: Sprache, die Gedanken, Werte und Gefühle in einem Gesamtausdruck vermittelt, bei dem das innere Erleben und der äußere Ausdruck übereinstimmen

Persönliche Verantwortung: Verantwortung für die eigenen Gefühle, Meinungen und Handlungen

Projektion: Wenn man unbewusste Eigenschaften, die man selbst hat und nicht wahrhaben will, anderen zuschreibt

Prozessorientierte Beratung: Bestandteil der Familientherapie, der aus Beratung zu den Zusammenhängen innerhalb der Familiendynamik und/oder zu dem Anteil des Einzelnen besteht

Repräsentationen: Innere gesammelte Erfahrungen in Bezug auf frühere Interaktionen

Selbstabgrenzung: Fähigkeit, zwischen den eigenen und den Gedanken und Gefühlen der anderen Person unterscheiden zu können

Selbstreflexion: Fähigkeit, sich gedanklich mit eigenen Reaktionen, Gedanken und Handlungen zu beschäftigen

Sichere Bindung: Das Kind nutzt die Bezugsperson als sichere Basis; das heißt, es sucht Trost und Hilfe, wenn es diese braucht.

Spiegeln: Ausdrücken, was man auf emotionaler Ebene bei der anderen Person wahrnimmt

Spiegelneuronen: Nervenzellen im Gehirn, die die Grundlage für Kontakt und Empathie bilden; wenn eine andere Person eine Handlung ausführt, werden diese Nervenzellen auf die gleiche Weise aktiviert, als ob man selbst die Handlung ausführen würde.

Stilles Wissen: Bezeichnung für das oft unbewusste, unausgesprochene und unterschwellige Wissen über soziale Interaktion, das den Kontakt zwischen Menschen kontinuierlich reguliert

Subjekt-Objekt-Beziehung: Die eine Partei wird zum Gegenstand der Methoden oder des Denkens der anderen gemacht; das Gegenteil ist eine Subjekt-Subjekt-Beziehung, die durch Gleichwürdigkeit gekennzeichnet ist.

Subjekt-Subjekt-Beziehung: Gleichwürdige Beziehung, die durch respektvolle Gegenseitigkeit gekennzeichnet ist

Supervision: Methode zur Integration von Professionalität und Persönlichkeit

Therapeutische Allianz: Bezeichnung für die Arbeitsbeziehung zwischen Klientin und Therapeutin, wenn diese von Vertrauen und Sicherheit geprägt ist

Triangulierung: Die Spannung zwischen zwei Personen wird reduziert, indem der Fokus auf eine dritte Person verlagert wird.

Überlebensstrategien: Verhaltensweisen, die das Selbst beziehungsweise die Integrität schützen, ohne dass die Klientin dabei den Kontakt zu der Bezugsperson verliert

Übertragung: Aus einem anderen Zusammenhang stammende Erfahrungen und Reaktionen werden unbewusst auf die Therapeutin übertragen.

Unsichere Bindung: Das Kind vermeidet Nähe zu der Bezugsperson, oder es sucht Nähe, ohne dabei Sicherheit zu finden.

Unspezifische Faktoren: Wirkungsvolle Elemente der Therapie, die nicht methodenbezogen sind; Beziehungskompetenzen

Vertrag: Mündliche Absprache mit der Familie über das, worum es in der Therapie gehen soll

Vertragsverhandlung: Besprechung des Inhalts des heutigen Gesprächs zwischen der Therapeutin und der Familie

Widerstand: Vorbehalt oder Widerwillen der Klientin, sich auf die Therapie einzulassen

Zirkuläres Verständnis: A ist gleichzeitig eine Bedingung für und eine Folge von B.

NAMENSLISTE

Bateson, Gregory (1904–1980)
Amerikanischer Anthropologe und Biologe, aufgewachsen in England. Verheiratet mit Margaret Mead. Einer der Begründer der Kybernetik. Bateson führte in den zwanziger und dreißiger Jahren seine Feldarbeiten im Südpazifik durch und kam 1940 in die USA. Leiter des Forschungsprojektes der Palo-Alto-Gruppe von 1952 bis 1962. 1956 veröffentlichte die Gruppe Towards a Theory of Schizophrenia, eine Theorie, die die Kommunikationsperspektive in der psychischen Gesundheitspflege einführte. Von 1963 arbeitete er auf Hawaii mit der Kommunikation zwischen Menschen und Tieren; im Rahmen dieser Arbeit entwickelte er eine neue Erkenntnistheorie. Er hat viele grundlegenden Ideen auf dem Gebiet der Kommunikationstheorie und der Familientherapie eingebracht.

Bowen, Murray (1913–1990)
Amerikanischer Arzt, der sein Spezialgebiet von der Chirurgie auf die Psychiatrie verlagerte. Von 1959 bis 1990 arbeitete er am Georgetown University Medical Center in Washington, D.C., als klinischer Professor an der psychiatrischen Abteilung und später als Leiter und Gründer eines Familienzentrums. Seine Forschung gründet auf menschliche Interaktionen, und er kritisierte die Vorliebe der Psychiatrie, zu diagnostizieren und psychische Erkrankung als einen abgegrenzten und dauerhaften Zustand zu behandeln. Er entwickelte das Konzept der Differenzierung des Selbst, bei dem der Grad der Differenzierung die Fähigkeit einer Person bestimmt, ihre Gefühle, ihr Denken, ihre Individualität und ihre Verbundenheit mit anderen zu steuern. Bowen war der Meinung, dass ernsthafte Probleme innerhalb der Familieneinheit auf einen multigenerationalen Übertragungsprozess, bei dem das Niveau der Differenzierung zwischen den Familienmitgliedern sich von Generation zu Generation verändern kann, zurückzuführen sind. Er entwickelte eine erweiterte Famili-

ensystemtherapie, mit dem Zweck, das Differenzierungsniveau der einzelnen Familienmitglieder zu erhöhen.

Bowlby, John (1907–1990)
Englischer Arzt und Psychoanalytiker, ausgebildet in Cambridge und London. Er interessierte sich insbesondere für die Entwicklung und die Bindungsmuster von Kindern und war unter anderem Vizedirektor in der Tavistock Clinic in London. Ab 1950 war er der WHO als »Mental Health Consultant« angebunden. Hier arbeitete er mit Kindern ohne Zuhause, und in Fortführung dieser Arbeit entwickelte er seine wichtigen und später weit verbreiteten Theorien über die Bindung des Säuglings zur Mutter, in seinem Hauptwerk Attachment and Loss (3 Bd., 1969–80) beschrieben.

Juul, Jesper (* 1948)
Dänischer Autor, Referent und Familientherapeut. Er war fast dreißig Jahre Leiter des Kempler Institute of Scandinavia. Darüber hinaus ist er vor allem als Autor des Buches Dein kompetentes Kind (1995), in dem er einen Teil der Annahmen der traditionellen Entwicklungspsychologie und damit auch der Grundlagen der Pädagogik und Erziehung in Frage stellt, bekannt. Die innovativen Beschreibungen der Entwicklung von Kindern sowie ihrer Beziehungen zu Erwachsenen wurden später durch die Neurobiologie und die moderne Beziehungsforschung bestätigt. Seit 2007 fungiert er als Gründer und Leiter von familylab International – einer Organisation, die Seminare, Vorträge, Workshops und Beratungen für Eltern, Familien, öffentliche Institutionen und private Unternehmen anbietet. Zuletzt erschien sein Buch Leitwölfe sein – liebevolle Führung in der Familie (2018).

Keiser, Lis († 1989)
Leitende Sozialarbeiterin der kinderpsychiatrischen Abteilung des Krankenhauses für Psychiatrie, Aalborg. Außerordentliche Professorin an der sozialen Hochschule in Aalborg und mit ihrem Ehepartner Mogens A. Lund, Jesper Juul und Walter Kempler Mitgründerin des Kempler Institute of Scandinavia (1979). Zusammen mit Lis

Hillgaard und Lise Ravn hat sie innerhalb der sozialen Arbeit in Dänemark große Bedeutung erlangt. Zusammen gaben sie den Klassiker Sorg og krise (1984, auf Deutsch: Trauer und Krise) heraus. Sie unterrichtete bis zu ihrem Tod am Kempler Institut. Ihre Klarheit und ihr starkes Engagement hatten entscheidenden Einfluss auf die Entwicklung des Instituts.

Kempler, Walter (1923–2007)
Amerikanischer Psychiater, Psychotherapeut und Familientherapeut aus New York. Nach seiner Ausbildung als Arzt an der University of Texas (1947) arbeitete Kempler zusammen mit Fritz Perls in den sechziger Jahren am Esalen Institute. Er hat sich unter anderem von Carl Rogers' »Client Centered Therapy« inspirieren lassen. Kempler wandte in seiner Arbeit mit Familien Gestalttherapie an und nannte diese »experiential family therapy«. 1960 gründete er in Los Angeles ein Institut für Familientherapie, und 1979 gründete er in Zusammenarbeit mit Mogens A. Lund, Lis Keiser und Jesper Juul The Kempler Institute of Scandinavia.

Lund, Mogens A. (1934–2013)
Dänischer Spezialarzt für Kinderpsychiatrie, 1971 ausgebildet und einige Jahre lang Oberarzt der kinderpsychiatrischen Abteilung des Krankenhauses für Psychiatrie, Aalborg. Er arbeitete auf der Grundlage einer tiefen Überzeugung von der heilenden Kraft von Beziehungen und kämpfte mit den Forderungen der Systeme nach Diagnosen und systematisierten Behandlungen – er hielt an seiner Überzeugung fest, dass die Familie und die Gesamtheit immer miteinbezogen werden müssen. Gemeinsam mit seiner damaligen Frau Lis Keiser und mit Jesper Juul und Walter Kempler gründete er 1979 das Kempler Institut, wo er dreißig Jahre lang eine tragende Kraft und ein Beispiel dafür war, wie man die eigenen Überzeugungen in gelebtes Leben umsetzt. Mogens Lund schrieb eine Reihe von Büchern sowie Kolumnen und Artikel sowohl für Fachbücher als auch für Zeitschriften und Zeitungen.

Minuchin, Salvador (1921–2017)
Argentinisch-amerikanischer Psychiater und Familientherapeut. Wird als einer der herausragendsten Repräsentanten für strukturelle Familientherapie angesehen. Minuchin hat viele Jahre in der Philadelphia Child Guidance Clinic gearbeitet, wo er seine therapeutische Methode entwickelte. Er ist für seine Arbeit mit Familien in Slum-Vierteln, mit psychosomatischen Erkrankungen und mit Familien mit kriminellen Kindern und Jugendlichen bekannt.

Perls, Fritz (1893–1970)
Friedrich Salomon Perls (auch Frederick S. Perls) war ein in Deutschland geborener Psychiater. Er ist dafür bekannt, dass er in den vierziger und fünfziger Jahren gemeinsam mit seiner Ehefrau Laura Perls die Gestalttherapie gegründet hat. Nach einer Weltreise kam Fritz Perls 1963 nach Esalen in Kalifornien. Von 1966 bis 1969 fungierte dies als Zentrum der Gestalttherapie, und er bekam große Anerkennung für seine Entwicklung einer neuen therapeutischen Methode. 1951 publizierte er mit Goodman und Hefferline das Buch Gestalt Therapy, welches als sein Hauptwerk betrachtet wird. Das Buch In and out the garbage pail vermittelte einen aufschlussreichen Einblick in sein inneres Leben und seine Gedanken. Er publizierte eine Reihe von Büchern und Videos mit Demonstrationen seiner Arbeit.

Rogers, Carl R. (1902–1987)
Ein einflussreicher amerikanischer Psychologe und einer der Gründer der humanistischen Psychologie. Rogers gilt zudem als einer der Gründer der Psychotherapieforschung. Er arbeitete 1928 bis 1939 am Rochester Child Study Department und unternahm hier seine ersten Schritte in Richtung der klientenzentrierten Psychotherapie. Er formulierte die therapeutischen Kernbedingungen von Akzeptanz, Empathie und Kongruenz, die seither große Verbreitung gefunden haben. Von 1945 bis 1957 war er Professor an der Chicago University, wo er das Chicago Counseling Center etablierte und die Entwicklung der klientenzentrierten Psychotherapie abschloss. Rogers war 1968 Mitbegründer des Center for Studies of the Person,

welches immer noch existiert und an dem er bis zu seinem Tod blieb. (Sein Buch Client-Centered Therapy wurde 1951 publiziert.)

Satir, Virginia (1916–1988)
War eine Pionierin der Familientherapie. Satir begann bereits 1951, am Illinois State Psychiatric Institute Familien zu behandeln, dort baute sie 1955 die erste entsprechende Ausbildung auf. Als das Mental Research Institute 1959 eröffnet wurde, wurde sie Leiterin der klinischen Ausbildung am Institut in Big Sur, Kalifornien, und blieb dies bis zu ihrem Tod. Satir ist vor allem als expressive Therapeutin bekannt, und sie hat große Betonung auf die Gefühle zwischen den Menschen gelegt. Die Wärme und das Engagement, mit denen sie anderen Menschen begegnete, galten als ihr Markenzeichen. Sie hat eine Vielzahl von Lehrbüchern verfasst, darunter Helping Families to Change (1994).

Schibbye, Anne-Lise Løvlie (* 1932)
Norwegische Psychologin und ehemalige Professorin für Psychologie an der Universität Oslo, wo sie seit Anfang der siebziger Jahre am Institut für Psychologie gearbeitet hat. Sie hat Forschung und Unterricht mit klinischer Praxis kombiniert. In dem Hauptwerk Relationer (2010, auf Deutsch: Beziehungen) vertieft sie Schlüsselbegriffe wie dialektische Entwicklung, Selbstabgrenzung, Selbstreflexion und nicht zuletzt Anerkennung. Darüber hinaus hat sie unter anderem die Bücher En dialektisk relasjonsforståelse (2002, auf Deutsch: Ein dialektisches Beziehungsverständnis) und Livsbevissheit: om å være til stede i eget liv (2006, auf Deutsch: Lebensbewusstsein – im eigenen Leben anwesend sein) veröffentlicht.

Stern, Daniel (1934–2012)
Professor der Psychologie an der Universität Genf und einer der bedeutendsten Entwicklungspsychologen seiner Zeit. Seine Erfahrungen und seine Forschung mit Kindern in Alltagssituationen haben viele Annahmen der damaligen Zeit in Frage gestellt. Er hat eine umfassende und gut dokumentierte Theorie über die Psychologie und die Beziehungen von Säuglingen und Kleinkindern entwickelt.

Darüber hinaus hat er über die Beziehung zwischen Therapeutin und Klientin geschrieben, mit einem besonderen Fokus auf Mikroprozessen und Begegnungsmomenten. Diese werden als in gewisser Weise analog zu der Beziehung zwischen Mutter und Kind beschrieben. Seine sehr umfangreichen Schriften beinhalten unter anderem: The Present Moment in Psychotherapy and Everyday Life (2004), The Motherhood Constellation (1997) und The Interpersonal World of the Infant (2006).

Yalom, Irvin D. (* 1931)
Yalom ist amerikanischer, emeritierter Professor für Psychiatrie und unterrichtet seit 1963 an der Stanford University in Kalifornien. Er hat zahlreiche Bücher verfasst und ist nach wie vor praktizierender Psychotherapeut. Er wird als der Gründer der existenziellen Psychotherapie angesehen, und es ist bezeichnend, dass seine therapeutische Praxis die Grundlage seiner Schriften bildet. Viele seiner Bücher sind direkte Erzählungen aus seiner Klinik, in denen sowohl das Leben der Klientinnen als auch der Behandlungsablauf unterhaltsam und fachlich erhellend geschildert werden.

familylab.de – die familienwerkstatt

www.familylab.de
www.familylab.at
www.familylab.ch

familylab.de – die familienwerkstatt ist eine unabhängige Organisation und die Adresse für Eltern, Lehrer, Mitarbeiter in Unternehmen, die eine solide Basis im Umgang miteinander finden wollen. Für Menschen, die gerne ihre eigenen Werte, im Dialog mit den Erfahrungen von Jesper Juul und familylab bezüglich Familienleben und Kindererziehung, entwickeln wollen.

In der *familienwerkstatt* sind wir Spezialisten darin, Vorträge und Seminare zu gestalten, in denen Eltern und professionelle Fachleute Anregungen und Ideen zu ihrer Arbeit finden können. Und um die bestmögliche Chemie innerhalb der Familie, zwischen Kindern und Erwachsenen, wie auch in Beziehungen innerhalb von Schulen und Betrieben, zu schaffen.

Zum einen haben wir den Wunsch, durch Vorträge, Seminare, Workshops, Symposien, Bücher, Artikel und Filme für Eltern und für Fachleute die psychosoziale Gesundheit und das Wohlergehen der heutigen und zukünftigen Eltern und Kinder zu verbessern. Damit wollen wir die vielen unterschiedlichen Familien darin unterstützen, gesunde Beziehungen zu schaffen, ohne Gewalt und Missbrauch bei Kindern, Jugendlichen und Erwachsenen.

Zum anderen wollen wir durch öffentliche Bildung, Dialoge, Formulierung von Werten und dem Verbreiten von relevanten, wissenschaftlichen Erkenntnisse die Art und Weise beeinflussen, wie Männer und Frauen über ihre Familien denken und sie aufbauen. Ebenso wollen wir die Werte und das Verhalten in Kinderkrippen, Kindergärten und Schulen so beeinflussen, dass eine optimale Umgebung für ein gemeinsames, soziales, emotionales, kreatives und akademisches Lernen entsteht.

Unsere Vision sind Familien, Institutionen und Gesellschaften mit viel weniger Gewalt, Missbrauch, Sucht und Vernachlässigung. Wir wollen allen guten Willen, Liebe und Hingabe mobilisieren, innerhalb von Familien, Organisationen, wie auch in der Gesellschaft als Ganzem.

»Das Schlüsselwort heißt Beziehung. Ihre Qualität entscheidet über unser Wohlbefinden und unsere Entwicklung als Mensch. Kinder werden mit allen wesentlichen menschlichen Qualitäten geboren und haben daher auch dieselbe Verletzlichkeit und Überlebensfähigkeit wie Erwachsene. Eltern zu sein bedeutet, eine Rolle im Leben einzunehmen, die uns vor große Herausforderungen stellt. Das sogenannte Problem oder Symptom ist nicht so wichtig. Wichtig ist die Person, die das Symptom trägt. Wir können das Problem nicht lösen, aber wir können Menschen darin unterstützen, destruktive Systeme, Perspektiven und Verhalten ins Konstruktive zu wandeln.«

Jesper Juul

Ausbildungsangebote für erlebnisorientierte bzw. experientielle Familientherapie und Familienberatung in Deutschland, Österreich und der Schweiz

2010 entstanden das **Deutsch-Dänisches Institut für Familientherapie und Beratung - ddif,** in Berlin und die **IGfB - Internationale Gesellschaft für Beziehungskompetenz** in Innsbruck als Nachfolgeinstitute des *Kempler Institute of Scandinavia* - mit Unterstützung von Jesper Juul, Helle Jensen und Lehrtherapeuten des dänischen Familientherapie Instituts dfti.

Die Angebote umfassen
in Berlin:
die vierjährige Familientherapieausbildung, eine Weiterbildung »Vom Gehorsam zur Verantwortung« (sechs Module), das Training Empathy (zwei Jahre) und Seminare zu zeitgemäßer Pädagogik

in Innsbruck und Südtirol:
Family Counselor Lehrgang mit LSB-Zertifizierung (7 Semester), Kurzlehrgänge zu Beziehungsorientierter Beratung und heiklen (Eltern)gesprächen (jeweils 2 Semester), Weiterbildungen zu spezifischen Beziehungs- und Beratungsthemen, Seminare und Vorträge zu Grundthemen des menschlichen Seins.

Ab Sommer 2019 bietet *familylab.ch* in Kooperation mit dem *ddif* die Ausbildung zum/zur erlebnisorientierten Familienberater/in auch in der Schweiz an.

Mit diesen etablierten Lehrgängen tragen wir im deutschsprachigen Raum zur Verbreitung einer gleichwürdigen Haltung in Familien, Pädagogik und Therapie bei.

Deutsch-Dänisches Institut für Familientherapie und Beratung – ddif
Goltzstr. 24, D-10781 Berlin
www.ddif.de
info@ddif.de
+49 (0)30 21 75 32 91

IGfB - Internationale Gesellschaft für Beziehungskompetenz
Gänsbacherstraße 6, A-6020 Innsbruck
www.igfb.org
info@igfb.org
+43 699 110 466 26

familylab.ch
Family Management Gmbh
Caroline Märki
Lindenhofrain 6, CH- 8708 Männedorf
cmaerki@familylab.ch
+41 (0)78 788 38 79

Danksagung des Herausgebers

an dieser Stelle möchte ich mich in meinem Namen, aber auch dem aller Leserinnen und Leser dieses Buches, herzlich bedanken bei diesen Menschen, ohne die dieses wunderbare Buch nicht möglichen gewesen wäre.

Es ist zuerst die Übersetzerin Frau Tine Madsen zu nennen. Tine ist ausgebildete Familientherapeutin und familylab-Trainerin, sie hat selbst die Familientherapeuten-Ausbildung bei dem Autor Peter Mortensen absolviert und kennt von daher sehr gut die speziellen Dynamiken in Familien und die besondere Herangehensweise der erlebnisorientierten Familientherapie. Tine hat dafür gesorgt, dass Sie als Leserin eine fachlich korrekte Übersetzung vorliegen haben. Ohne dich wäre die Übersetzung dieses Buches – in dieser gelungenen Form – nicht möglich gewesen. Tine hat sehr genau gearbeitet und wir haben immer wieder die Bedeutung eines Wortes im Dänischen und dann im Deutschen abgewogen, dafür danke ich dir besonders liebe Tine!
https://familylab.de/trainer/tine-madsen/

Diese genaue Arbeit, die zum Teil Ausdruck und Beschreibungen enthielt die im Dänischen sehr geläufig sind, aber im Deutschen unverständlich klingen, so zu formulieren, dass es einen gute Sprach- und Lesefluss ergibt, dafür hat unsere langjährige Übersetzerin und Lektorin Frau Nuka Matthies hervorragend gesorgt. Nuka trifft die Stimmung (die grade in therapeutischen Gesprächen wichtig ist) und behält gleichzeitig die Präzision der Formulierungen bei. Das ist eine besondere Gabe, die ich bisher nur bei einem weiteren Übersetzer kennen gelernt habe. Nuka, du verstehst dich darauf aus einem Fachtext eine gut zu lesende, spannende Abhandlung zu gestalten, ohne Verlust der wesentlichen Inhalte. Es war auch dieses Mal wieder – wie in den letzten 10 Jahren schon – eine besondere Freude mit dir so effektiv zusammen arbeiten zu können. Ich danke dir sehr dafür!

Wenn das Inhaltliche vollbracht ist geht es an die Gestaltung sowie die Produktionsvorbereitung. Herr Sead Mujić ist selbstständiger, vielfach ausgezeichneter Dipl. Kommunikationsdesigner, er hat unsere Serie familylab-Schriftenreihe sowie alle Bücher des edition+plus Verlags gestalterisch auf »Vordermann« gebracht. Lieber Herr Mujić, ich danke Ihnen für Ihre hilfsbereite, kompetente Arbeit und besonders dafür, dass Sie mich vor so manchem ›faux pas‹ bewahrt haben! Das Layout der von Ihnen gestalteten Bücher ist auch nach Jahren nach wie vor klasse!
www.seadmujic.com

Zuletzt danke ich den beiden Autoren Ruth Hansen & Peter Mortensen für dieses wegweisende Buch. Es wird Eltern, Fachleuten, Beraterinnen und Therapeutinnen eine starke Inspiration sein, um den einen oder anderen neuen Weg Richtung Gleichwürdigkeit zu gehen. Denn Familientherapie findet im Hier und Jetzt statt, ein starkes Ich - und ein starkes Wir sind Ziele unserer Arbeit.
https://www.dfti.dk

Jetzt bleibt mir nur noch Ihnen als LeserIn den größtmöglichen Gewinn aus diesem Buch zu wünschen. Dafür finden Sie vielfältige Ideen und Umsetzungsinspiration. Gutes Gelingen in der Umsetzung in Ihrer eigenen Familie oder im professionellen Umfeld.

herzlich
Mathias Voelchert
Herausgeber und Leitung des edition+plus Verlags
Gründer und Leiter von familylab.de - die Familienwerkstatt
www.familylab.de
www.bimw.de

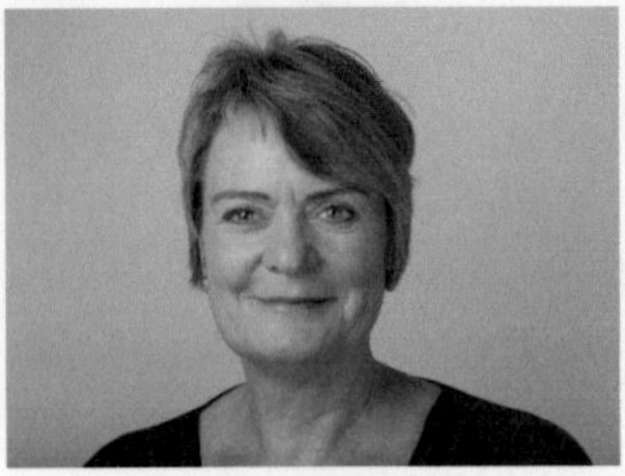

Ruth Hansen (geboren 1952)
Direktorin und Partnerin am Dänischen Institut für Familientherapie (DFTI), Diplom-Psychologin, Familientherapeutin und Mitglied der Dänischen Vereinigung der Psychotherapeuten. Spezialistin für Psychotherapie und Supervision. Unterrichtete dreißig Jahre am Kempler Institut und unterrichtet seit 2010 am DFTI angehende Familientherapeutinnen. Hat umfassende Erfahrungen als Beraterin zu den Themen Zusammenarbeit, Leitung, Konfliktlösung und Supervision. Hat in einer Reihe von europäischen Ländern unterrichtet.

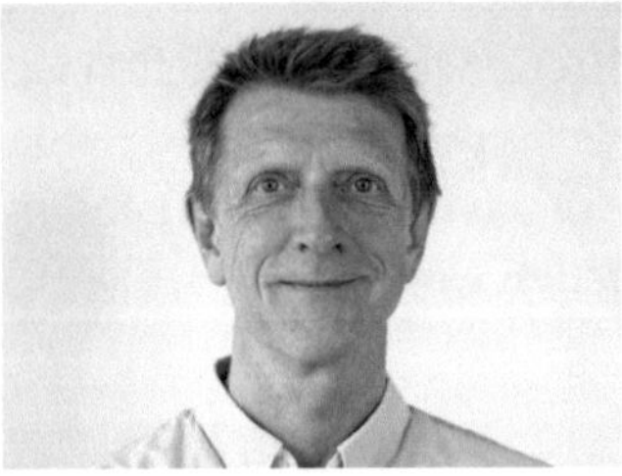

Peter Mortensen (geboren 1957)
Direktor und Partner am DFTI, Diplom-Psychologe, Familientherapeut und Mitglied der Dänischen Vereinigung der Psychotherapeuten. Unterrichtete dreißig Jahre am Kempler Institut und unterrichtet seit 2010 am DFTI angehende Familientherapeutinnen. Hat umfassende Erfahrungen als Berater zu den Themen Zusammenarbeit, Leitungs-/Führungs- und Personalentwicklung, Konfliktlösung und Supervision. Hat in einer Reihe von europäischen Ländern unterrichtet. Co-Autor des Buches *Neue Führungskompetenz,* edition +plus Verlag.